天下文化
BELIEVE IN READING

健康生活 197

誇大不實的醫療迷思

醫師教您如何分辨虛與實

Hype

A Doctor's Guide to Medical Myths, Exaggerated Claims, and Bad Advice
—— How to Tell What's Real and What's Not

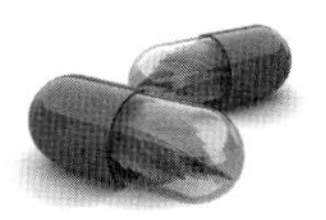

by Nina Shapiro, M.D. with Kristin Loberg

妮娜・夏皮羅、克莉絲汀・羅伯格／著

張嘉倫／譯

誇大不實的醫療迷思

醫師教您如何分辨虛與實

目錄

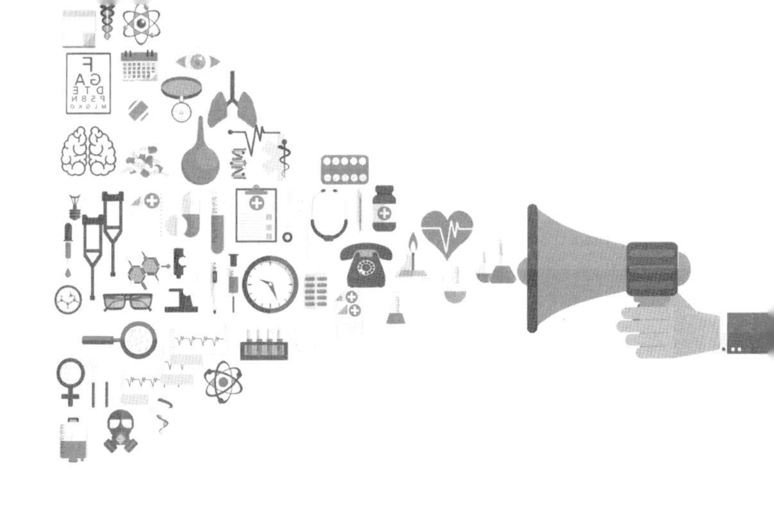

獻給 EA：

不必承受誇大不實的健康議題炒作。

合作出版總序

樹立典範

——給新一代醫療人員增添精神滋養

黃達夫（黃達夫醫學教育促進基金會董事長、

和信治癌中心醫院院長）

我一直很慶幸這四十幾年習醫與行醫的生涯，適逢生命科技蓬勃發展，醫學進步最迅速的時期。在這段時間，人類平均壽命幾乎加倍，從戰前的四十幾歲增加到今天已接近八十歲。如今，我雖然已逐漸逼近退休年齡，卻很幸運能夠與年輕的一代同樣抱著興奮的心情，迎接基因體醫療的來臨，一同夢想下一波更令人驚奇的醫學革命。

我更一直認為能夠在探究生命奧祕的同時，協助周遭的人們解除疾病帶給他們的痛苦，甚至改變他們的生命，這種經常與病人分享他們生命經驗的職業，是一件極具挑戰性、極有意義的工作。在我這一生所接觸的師長、同僚和後輩中，我不斷發現樂在工作的人，都是從照顧病人的過程中獲得滿足，從為病人解決問題的過程中找到樂趣。而驅使他們進一步從事教育、研究、發現的工作最強有力的動機，也是為了解決病人的問題。自從我進入醫療工作後，因著這些典範的激勵，支持我不斷的往前走，也常讓我覺得能與他們為伍是個極大的光榮，更讓我深深感受到典範對我的影響力和重要性。

除了周遭生活中所遇到的典範外，我相信在每個人的生命中，必定也經常從書籍中找到令我們欽慕的人物和值得學習的經驗，這些人、這些觀察也常具有相同的影響力和重要性。因此，我過去曾推薦一些有關醫療的好書給天下文化出版社，建議他們請人翻譯出版，這次當天下文化出版社反過來提議與黃達夫醫學教育促進基金會合作出版有關醫療的好書，由基金會贊助提供給國內的醫學院學生和住院醫師時，我認為是件非常值得嘗試的工作，董事會也欣然認同這是件值得投入的事情。目前計劃每年出版三本書，給國內新一代醫療人員增添一些精神上的滋養，希望能激勵他們從醫療工作中，找到生命的意義和生活的樂趣。

二〇〇二年一月十五日

前言
杞人憂天？危言聳聽？
——危機重重的醫藥奇想和偏誤思維

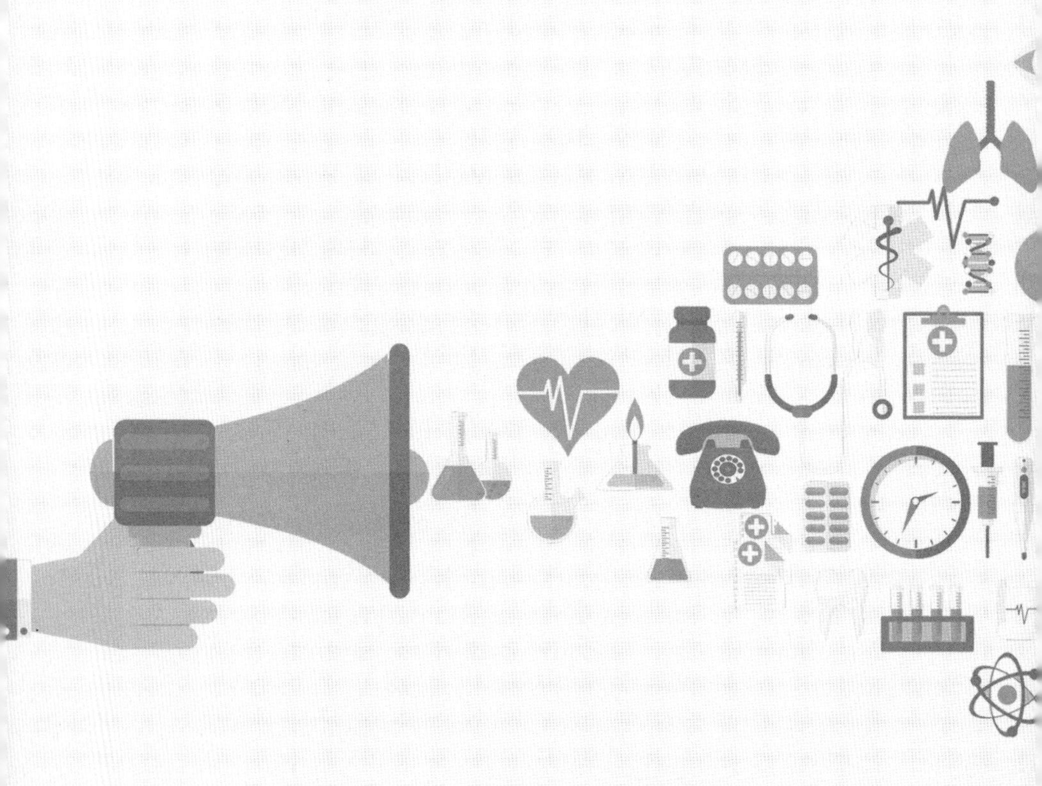

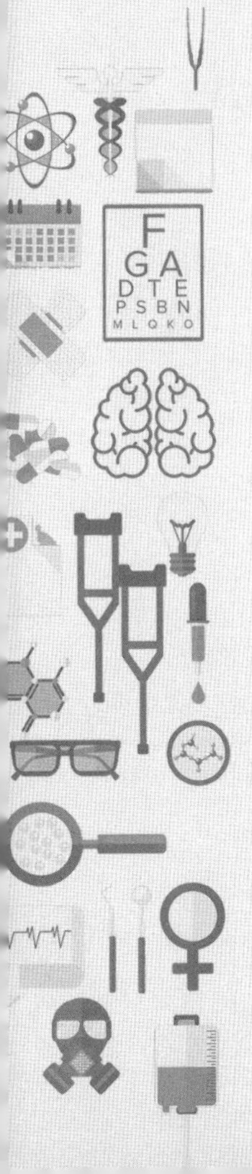

癌細胞愛吃糖？

自然療法何時才能獲得重視？

基改食物到底有沒有疑慮？

疫苗會引發自閉症之類的腦部病症嗎？

我每週至少都會遇到數名接收了錯誤醫藥資訊的病人，不論是關於自身或家人，他們所謂「有益健康」的認知，根本大錯特錯——有人從媒體聽聞消息，或在網路上閱讀某些內容後，便前來詢問；結果我回答之後，他們又大感驚訝，因為答案常與大眾的傳統認知大相逕庭。舉些常見的謬誤例子：我的小孩不吃乳製品後，就不再生病了；我只有接種流感疫苗時，才會得流感；我在報紙上看到，您知道喉糖可以治療咽喉炎嗎？

我在加州大學洛杉磯分校（UCLA）醫學中心擔任外科醫師期間，以及跨足臨床醫學及醫學學術領域二十多年來，每天都得協助病人及病人家屬做出健康相關的決定，而我發現自己經常得努力破除諸多迷思。

我們生活在一個惶惑不安的年代，媒體每天報導大量的醫療保健新聞，這些資訊可能會迅速引發恐懼，或激發我們在一夜之間改變生活習慣。從淡水湖驚見食腦的阿米巴原蟲，到基因改造的麩質或糖，疫苗和食物引發疾病的傳聞，還有自來水可能致癌等等，新聞報導帶來的衝擊不禁令人難以招架，甚至可能「有害無益」。今天新聞還說喝咖啡有益健康，可預防老年痴呆，明天可能就宣稱咖啡是潛在致癌物。

坊間流傳的傳聞多半誇大不實、刻意誤導、或是基於劣質研究、或全然錯誤。部分說法根本鬼話連篇，意圖誘騙弱勢族群。常見的犯罪手法包括誇大諸多維生素、草本補品、營養補給品、順勢療法、護膚霜、抗老產品、感冒藥和非正統抗癌療法的益處。從山金車（arnica）到鋅，手法高明的騙子深知如何誘導大眾相信毫無關聯的因果關係，大肆炒作各種醫藥衛生事物。

遺憾的是，許多人不清楚可以從何處尋求公正且值得信賴的意見，加上錯誤資訊輕易就在網路上傳播，更讓人無所適從。這本書的誕生正是有鑑於此。

請原諒我必須說一些不中聽的話

我數年前開始撰寫這本書。自從 2011 年，我針對家有呼吸問題的小孩家長，出版了《家長深呼吸》（*Take a Deep Breath*）一書之後，便意識到自己有必要撰寫一本受眾更廣的書籍，主要是關於大家面對各種健康問題時，如何做出保健決策。我認為醫療保健界比其他任何領域，都存有更多的誇大不實和錯誤資訊。

我之所以有此一說，不僅因為自己身為醫師，同時我也是母親、妻子、姊妹、女兒和某些人的朋友。我何其有幸，生活周遭充滿了諸多有智識之士，許多人在各方面都是成功人士，有才華洋溢的演員、導演或製片人，也有創新的企業家，其中許多家長都比我所希望成為的父母更講條理、更用心。然而，我時常注意到表裡嚴重不一的情況，說他們「偽君子」或許用語過於強烈，但我認為也不無可能。

談到健康、福祉、營養或醫療決策時，高教育程度人士的思維有時挺有意思。做決定難免會摻雜人格特質或個人情感的影響，尤其是健康決策關乎自身或配偶、父母或子女時。有時，他們的一些關乎健康的選擇，著實令人費解。例如，我時常在孩子的學校聽聞其他家長十分在意洗手這件事，甚至執迷到了令人困擾的程度。我別無他意，洗手確實相當重要，但這些家長卻沒讓小孩接種疫苗，也沒參與遊行支持禁用保麗龍或塑膠製品，卻還開著耗油、高汙染的休旅車；還有人擔心食用含人工色素的無機食品，但卻時而邊開車、邊用手機傳訊息，還不繫安全帶。

外科醫師擁有獨特的思維方式，甚至有別於其他專業的醫師。我們的每個決策皆涉及風險與利益，而且時常得在當下立即做出判斷，我們的思考與行為幾近同步。俗話說，好的外科醫師懂得如何動手術，但優秀的外科醫師深知何時不該動手術。每種治療方案都各有利弊，沒有誰比誰更積極或更具侵襲性。我們目睹人體即時運作，親眼見到身體診察、抽血檢查、或甚至連最高階的 X 光掃描都無法偵測的體內損傷。

所以，外科醫師在思考與行動上都十分迅速，許多人認為我們衝動且喜怒無常。從許多方面來說，所言屬實。生命面臨危急存亡之時，我們的衝動便會啟動。我們靠衝動來拯救病人，為他們止血、打開呼吸道、以血管鉗夾住靜脈。正如我們常言，病人情況急劇惡化、需要急救或命在旦夕時，實在難以注意禮貌。所以，請體諒我們的無禮與歉意。

外科醫師並非屠夫，我們和其他非外科醫師一樣，熟知人體運作、新陳代謝和消化吸收的方式。我們曉得在肌膚上塗抹乳液，不會直接影響其他器官；我們也清楚飲用市售號稱可增強免疫力的果汁，其實並無效果；此外，我們深知肝臟是有益的排毒中心，腎臟是最佳的身體過濾器，而大腦是人體功能最強大的器官。外科醫師熱中於人體裡裡外外的每一部分，因此，當特定年齡、體重及病況的病人，在特定期間歷經特定手術，且之後有段時間無法進食或飲水時，我們能精確算出病人的身體需要多少滴水（單位甚至可小至電解質的毫當量）以及幾毫克的蛋白質，並給予病人靜脈注射輸液，使病人體內的液體和電解質持續維持完美平衡。腹部手術對人體的影響，比跑馬拉松、爬山或整天大汗淋漓做熱瑜伽，都負擔更重；但是只要適度調節人體內的液體和電解質，我們就能「撥亂反正」。

運動飲料、蛋白質補充品和能量棒等，其實效果令人存疑。營養補給品通過消化道後，不見得會被正確的器官吸收，份量也不見得正確。正如術後病人無法透過飲用液體來維持體內液體和電解質的平衡，服用保健食品或飲品、營養粉、或能量棒的人，也不一定能從中獲益，主要還得取決於這些物質最終抵達之處（我先給點提示：查看一下您的尿液與糞便）。接受靜脈注射時，內容物會直接進入血管系統，從靜脈通過心臟到達動脈，然後再輸送至器官，以吸收液體與電解質。部分血管連接腎臟，可過濾不必要的液體與電解質，然後人體再以尿液的形式排出多餘的物質；吃東西時，內容物從口腔經過食道抵達胃部，然後再到腸道，之後部分內容物會透過糞便的形式排泄，其中哪些物質會經過腸道、肝臟或腎臟，多半難以判定，相較之下，靜脈注射更能確保內容物的吸收。

我必須承認，外科醫師確實頗自負，但我們也深知自己的極限——當然進手術室前就明白此點，是最好不過。我們曉得自己並非無所不知，但我們的確知道：許多號稱最新、最棒的治療步驟、科技或技藝，不見得是基於偉大的科學，而是出色的廣宣。

醫師的使命

我來自醫師世家，所以很早就接觸到醫療專業領域。

大一寒假時，我自願在急診室工作，當時醫院還沒有個人隱私及最低年齡限制，因此我能在那裡做些簡單的縫合、排膿，並深入體會許多人每天遭受的不幸，特別是那些無家可歸的人和癮君子。家父清楚記得，有天他來接我，卻遍尋不著我的身影，最後看見我穿戴著手套、口罩和白袍，正忙著處理一名槍傷病人，我看上去面不改色，即便當時情況正如電視戲劇場景般混亂，我依舊十分從容。從那天起，家父便知道家中又要出一名外科醫師了。

即便在二十世紀末、我就讀哈佛醫學院時，也鮮少有女性敢挑戰外科領域。但我熱愛外科手術，最終選擇了專攻耳部、鼻腔和喉嚨的耳鼻喉科，因為耳鼻喉科完美混合了健康的求診者與真正生病的病人，而且病人有老有少，手術及門診工作兼具，在醫學領域獨樹一格。歸根究底，在醫學或外科領域還有哪一科，比耳鼻喉科更瞭解呼吸道、蝶竇、顳骨、鐙骨、環狀軟骨？因為耳鼻喉科，我們才有幸發掘潛藏於暗處的神祕事物。

早期受訓時，我深受兒童及家庭吸引。因為只要進行小小的手術，就能改變孩子的一生，著實激勵人心。我的專業通常是連麻醉科在內的所有其他專業都一籌莫展時，針對呼吸道緊急情況採取的「最後手段」。通常一切照慣例順利進行，直到情況出現變化……你永遠會感到些許逼近的恐懼，時時感覺你都在等待……然後，突然的短短數秒間，一切操之在你手。

自我二十五年前成為醫師以來，醫學已歷經巨變，從諸多層面而言，此種改變是正向的。科技加快了醫學進展的速度，現在不論是病人或醫師，只需按幾下按鍵，就能廣泛獲取各類新知。從前的日子早已一去不復返，那些檢索圖書館滿布灰塵的目錄卡片、查閱歷史性或開創性期刊論文及教科書內容的日子，已不復見。醫學系學生及住院醫師靠著平板電腦，就能輕輕鬆鬆登入

PubMed 網站，搶在我們這些脾氣暴躁的老教授提出問題前，就先引用了最新、最優秀的期刊論文；有時，某些期刊論文甚至在到達我們手中之前，就先被 CNN（美國有線電視新聞網）引用。如今，各方各面似乎都更加便利了，儘管這可能有好有壞。

現在的病人也與過去大不相同，同樣的，多半是好的改變。現今充斥了大量資訊管道，病人提出的問題更切中要點、更高深也更尖銳，而且很清楚過往多數醫師不曉得的細部資訊。然而，網路獲得的知識也可能紊亂不堪，因為網路上並沒有同儕審閱（peer review）的機制，因此，個人觀點與謬誤時常與事實混為一談，不論如何切分，影響都是負面的。

醫學進展日新月異

過去二十年來，我的執業風格逐步發展。至今我的年紀已比多數家長還要大，以前的病人也開始為人父母，有時我甚至比病人的祖父母還要年長。雖無法說是「看透一切」，但也算是看夠世事了，其中結果多半令人欣慰，像是病人的身體健康改善了，或是急性或慢性病症獲得治癒，不僅改變了病人的一生，也改變了他們整個家庭的生活。這對於身為醫師的我，也意義重大。這便是我們不放棄從醫的原因。

我的同事和我都有自己的「菲力克斯」（Felix，涵義為幸福或幸運），這些幸運兒彷彿九命怪貓一般，有些人病得很重，數度瀕臨垂死邊緣，但最後依舊能度過難關、恢復健康，人生蓬勃發展。我也曾目睹毀滅性的災難，讓我懷疑自己是否該繼續行醫。儘管不常發生，但我在這些情況親眼目睹病人在手術室裡意外死亡，有如《急診室的春天》或《實習醫師》影集的情節一般，只因我或周遭其他專家都束手無策。

我知道自己的經驗並非絕無僅有，我有許多同事負責照料相當病重的病人，不論是慢性病、急性病或意外創傷，我們多半僅需提及一個名字、或甚至一個日子，只消交換個相互理解的眼神，無需談及那些說不出口的細節，一切仍歷歷在目。我們依然深刻記得那些逝者，許多人也因此放棄從醫。

在加州大學洛杉磯分校醫學中心工作，有點像身處《綠野仙蹤》的國度，雖然大家都是貨真價實的人類，但也有許多「巫師」從事著令人難以置信的偉大工作。我們許多人如同桃樂絲和她的夥伴一般，不停尋找，起初可能不曉得自己遺漏了什麼，但無數的醫師、醫學生及護理人員都在追尋某些事物，有人追求更先進的技術，如機器人手術、機器人雷射手術或遠端機器人雷射手術；有人在尋找副作用較小的癌症治療新藥；有人想預防新生兒的缺氧性腦部損傷；有人希望門診手術單位的出入通道更加暢通；有人尋求提高多重器官移植的成功率。

我之所以喜愛在加州大學洛杉磯分校醫學中心工作，是因為天天都有新鮮事發生。我的工作充滿了多不勝數的奇人趣事、深具挑戰的情況、以及新的難題，您將可於本書一窺一二。

醫學並非信仰，醫學是根據證據

關於「健康」的定義與趨勢變化，讓我感到驚詫不已。猶記1970年代，我們俗稱的義大利細麵（spaghetti）倏忽改稱為更廣義的義大利麵食（pasta），聽來似乎更健康，所以我們吃得更多；

麥麩瑪芬共五百大卡，加了烤穀物燕麥後，就成了健康食品，所以有人體重增加了幾公斤。接著就是流行低脂、低糖、微糖、不含糖、無脂、低卡；而最近新一波熱潮，就是有機、天然、無麩質、不含咖啡因、營養豐富、無基改（不過您很快就會發現，稍稍基改可能更加有益）。

我時常在孩子們動完小手術後，送他們冰棒，而且最愛在家長面前告訴他們，我們有橘色、紫色和紅色冰棒，內含百分之百的人工色素、香料、以及各種糖分，不含一點果汁，將會是他們吃過最好吃的冰棒。許多時候，家長常替孩子要第二根冰棒，最後自己吃掉。比起那些宣揚內含真正水果和維生素且「不含糖」的冰棒，難道這些美味的冰棒較不健康嗎？或許如此，但差異幾乎微不足道。便宜也有好貨，這些冰棒依然保有冰棒真正的益處（還用說嗎，自然是冰水），更何況，便宜可能還更美味。

健康問題除了與食品相關之外，健康概念的演變也很有意思。出於某些理由，無人不想活到一百五十歲，也許有天我們之中有人真能如此長壽——現在有了遺傳檢定和基因改造等技術，也許我們更能正確評估疾病風險並長期預防，有機會活得更久。許多人每天都努力吃得正確、活得健康，成天想著：要不要每天服用阿斯匹靈？何時開始服用？是否要使用荷爾蒙補充療法？要不要服用斯他汀類藥物（statin）預防心臟病？是否要吃維生素補給品？要的話，吃哪種維生素好？ B_{12} 有助於增強活力，但也容易導致粉刺；維生素 E 可預防癌症，但也可能致癌。運動有益健康，但哪種運動最好？如何才不過度運動，以免適得其反，造成關節損傷、慢性疼痛、甚或腎臟及心臟出問題？

我得承認，有時聽到病人問我：「您是否相信……？」我確實感到有些惱火，我常想打斷他們，然後說：「相信復活節兔子嗎？相信鬼的存在？還是牙仙子？」這些都是某種信仰，但醫學並非信仰，醫學是根據證據行醫。話雖如此，這也不代表醫學全然為真。遠非如此，現代使用的許多療法，也許在三十年後會經證實無用，甚或更糟，可能反而是有害的。然而，我們現在之所以採用這些療法，乃是基於大量證據證明它們的用處。有時我們也許會用實驗性療法，即便如此，仍需提出證據支持，或至少得稍加瞭解它的功效和作用方式，光是宣稱它如有神效，稱不上理由，一點也不！

時常有人問我對另類療法或順勢療法的看法，我無法斷定這些療法無益或有害；但是當我被問及在耳道點亞麻仁油是否有助於改善耳部感染時，我會回答我從未聽聞或目睹它的療效，但若對方從醫師那裡獲得了任何作用機轉的相關資訊、研究成果或證據，我會非常樂意拜讀一番。若病人接受了順勢療法並使用苛性鈉（causticum）來治療罕見的細菌感染，我希望開立處方的人考慮過此種化合物的作用機轉，不僅因為它聽來具腐蝕性，其實它也是氫氧化鉀或熟石灰的稀釋形式，對保養草坪或許有益，但對非典型的細菌感染卻不見得。

健康的作為帶來健康的身體

本書目的在於幫助各位認識時下熱門保健資訊的真實性，並提供周全可靠的指引，讓大家能成為明智的消費者與病人。這本書將涉及諸多領域，首先探討的是充斥醫療界的陰謀論與重要概念，接著要幫助讀者瞭解風險管理、因果關係與相關性，以及何謂優秀、可再現、且設計精良的醫藥研究。然後，我將回答現今一些大家絞盡腦汁想獲得正解的問題，例如：是否有經科學證實的最佳飲食？麩質真的如此糟糕嗎？排毒法會不會反而有害？糖真的會助長癌細胞增生嗎？何種程度的「有機」算是太過離譜？

接下來，我會介紹輔助性另類療法（complementary alternative medicine），並說明使用時機及其作用方式；此外，也將介紹疫苗相關風險和順勢療法營養補充品，並探討乳房攝影、大腸鏡和基因檢測等檢驗的效果是否過於誇大。我會談及一些大家普遍保有（或可能想保有）卻會帶來意外後果的習慣，也將答覆下列的問題：哪些維生素較有價值？絕非誇大不實的最佳抗老祕訣有哪些？理想的運動量和運動類型為何？

希望大家能輕鬆愉快的閱讀這本書，相信各位不僅會發現其中許多觀點和建議相當實用、且出乎意料，還能解決日常生活中的諸多煩惱。您會發現：達到理想的健康狀況比想像中容易，或許您的目標會不斷改變，但並不表示不能享受當中的歷程。

接下來，我想請各位保持開放的心態，並將所有先入為主的觀念拋諸一旁。如今，全國上下顯然都熱切關注健康議題，有鑑於此，我們要如何判斷真假及辨別不實資訊呢？本書將為您一揭分曉。

第 1 章
網路醫學的瘋狂世界
——小心網路資訊！

如何運用網路查詢病症、評比醫師、

和搜尋您是否生命垂危？

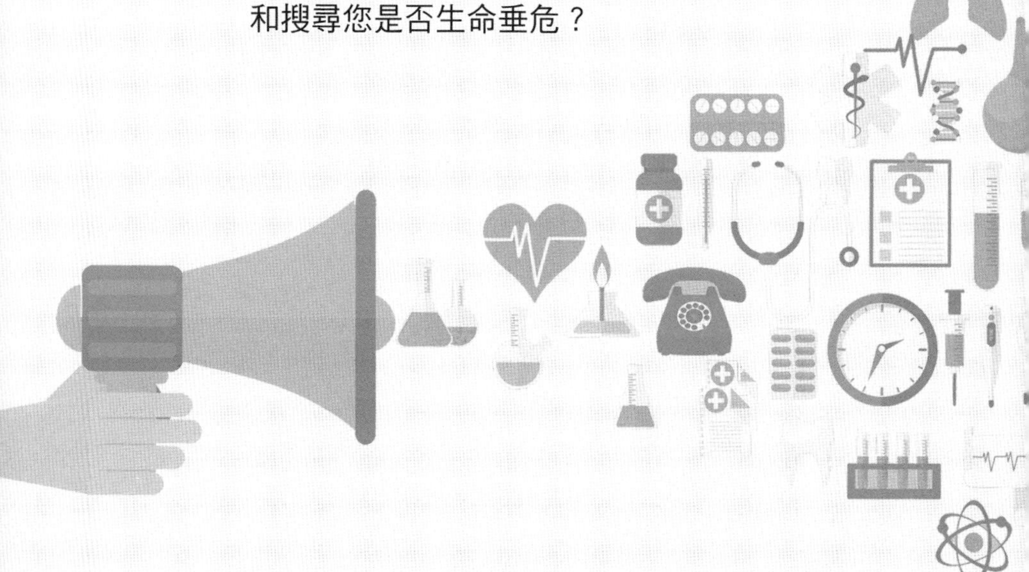

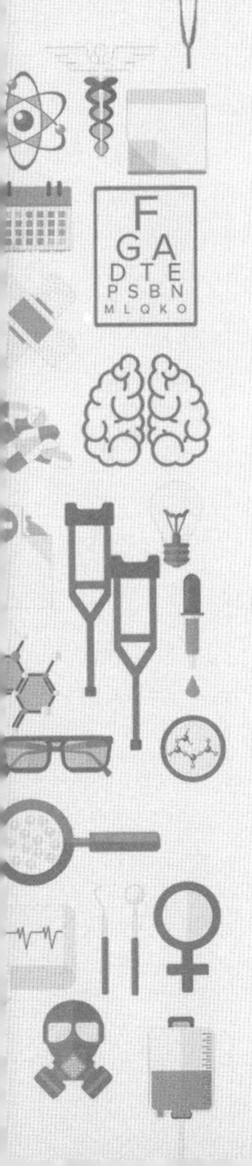

網路是否有優質的健康資訊？

如何確知網站是否合法可信？

網路上的醫師評比，是否有參考價值？

哪些疾病可透過網路診斷？

不久前，一名友人於某日傍晚傳送電子郵件問我：「我想請教，我女兒（約十五個月大）的糞便是白色的，我查了查網路資料，發現要不與她食用的食物相關，要不就是她罹患了急性肝衰竭，必須立刻接受手術，我們該如何是好？」

既然他已透過網路查詢，正好替我省了些時間，畢竟依我的知識所及，也難以聯想到這些可能性。我鮮少注意他人的糞便，除了自己的孩子還包著尿布的時期——但即便是那些糞便，我也是能盡量不想就不想。既然現代人不喜交談，我便透過電子郵件安撫這位老兄，告訴他毋須擔心；但是我同時也感到訝異，他單憑按幾下按鍵，就能做出周全的白色糞便鑑別診斷。可別誤會，他並非腸胃科醫師，也不是住院醫師或外科醫師，他是一位電影導演，只花了短短不到三分鐘的時間，他就掌握了白色糞便的可能成因。

我另一位醫師朋友養的一隻十一歲大的狗，不幸突然猝死，她的獸醫宣稱：「我不確定為何如此，狗一般來說不會走得如此突然。」顯然這隻狗是例外。然而，按了幾下按鍵後，我這位醫師朋友便迅速瞭解了狗猝死的潛在成因。我九歲的兒子想知道美國職籃金州勇士隊最近賽事的比分，但他沒有自己的電腦，所以他問了亞馬遜（Amazon）的語音辨識網路資料庫 Alexa。

一根手指就能找到答案的新世界

如今網路上可獲得的知識可說是無邊無際，從糞便、死亡、到籃球，網路幾乎無所不知，改變了我們十幾、二十年前所熟知的世界。未來隨著網路技術不斷拓展，世界也將日益變遷。網路對醫學的影響儘管規模不大，但至關重要，不僅改變了我們學習醫學和從事醫療的方式，也改變了醫療服務的提供方式，還有未經醫療培訓的人獲取自身及家人（包含寵物）健康資訊的方式。

我剛成為加州大學洛杉磯分校醫學中心跨科顱面小組的一員時，團隊成員包含了外科醫師、遺傳學家、護理師、牙醫、齒顎矯正醫師、語言治療師、聽力師和社工，我們共同為患有複雜顏面異常問題的孩童及家庭提供治療。我們的工作站永遠放著一本備受推崇的醫學經典《戈林頭頸部症候群》（*Gorlin's Syndromes of the Head and Neck*）。這本大部頭的教科書，內含各種說明，包括照片及幾乎所有人類相關症候群的醫療問題和基因遺傳資訊，從最常見的唐氏症、到少見的愛伯特氏症（Apert Syndrome），甚至是極為罕見的狄蘭氏症候群（Cornelia de Lange Syndrome）皆涵括在內。我們時常會碰到病人罹患很少見的疾病，此時大家便會聚集在這本被翻爛的教科書周圍，試圖根據身體診察和基因檢測結果，找出病人究竟罹患何種疾病。我的診間至今仍放著一本《戈林頭頸部症候群》，但我已數年未曾翻閱。

時至今日，若罹患未知疾病的孩童就醫，如同我的導演朋友的女兒，我們只要鍵入臉部特徵的描述、基因檢測和其他體檢結果，筆電、個人電腦或甚至手機，就會很有效率的吐出一串清單，顯示可能的診斷，比過去靠人工檢索資料花費的時間更短。

從前，住院醫師教學會診不可避免的，會有一段折磨人的問答過程，我們這些主治醫師會帶著一群住院醫師，來到某位病人面前，然後從中選出看上去最焦慮不安的人，期望住院醫師引用一早才從期刊裡找出的最新文獻。通常在會診前一小時，住院醫師會擠在狹小的辦公室裡，翻閱當早或前一晚大家共同找到的文獻。如今，我們甚至還沒問完問題，住院醫師只要動動手指，在智慧型手機上輸入查詢內容，馬上就能從 PubMed 或 Google 學術搜尋等網站，搜出一連串可能的參考文獻。資訊獲取有如此顯著的進展，除了讓我們這些主治醫師再也無緣得見住院醫師緊張兮兮、冷汗直流的模樣，也使得全球醫學及外科培訓過程大為改觀。大家不僅可取得最新近的研究論文，還能觀賞手術、進行中的診斷研究、甚或是病人感言等影片。

美中不足之處在於：我們搜尋資訊時，幾乎是不加思索；還有，學術機構雖然能更便捷的取得學術刊物，但身為醫師的我們所看到的網站與文章，基本上和非醫學背景的網路搜尋者並無二致，儘管我們透過大學或醫院帳號可造訪 PubMed 或 Google 學術搜尋等更學術性的網站，但所看見的文章內容通常與病人所見完全相同。

電腦無法取代人際接觸

我們不僅是在網路上搜尋新知，現在也透過線上檢閱病人資料，過去的紙本檢查紀錄表和檔案室已走入歷史，如今是使用電子病歷系統，記錄了絕大多數病人的就醫情況。

數位化的初衷，意在簡化並統一醫療照護服務，從許多層面看來，確實也頗具成效。在我任職的機構，我不但可以查閱其他醫師的看診資訊，也能查看實驗室檢驗結果、X 光檢查和手術報告。不久的將來，我們將能連結至其他醫院的資料系統，獲得更全面的病人照護協調網絡。此外，病人也能透過這類就醫紀錄網站內的電子郵件系統，與醫師聯繫；還能安全取得自己的病歷，無需向病歷管理部門申請大量紙本文件。聽來十分完美，對嗎？可惜的是，天底下豈有盡善盡美之事！

如今，醫師更受限於醫療紀錄系統，有一堆欄位勾選和填寫的繁瑣要求，而且絕大部分與照顧病人完全無關。為了維護電子病歷紀錄，醫師花費愈來愈多時間填寫病歷，與病人的直接互動反而減少（醫師現在看的是螢幕，而非病人），因而容易出錯。

2014 年伊波拉病毒大流行的全盛時期，病毒入侵美國，一名剛去過非洲、發燒且疲勞的男子，前往德州一所醫院的急診室就醫。他向最初的照護人員提及近期的旅遊史，電子病歷系統便自動帶入資料。然而，後來接手的人並未注意到此項關鍵資訊，於是，該名男子僅被診斷為類似輕微感冒，便從急診室被打發回家了，但他當時已感染了伊波拉病毒，並出現症狀。

電腦可以取代許多人工作業，但無法代替人際接觸，若當時的醫療照護人員與該名男子直接溝通，而非一直仰賴電腦作業，該男子的旅遊史理應在診斷時引起注意。自動化醫療資訊的使用日益增加，但人與人的交流接觸卻益發減少。

原始信念的詛咒

醫學上沒有非黑即白之事，但只要找得到的話，仍有許多可靠的數據，能幫您做出最佳決策。問題在於，許多人基於錯誤資訊，做了錯誤選擇；抑或，儘管有難以反駁的反證，有人仍堅持錯誤的觀念與偏見，並視之為教條。

公開可得的健康相關資訊大爆炸，導致誤解橫生。而比起網頁文獻上的生硬醫療數據、且欠缺真人圖片，美國人更容易輕信高知名度、時髦網站、社群媒體按讚數、追蹤者眾的名人、以及扣人心弦的故事。

二十世紀上半，惡名昭彰的蘇聯獨裁者史達林，曾說過一句名言：「一個人的死亡是悲劇；百萬人的死亡只是統計數據。」比起泛黃破舊的實驗袍、走廊上俗氣的藝品、和既非模特兒亦非妄想成為演員的櫃檯接待，人們更傾向相信廣告虛華、經常被過譽、以及擁有豪華候診室的醫師。有些網站沒有華麗的綴飾，但提供了更可靠卻略顯枯燥乏味的資訊；然而，相較之下，外觀花俏的網站還是更引人注意。

雖說我的診間較偏向學術風格，但候診室內置放了設計精美的座椅、寬螢幕電視和先進科技，團隊裝扮得宜，實驗袍也潔淨無瑕；不過，千萬別被外表騙了，我們是一群致力於實證照護的學者，不只會為華麗炫目的網站擺姿勢拍照，同時也撰寫論文，審閱同儕的論文，並判定這些論文是否值得發表；此外，我們也擔任頂尖學術期刊的編輯委員。

我們在實驗室埋首工作、擔任專科執照考官、治療急診室所有前來就醫的病人。我們許多人倘若不在樓板新裝修、且配備新型雷射儀器的診間裡，便是在郡縣機構或退伍軍人醫院服務。話雖如此，許多人都有個人網站，我本人也不例外。我設立個人網站並非為了宣揚自己的醫術，主要是用來提供資訊，不過，有時我確實會在網站打打書或宣傳媒體活動。感謝網路無遠弗屆的力量，讓我得以追蹤並得知大家何時瀏覽我的網站、他們的登錄頁面為何、網站瀏覽時間、來自哪座城市、以及他們使用的搜尋引擎等等。許多人在候診室等待時，查看我的網站。病人如何確知我的網站提供的就是可靠、正確且公正的最新資訊？他們顯然無法斷定，但既然前來就醫，或許就懷帶了些許先入為主的觀念，認為我說的話一定正確，對吧？

當病人確信特定醫師值得信賴，將自己的健康託付給這位醫師時，此種「原始信念的詛咒」(Curse of the Original Belief) [1] 便容易使得混亂加劇，形成醫療界日益加深的挑戰。人一旦對某件事深信不疑，即便有證據反駁，也難以改變心意。當人們把有限的注意力，投注在錯誤的資訊陷阱裡，很可能就會危害個人健康及公共衛生。

病人若喜歡某位醫師，便會喜歡他的網站，反之亦然。我聽過無數次類似對話：「聽說某某醫師光是諮詢就要價不貲，她肯定是最棒的。」但凡涉及地方、文化、地區、性別或醫療照護，諸多先入為主的觀念都難以動搖。不論在您看來，自己有多麼心胸開放（或試圖成為這樣的人），內在偏差都千真萬確的存在，而且這不見得就是蓄意的歧視。為此，目前已有無數研究聚焦在培訓人資專業人員，如何辨識以及（理想上而言）避免偏見。但是，這需要有意識的努力。您無意識的偏見所「認定」的好，往往會影響自己全盤評估情況的能力。

搜尋引擎優化？搜尋引擎操縱？

比起任何網站、報紙、電視節目或雜誌，科技巨頭 Google（谷歌）或許更值得關注。Google 驚人的力量遍及全球，《牛津英語辭典》和《韋氏大辭典》甚至在 2006 年，將「google」一字當作動詞，納入當年的紙本辭典和線上辭典。不信的話，您可以 Google 一下！

別誤會，Google 是一家很了不起的企業，我自己和其他醫師都時常使用 Google 及它的分支引擎—— Google 學術搜尋（www.scholar.google.com）。Google 學術搜尋是真正的學術搜尋引擎，它的標題按照時序和主題排列，標題排序也可用特定論文在學術刊物的引用次數來決定。在學術界，一篇論文被其他學術論文引用的次數是衡量品質、效度、再現性（reproducibility）、甚或受歡迎程度的一大指標。

Google 擁有諸多優勢，然而，其中一些可能相當偏頗，像是快速大量的資訊、資訊提供的順序、以及資訊排序的決定方式，尤其在搜尋醫療資訊時，更是如此。

現在請您嘗試搜尋看看常見的問題，例如：乳癌治療。毫無意外，經常會有人搜尋乳癌治療的資訊，畢竟女性一生有八分之一的機率會罹患乳癌，意即女性每八人當中，就有一人一生中會被診斷出乳癌。當我搜尋乳癌治療時，只花了 0.52 秒，就出現了一億一千萬個網站，當然，根據網路動態多變的性質，您的搜尋結果可能會跟我的網站數不同。這些資訊夠嗎？應該足以讓您在候診室打發不少時間，但是仔細查看，置頂的前四個網站是廣告，您所載入的頁面應該和我檢視的不同，但道理並無二致。綠色廣告框應該是個提醒，表示該網站存有偏見或至少具有商業性質，這不代表此網站不好、不正確或試圖欺騙您，但它就是貨真價實的廣告。

美國癌症協會（ACS）的網頁排序第五，然後您若瀏覽首頁底部，又會看到三則廣告。第二頁的版面配置也類似，頁面上方四則廣告，下方三則廣告，第三頁也大同小異。至此，相信您該明白了，這些位置是最引人矚目之處，它們是您最先和最後看見的網站，讓您在進入下一頁之前，有再次的機會去點選視覺討喜的網站。儘管搜尋結果尚有超過一億九百萬個網站可造訪，但鮮少有人會瀏覽超過兩頁以上，何況上面顯示的資訊近半數也不過只是廣告。

Google 廣告或關鍵字廣告（AdWord）十分有助於公司企業的發展。由於付費系統採分級制，企業有付費使用 Google 關鍵字廣告服務的誘因，因為僅需在廣告被點選時，或訪客透過 Google 網頁上的廣告連結至該公司的網站時，才需付費。而且，此種廣告方式較為含蓄，費用僅在廣告看見成效、轉換為網站流量時，才需付款。

不過，比廣告更關鍵的問題在於搜尋引擎優化（search engine optimization, SEO），這種免費的技術可讓網站使用特定關鍵字，將網路流量或訪客導向自己的網站，有助於帶來更多用戶，進而提升自己的網站在 Google 搜尋結果首頁的排序。由於這些網站本身並未被視為廣告，因此會被認為更真實、資訊豐富且公正。

一般而言，業界普遍認為搜尋引擎優化是合法技術，更重要的是，它相當實用。例如，在網路上搜尋流感症狀時，有「發燒、身體痠痛、咳嗽、疲勞、流感疫苗」等關鍵字的網站出現位置，可能會高於只以「發燒」做為關鍵字的網站。然而，當搜尋引擎優化變成搜尋引擎操縱（search engine manipulation, SEM）時，便出現了灰色地帶。這是一個定義模糊的領域，透過搜尋引擎操縱，網站可大量使用甚或濫用關鍵字，來塞滿網頁，甚至建立假造的連結或垃圾連結。雖然這種做法已引發諸多訴訟和刑罰，然而，搜尋引擎優化和搜尋引擎操縱常常僅有一線之隔，立法也難以規範。[2]

網路廣告無孔不入

所以，在搜尋乳癌治療之類的重要議題時，該如何從大批資訊中，評估網站的有效性呢？

首先，最基本的就是先判斷該網站是否為廣告。再次重申，這並不代表網站資訊就是錯誤的，但您一點選連結網址，它就會付費給 Google，這表示當中的資訊確實略有偏頗。

其次，看點之後的三個字母：.com 表示具有商業性質；.gov 是由政府資助的網站；.org 為非營利組織；.net 代表以網路為基礎，類似於 .com；.edu 為教育網站，通常與公私立大學有關。還有其他許多網域名稱，但上述提及的是較為人熟知的域名。搜尋乳癌治療時，Google 搜尋結果首頁排名第一的，就是域名為 .com 的製藥公司網站，主要在推銷用於治療轉移性乳癌的特定藥物，雖然網站依舊有提供資訊，但一眼望見的視覺影像便是該公司的名稱、企業標識和藥品名稱。

女星麥卡錫（Jenny McCarthy）聲稱自己從「Google 大學」學習到疫苗和自閉症的關聯性，致使 Google 備受訕笑。（譯注：University of Google 為麥卡錫的自創詞，並非真的有此大學，她在接受美國知名電視主持人歐普拉訪問時，聲稱自己「從 Google 大學取得學位」，意指她用 Google 關鍵字搜尋「自閉症」，藉此蒐集和研究疫苗相關資訊來支持自身的立場。）麥卡錫不僅是女演員、母親、以及她兒子的大力擁護者，還是一位喜劇演員，儘管她是半開玩笑，但所言並非真是玩笑。她的評論風靡一時，為那些認為她的主張毫無根據的人，提供愈來愈多的素材。

怎麼會有人認為 Google 在如此重大的健康議題上，具有大學層級的權威性呢？讓我們再來查看一下。當我用 Google 搜尋「疫苗和自閉症」時，僅僅 0.54 秒鐘，便搜出一百零五萬個網站（值得慶幸的是，「乳癌治療」的搜尋結果仍比「疫苗和自閉症」高出約一億八百萬筆），版面格式與「乳癌治療」的搜尋結果相同，同樣是第一頁頁面置頂四則廣告，底部三則廣告，第二頁和之後所有頁面也是如此。由於這項議題在過去甚至迄今都還深具爭議，部分網站是轉傳關於疫苗如何導致自閉症的資訊，而其他網站則是傳遞相反的資訊。假設您過去一直居住在另一個星球，而且從未聽聞或閱讀過關於此爭議話題的任何消息。面對觀點如此兩極的不同資訊，而且雙方各持己見，似乎也都言之鑿鑿，您即便不感到困惑，肯定也驚訝得瞠目結舌。

令人欣慰的是，並非所有 Google 的搜尋結果都擁有相同的廣告格式，即使充滿爭議的問題亦是如此。例如「手機與腦癌」的關聯，無論在醫學界還是在外行人社群中，都極具爭議，當我搜尋這兩個關鍵字時，首先出現的既不是購買 iPhone 的廣告，也沒有廣告是請腦外科醫師移除 iPhone 導致的腫瘤；反之，在 0.52 秒內，我發現了六百一十七萬個網站。

第一個網站來自美國國家癌症研究所（NCI），網站上駁斥了手機使用與腦癌發生率較高的關聯。第一頁底部有一則廣告。遺憾的是，第二頁幾乎近半數是廣告，圍繞著頁面中間幾個非廣告網站。不過，或許第一頁就已提供了充足的正確資訊。

現在來討論一下媒體較不熟悉、但是在醫學界廣為探討的議題：子宮內的微波輻射暴露。懷孕婦女使用微波爐，是否會增加未出世的孩子發生唇顎裂的風險（亦即孩子出生前，上唇和口腔頂端未聚攏，而在臉部中央出現裂縫的情況）？儘管這些小孩在絕大多數情況下都很健康，但他們自童年時期就歷經大大小小的手術，從三個月大開始，直到十幾歲為止。目前已知產前補充葉酸，可大幅降低此種異常發生的風險。然而，遺傳要素仍舊有相當大的影響，和母親暴露於微波輻射或服用營養補給品，幾乎毫無關聯。話雖如此，仍有部分團體認為，母親暴露於無所不在的廚房家電的微波底下，會增加生下唇顎裂孩子的風險。

當我用 Google 搜尋「微波暴露與唇顎裂」時，0.59 秒內僅顯示了九十四萬八千筆結果。顯然，這並非熱議的敏感問題，那些替美國八卦雜誌《暴露》（*exposé*）撰文的自由撰稿人，恐怕要失望了，最好另尋其他話題。Google 搜尋結果首頁頂端並無任何廣告，反之，前十一個網站皆為學術研究文獻，其中許多涉及實驗室和小鼠；頁底有三則廣告，兩則是全球（免費）治療唇顎裂孩童的非營利組織，另一則是化學公司廣告，負責提供微波消化化合物服務。當中幾乎毫無炫目吸睛的網站，既無微波爐銷售廣告，也沒有禁用微波爐以防止唇顎裂的廣告。也許未來有一天，這個話題會成為脫口秀拿來說笑的素材，但就目前看來，Google 的搜尋結果依舊單純、未受汙染，而且許多人約莫會認為相當無趣——因為只有資訊。

該如何評估網站資訊？

Google 如此別有意味的搜尋結果，並非特例。若研究其他搜尋引擎，會發現它們也遵循著類似規則。面對如此之多的偏頗資訊存在時，我們該如何篩選重要議題的資訊？

不妨謹記下列三項簡單的要訣：

第一、留意廣告：雖然許多廣告網站提供了有用的資訊，但別忘了它們本質上依舊是廣告，目的是為了推銷——或許是產品、治療中心、診斷檢測、甚或是非營利組織尋求捐贈。它們也許只想提高網站流量，但他們可是為此付了錢的。

第二、先找網址為 .org 或 .gov 的網站：儘管許多人對於政府資助的網站較小心警惕，但這些網站提供了真正客觀公正的大型研究數據。

第三、若製藥公司為網站提供者，請多加當心：儘管許多藥物經過詳盡研究且可拯救生命，但在試圖了解某種疾病或症狀時，請勿將這類網站當成首選。

上述三項要訣，適用於任何可能的情況、症狀或健康問題。由此看來，若是特定情況的爭議愈少或新聞價值愈小、或甚至較為少見，資訊型網站出現的機率就會比廣告還高。

我們不能責怪網路害我們落入醫藥炒作和迷思的圈套。一百多年以前，史丹利（Clark Stanley）在一大群民眾面前推銷蛇毒的神效，因而聲名大噪。他一邊宰殺響尾蛇，一邊吹噓爬蟲類動物分泌物的好處，聲稱他精心調製的藥方來自一位印度密醫的祕方，此種神奇藥水或藥油可治癒各種不適，包含牙痛、扭傷和一般疼痛。一瓶解藥只要五十分錢（相當於現在的十三美元），相當划算。1917 年，美國聯邦機構決定檢驗史丹利販售的藥品成分，當中確實含有某種蛇油，但百分之九十九是礦物油，另外還有一點牛油、紅辣椒和松節油，以帶有典型的藥味。史丹利很快就混不下去了，然而時至今日，「蛇油商人」（snake oil salesman）一詞仍然廣為流傳，主要用來形容醫學界以外的各種詐騙行為。

我們該在大眾評論網上評價醫師嗎？

那醫師、醫院和治療中心的網站呢？許多人會造訪醫師的網站或醫院網站，若網站美觀、好用、便於瀏覽、且提供些許實用資訊，通常品質可信；若網站上充斥著置入性產品、銷售話術或誇大治療成果的言論，最好持保留態度。

那麼，醫師評價網站呢？我的機構有一套內部評等系統，由病人填寫並私下提供給醫師參考。獲得好評時，我們自然對系統深具好感；但若評等下降，那肯定是系統出了差錯！據我觀察，我的評等相當無用，因為我的病人鮮少被要求參與評等。平均而言，極少數病人填寫了評等表，但我卻不知為何，收到了錯綜複雜的計算分數，包含專業領域的百分位排名、以及其他數據點，但卻和實際的照護品質毫無關係。我在十二個月內看過數千名病人，只有五至十人便決定了我的得分。

大眾評論網又是何等情況呢？關於醫師、牙醫、醫院和診所的評論由誰撰寫發布？評論是否屬實？

Yelp 是其中一個熱門的評價網站，擁有免費的網站和手機應用程式，必須註冊才能取得評比資訊。Yelp 成立於 2004 年，目標在於「協助大眾尋找優良的在地服務，如牙醫、髮型師、水電技師」，Yelp 手機應用程式每月平均擁有兩千六百萬名用戶，網站用戶每月平均超過八千萬。截至 2016 年底，Yelp 網站上發布的評論總計有一億兩千七百萬篇，其中超過四千兩百則評論是關於美國醫院的就醫經驗。[3] Yelp 的資訊公開透明，它聲明網站的收入來源為廣告，同時也強調企業不得更改接獲的評論。

您能否安心使用 Yelp 之類的網站，來搜集關於醫師、醫院或牙醫的資訊？答案很複雜，畢竟您並不清楚評論者的素質或可信度。大家通常在獲得極度正面或負面的體驗時，才會想撰寫評論。若病人在就診時遍尋不著停車位而遲到，因此得多等半小時才能看病，他可能會寫下「看病等太久」之類的評論；若病人順利找到車位，準時抵達並及時就診，她可能會給予截然不同的評價。但這些評論都非關病人接受的治療照護品質。此外，相同一群病人也可能在發表自己的評論之前，檢視了其他評論，而「從眾、並撰寫類似其他評論的內容」是人類天性。

說到此，又回到了前述的「原始信念的詛咒」：若您認為醫師的治療照護應當很出色，便很難說出相反的事實，或接受事實並非如此；若您因為閱讀過一些負評而持懷疑態度，那麼您也會找到任何足以撰寫負評的理由。

依我之見，若想瞭解餐廳、飯店或度假勝地的評論，Yelp 確實是理想的資訊來源，上面通常評論數不少，也不乏諸多有趣的意見。我很樂於閱讀：某家餐廳的帕瑪森義大利麵令人作嘔，但接著下一則評論則回應說，她每次去都點這道餐點，每次都覺得美味無比。

可是，評論醫師是另一回事，畢竟治療結果無法簡單論斷。若病人罹患複雜的疾病，而且缺乏有效療法，難道就表示醫師不好？若病人生了容易治療的小病，但醫師沒注意到，可是他按時看診，護理人員也彬彬有禮，即便治療不周，但病人康復了，然後診所還提供免費停車，難道就表示這名醫師是好醫師嗎？ Yelp 的評論可能會認為如此。退一步說，此種可快速評論的網站可能會有所誤導。

有些方法固然存在一些缺陷，但可更客觀公正的評價醫師和醫院。可惜的是，這些網站並不如 Yelp 方便使用，而且也鮮為人知。跳蛙集團（Leapfrog Group）成立於 1998 年，是一家醫院評等監督機構，提供了諸多詳細數據，如併發症發生率、多次治療成功和失敗的結果、非計畫性再住院（unscheduled readmission）次數等。各家醫院針對特定手術的特定結果，自願提供相關資訊，跳蛙據此進行指標分析，以提高病人的就醫安全性和大幅降低不良結果。

舉例來說，冠狀動脈繞道手術（coronary artery bypass grafting，簡稱 CABG，英文發音為 cabbage）是為了修復動脈阻塞的開胸手術，每年進行超過五百次 CABG 的醫院，排名比每年少於五百次的醫院更好。進行腹主動脈瘤修復（abdominal aortic aneurysm repair）和早產手術較多的醫院，也是如此。[4] 但是，部分針對此種品質測量方法準確性的評估發現：數字不見得就是真理，病例數愈多並不代表治療成效愈好。[5]

跳蛙的資料之所以不見得全然公正，原因之一在於它並未明確區分不同的病人族群。例如，若一家醫院的心臟手術病人沒有先前心臟手術失敗等其他醫療併發症，或糖尿病、肺部疾病、血管疾病或高齡等預先存在的醫療問題，比起替病情高度複雜的心臟病人進行手術的醫院，可能會擁有較佳的結果和跳蛙數據。

人人都希望自己的醫師是超級醫師。但成為「超級醫師」有何意味？「超級醫師」（Super Doctors）這個組織自詡為「一群榮獲同僚高度肯定和專業成就的傑出醫師團體……」，這網站聲明「為了防止選舉操縱，醫師不得毛遂自薦」，甄選須由同儕提名。榮獲高分的醫師將受邀審核同領域的其他候選人。通過同儕評審後，在各領域公認高度符合資格的人，將受邀登上廣為發行的雜誌《超級醫師》。這些醫師皆由同儕評選，未經病人或外部機構評核，甄選主要標準包含年資、專業獎項、出版品、領導地位和專科執照等。截至目前，一切聽來似乎都很合理。不瞞您說，我也是一位超級醫師！不過，好戲在後頭，若想成為《超級醫師》雜誌的專題人物，他們會多次強烈建議您購買雜誌的專題廣告，這筆錢或許會讓您聲名更加遠播，水漲船高；或拿來購買全版彩色廣告，宣傳您的診所。所以，這究竟是經過同儕評審的某種「汙名」還是廣告呢？當然是廣告！

卡索科尼（Castle Connolly）是類似的「頂尖醫師」同儕評審網站，評選過程類似「超級醫師」，也是由同領域的醫師同儕提名和排名。在卡索科尼網站上點選「頂尖醫師資訊」（Top Doctors Resources）的連結網址，會被導向在《紐約時報》刊登廣告的選項。沒錯，卡索科尼採同儕評審制，但因為有付費刊登廣告自我宣傳的誘惑，而有失公正。假設您需要找醫師看病，但不確定找誰最好，馬上用 Google 搜尋看看「洛杉磯最棒的心臟科醫師」，首先出現的連結網址將是卡索科尼，第二則是 Yelp。

學會分辨健康資訊網站

若您早已沉浸於健康資訊搜尋世界裡，無論是症狀、藥品、疾病、醫院或醫師，約莫已相當熟悉許多建置完善的健康資訊網站。這類網站比比皆是，您很可能已熟諳到足以繞過 Google 或 Yahoo 之類的搜尋引擎來使用它們。部分網站聲稱（也的確是）純為提供資訊，部分網站則具商業性質，廣告充斥，要不是在內文有嵌入式廣告，就是彈出式廣告，或網站贊助商的廣告。檢視和運用健康資訊網站時，請謹記網站的類型眾多，有提供一般健康資訊的網站，也有醫院網站、保險公司網站、特定疾病網站或製藥公司網站，還有提供藥品資訊的非商業網站及提供醫師執照資訊的網站。由於現行缺乏審核網站發行和維護的機制，使得健康資訊網雖便於使用，但卻錯綜複雜，建議您不妨利用一些工具和基本資訊，來協助篩選瀏覽。

一般健康網站有許多規模龐大且深受歡迎，涵蓋了五花八門的健康資訊。許多時候，內容由醫師提供或編輯。這些健康網站包含了商業網站（例如 www.webmd.com）、非營利機構網站（例如 www. mayoclinic.org）和聯邦政府營運的網站（例如 cdc.gov）。商業網站含有大量廣告內容，可能導致觀念偏誤，不過通常這些網站會否認具有此種影響。非營利機構網站幾乎毫無商業廣告，但通常會推廣本身的服務。聯邦政府網站提供的資訊算得上是不偏不倚，毫無廣告，且著重於以實證為基礎的大型研究節錄資訊。

不要輕信「症狀檢測器」

部分網站還會提供「症狀檢測器」，這些操作簡易的症狀檢測器，很輕易就讓人落入自我診斷（或診斷親朋好友）的陷阱。但是請記得，一長串的症狀清單並不等於診斷。偏頭痛的症狀可能類似中風，心臟病的症狀可能類似腸胃病毒感染或肩膀痠痛。症狀檢測器應當只用為引導，指引您尋求醫療專業人士的評估，而非自行診斷或治療。[6]

大體而言，網路搜尋的健康資訊或許可信，也可能讓人大開眼界或深具教育意味，有時甚至十分有用。許多醫療從業人員聽到病人說「我做了點研究」時，經常不以為然，但有時病人的研究確實挺周全的。若病人罹患罕見疾病，並拿出相關論文，我們當中許多人都會因為省去了額外工作而不勝感激。

然而，有些網站帶有個人觀點、軼聞、明顯誇大其辭或支持錯誤主張，它們操縱瀏覽者對其發表的資訊深信不疑。您若帶著先入為主的觀念在網路查找資訊時，也會遇到麻煩，「原始信念的詛咒」將再度浮現。譬如，若您認為高劑量的維生素 C 有助於預防感冒，便會毫不費力的找到強化此看法的網站；若您認為果汁排毒有助於強身健體，便會輕易搜尋到支持此觀點的網站；若延遲疫苗接種是您的選擇，便處處可見豐富的網路資源（但請先閱讀第 10 章）；若您想探討是否該只吃有機食品，便會找到充足資訊來支持此論點。

先從基本知識開始搜尋

探索網路健康資訊的茫茫深海時，請小心謹慎。搜尋網路資訊時，應該使用不帶立場的用語。例如，與其使用「用高劑量維生素 C 預防感冒」來查詢，不如先從搜尋「維生素 C」開始，瞭解它如何被吸收和代謝，攝取不足和過量有何後果，以及適當攝取又有何影響。永遠從基本著手，花點時間學習基礎知識，再深入研究較為極端的看法或爭議。若擔憂疫苗接種的風險，不妨先瞭解疫苗的作用方式、可預防的疾病、以及益處；然後再進一步研究潛在風險與併發症。

網路健康資訊只會日益增加，您的個人健康資訊如今早已上線，多數醫師的診間和醫院都有電子病歷，您希望醫療照護提供者如何搜尋關於您的資訊呢？自然是根據客觀的事實，而非主觀的觀點。

若您對約翰哈維（John Harvey）這個名字不熟，或許不是件壞事，在說明此人是誰和他的所作所為之前，我不會透露約翰哈維的姓氏。約翰哈維生於 1852 年，長大後成為美國密西根州巴特克里市的醫師，他和妻子膝下無子，曾經照顧四十二名寄養的孩子，最終領養其中八人。傳聞他性格奇特，因為在巴特克里市經營療養院而聞名，許多富人會前往此地，透過全方位療法來促進健康。當時的療養院就是現今稱為水療中心或長壽中心之處，提倡高纖素食飲食、定期運動、深呼吸運動、不吸菸不喝酒等，亦即所有有益健康的行為。

不過，其中部分做法可能會受到現代人質疑。例如，約翰哈維對灌腸的療效深信不疑，他會定期為病人開立灌腸處方，以機器將數加侖的水，強力灌注至病人的腸道；他還堅信性交有害身體健康，因此禁止性行為，所有性活動都遭到禁止，包含自慰在內，他認為自慰會導致子宮罹癌、泌尿系統疾病、癲癇。為了降低性交的快感，他指示男性割除包皮，女性在陰蒂塗抹石碳酸。此外，咖啡因也被視為毒物，因此咖啡和茶也都受到禁止。

上述事蹟只是約翰哈維堅信與支持之事的冰山一角。雖然他的療法相當極端，仍有為數不少的追隨者，美國前總統塔夫特、美國傳奇女飛行員艾爾哈特、老福特和愛迪生，都曾在療養院接受約翰哈維的教學和療養。

至此，您可能會心想，這個約翰哈維到底還有哪些功蹟。他的姓氏是家樂（Kellogg），最為知名的事蹟是早餐玉米穀片的發明者，「家樂氏」這個品牌就是以他的姓氏為名。他和弟弟威爾基斯（Will K. Kellogg）在 1896 年申請了玉米片加工的專利。1928 年，家樂氏開始生產米香早餐麥片，讓人不禁心想，約翰哈維若地下有知，不知會作何感想，畢竟他可是被視為現代健康食品運動之父的人啊。

若在現代，不曉得約翰哈維的長壽中心會得到幾顆星？您會在 Yelp 上讀到好評嗎？這點可就難說了。

健康資訊小提醒

- Google、Bing 和 Yahoo! 等搜尋引擎，提供了豐富資訊，但請留意廣告、浮誇的成功主張、誇大的推薦。
- 練習在網路查詢健康議題，盡量愈具體愈好，含糊的問題只會帶來紊亂且難以抉擇的答案，容易讓人受到資訊轟炸。
- 多數關於醫師的網路評價，皆來自極度滿意或極度不滿的病人，鮮少來自兩者之間。
- 請勿在 Yelp 上評價您的醫師！醫學界正推動大規模的運動來阻止此種情況。
- 精美網站提供的資訊，不見得就完全正確。

第 2 章
健康風險管理
——伊波拉病毒和您的車
有何共通之處？

如何評估真正的風險？

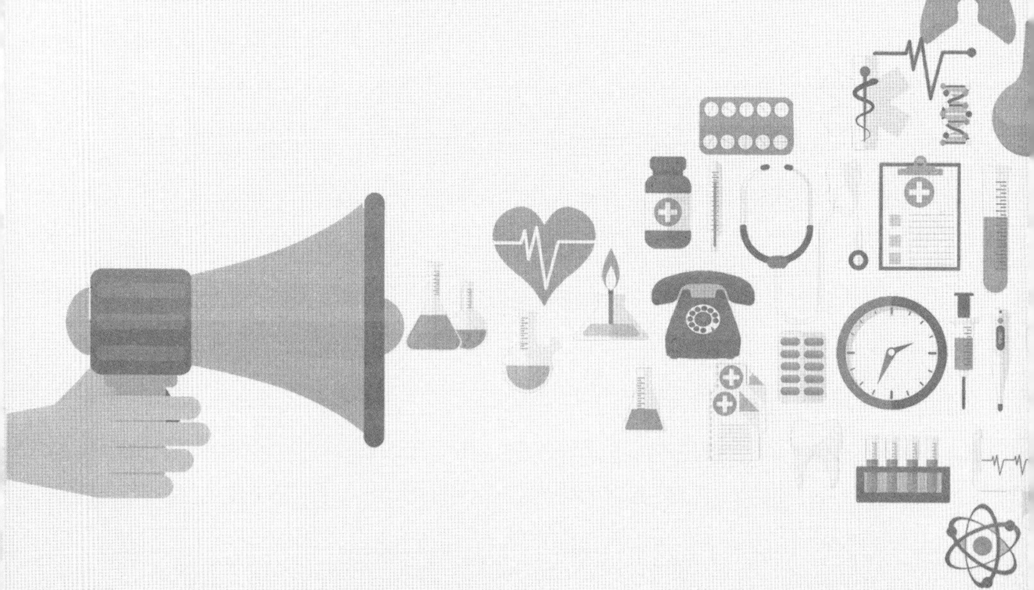

您該擔心茲卡或伊波拉之類的外來病毒嗎？

四十四歲之前的第一大死亡主因為何？

先天基因和後天環境的影響，孰強孰弱？

居家基因檢測值得做嗎？

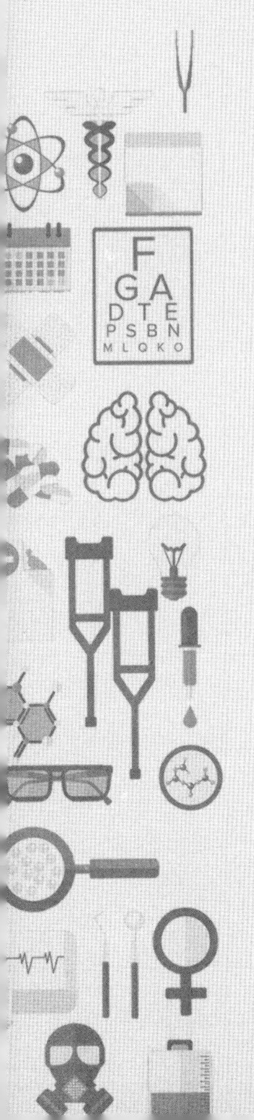

2014 年秋季，伊波拉病毒的頭條新聞吸引了數百萬美國人歇斯底里的緊盯媒體。伊波拉病毒的致死率不但高，而且已經從西非傳播至美國本土，導致數十人喪生。大家開始提問，使用馬桶座、在擁擠不堪的地鐵車廂、或從接觸伊波拉病毒的狗兒身上，是否會感染伊波拉病毒？美國人果真容易恐慌，而且我們似乎熱愛擔憂外來事物，更甚於平常漫不經心看待的惡習。

舉個例子，美國疾病管制暨預防中心（CDC）指出：流感每年在美國奪走兩萬條人命，造成十萬多人住院，儘管如此，接種流感疫苗的人口仍然不到一半。流感疫苗通常可有效預防感染，或至少在染病時減輕病情。若該年遇到流感特別嚴重，大家又不接種流感疫苗的話，美國將有高達六千人死亡。[1]

此外，每年有數十萬美國人死於車禍，超過半數的人未繫安全帶。青少年死亡事故中，有近四分之一的人由於使用手機而分心，而每天就有十一名青少年因為邊開車邊傳訊息而死（車禍是導致美國青少年死亡的主因）。[2] 至於說到日光浴，虛榮心作祟肯定大於人的理智，每年都有超過三百五十萬人被診斷出皮膚癌，其中近萬人死亡。[3] 現今美國每五人就有一人死於過度肥胖，[4] 而伊波拉病毒「爆發」的那兩年間，美國僅一人死亡，很顯然，閃電泡芙（Éclairs）比伊波拉病毒還要可怕。

令人焦慮的英文縮寫

如今鮮少有人記得 GRID 或 HTLV 這兩個縮寫。1980 年代初期，美國幾個大城出現了眾多難以解釋的神祕病例，原本健康的男性突然出現急性且致命的皮膚癌和肺炎。個案報告發表於深奧的醫學期刊上，HTLV-3 又稱為「人類 T 淋巴球病毒第三型」，讓許多醫學專家丈二金剛摸不著腦，直到高風險族群逐漸顯現出：此種疾病只在原本健康的男同志身上出現，因而產生了 GRID 一詞，即男同性戀者相關免疫缺陷（gay-related immune deficiency）。GRID 旋即又成了人類免疫缺乏症病毒（HIV），潛在感染範圍擴大至所有人，而不僅是發生性關係的男同志。於是，所謂的後天免疫缺乏症候群（AIDS，愛滋病）危機，就此開展，最終成為一種流行病。

數十年間，愛滋病一直是全球各地街談巷議的話題。大家對愛滋病人避之惟恐不及，病人失去工作，難以獲得醫療照護，而且許多學校、運動團體和公共場所也禁止病人進入。由於最初患病的人多半是男同志、靜脈注射毒癮者和來自數個非洲國家的人，使得將愛滋病汙名化，似乎比疾病本身更具新聞價值。有別於披衣菌、淋病或梅毒等其他性傳染病，HIV 通常較易經由血液傳播，而肛交因為多半涉及肛門或直腸的皮膚破裂和血液接觸，即便是微量，HIV 透過肛交傳播的機率也比陰道性交高出十八倍。HIV 被發現的早期，還未認定是性傳染病，比起之後廣泛認為 HIV 是透過性交傳播的病毒時，當時的男同性戀者性交時較少戴保險套。

健康的人擔心與愛滋病人握手就會遭到傳染，許多醫師則憂慮治療愛滋病人的汙染。我在 1990 年代初期受訓時，沒有哪位外科住院醫師不怕針扎。我們許多人不僅做了 HIV 檢測，還接受了數月的愛滋治療計畫，以避免可能受到 HIV 汙染的針扎，將病毒帶入醫療體系。

罹患愛滋病依舊相當不幸，然而，如今有醫學療法（即藥物雞尾酒療法）協助控制病情，現在與 HIV 共存的人，比因此死亡的人還多，而且傳染率也大幅降低了。HIV 女性病人若懷孕的話，經由適當治療，幾乎可百分之百避免傳染給未出生的嬰兒。愛滋病依然存在，也依舊致命，但已不再受人矚目，不再是人們關注的焦點，也不再是頭條新聞。因此，我們也不再因愛滋病而感到驚慌。2014 年，全球各地共有兩萬多件伊波拉病例，其中美國境內只有少數案例；不過，同年卻有超過兩百萬件新增的愛滋病病例。[5]

我們懼怕難以控制的風險

我們如此密切關注二十四小時連播的新聞，比起體重過重、睡眠不足、騎自行車不戴安全帽或不接種疫苗等較不引人矚目的長期風險，前所未聞的致命疾病、恐怖攻擊、校園槍擊事件和天災等駭人聽聞的災難，反倒更易引發我們對死亡的恐懼，也更令人為之恐慌。人難以控制或無法控制的創傷和不幸，也許更吸引人，正如我們觀賞恐怖片時，時常睜一隻眼閉一隻眼，又驚又怕的看著血腥畫面，內心深處還是想窺看恐怖的事物，甚至參與共同的恐懼。

野生病毒（不只是伊波拉或 HIV，現在還有茲卡病毒）、炸彈攻擊與槍擊事件、以及因天災而死的風險始終存在，對此，我們幾乎無法事先做好準備，也難以預防。但是，我們可以進行安全性行為，避免直接接觸急症病人，避開蚊蟲侵擾的土地。儘管如此，在 HIV、伊波拉和茲卡之後，永遠會有另一種病毒出現。

我們可以在學校和人多的地方採取預防措施，但是，不論我們如何殫精竭慮，防患未然，或快速從災難中復原，大規模破壞發生時通常還是讓人措手不及。我們可以準備地震救生包，為大旱準備額外供水，在水災時準備沙包來阻擋漲潮，或準備家用發電機來預防颶風引發的停電，但災害終究會發生；而且，倘若災害摧毀了我們的應變物資，這些事前的準備也許根本毫無用武之地。面對自然災害或人為災難，我們能做的準備很有限。然而，在地震頻仍的地區，擁有救生包的人可能比注意飲食、定期運動或開車時不用手機的人還多，我們隨時都等著下一場災難發生，但有誰在為二十年後的心血管疾病做準備呢？

1999 年除夕，人稱的千禧年（Y2K）堪稱史上最誇大、最令人大失所望的時刻之一，因為所有令人激動且受情緒驅使的災難預備，原來都是浪費。人們預期世界將走向末日，因為千禧年的時鐘將無法於午夜敲響，因為電腦系統、定時警報、電網、提款機和所有事物不知為何，將無法辨識一個千年的結束和另一個千年的開始。就在資訊科學的黑暗時代，即千禧年來臨前夕，即便最精密的電腦程式和聰明絕頂的人類工程師，都無法預測當晚時鐘將如何轉動。無人知曉該如何為此準備，所以，美國人表現得一如既往，我們萬事皆備：冰箱囤滿食物、搬空雜貨店的桶裝水、汽油加好加滿、史無前例的備份電腦檔案、清空銀行帳戶、蓋好地堡然後藏身。許多人帶著一年份的衛生紙避難，畢竟吃飽喝足儲備充分的存糧和飲水後，會非常需要。

幸運的是，或邏輯上而言，鐘聲敲響，2000 年 1 月 1 日，電腦如常運作，燈火依舊通明，生活也照常進行，大多數人都鬆了一口氣，還有不少人自嘲準備過度，但是也有人因為缺少壓力動盪而感到失落，畢竟他們可是為了未發生的末日，做足了萬全準備。同時間，較不具新聞價值的消息是：年度流感季節在 1999 年聖誕節至 2000 年 1 月頭幾週達到高峰。除了把儲藏室塞滿外，若大家當初記得接種流感疫苗的話，也許就能輕易避免許多病情。[6]

阻塞性睡眠呼吸中止症

我的工作每天都要面對關於風險的問題。我協助各個家庭決定：動手術、或觀察等待、或服用藥物，何者才是最好的治療選擇。大多數人認為手術風險最高，是最積極的治療手段，也是最迫不得已的選擇。然而事實絕非如此。手術確實有風險，來自麻醉、手術本身、以及術後的短期併發症或長期併發症；進行諮詢時，我絕大部分時間都在逐一說明這些風險：產生麻醉過敏反應的機率多高？醒不過來的機會有多少？會不會失血過多？術後恢復是否痛苦艱辛、還可能有各種併發症？手術真的有幫助嗎？

我們為病人提供百分比或千分之幾的答案。可是，倘若您或您的家人果真碰上了這些情況，風險就是百分之百；如果沒有發生，便是零風險。儘管此種邏輯聽來不合邏輯，但是當我們說明的風險如實發生或未發生時，其實所有關於風險的疑慮就不存在了。大家不願思索的是：不接受手術或藥物治療的風險。

所有治療方法皆有風險，包含手術在內。然而，介入措施的益處可能勝過無介入措施的風險。例如，阻塞性睡眠呼吸中止症（obstructive sleep apnea, OSA）是一種常見疾病，即睡眠時喉嚨後方肌肉無法保持呼吸道暢通，導致呼吸道鬆弛，造成病人出現間歇式呼吸的情況，且睡眠斷斷續續。

睡覺不做夢以及鼾聲大作，是阻塞性睡眠呼吸中止症的明顯徵兆，潛在風險是睡眠不足、高血壓、心臟異常，成年人還可能會中風；如果是兒童，有可能生長緩慢，或是注意力不足被誤診為過動症。評估兒童是否患有過動症時，醫師會完整記錄睡眠問題，以評估過動症狀是源於睡眠障礙，還是因睡眠障礙而加劇。約百分之三的兒童有睡眠障礙問題，近百分之十的孩童被診斷出患有過動症。由此可見，兩者的診斷確實可能有重疊之處。若患有阻塞性睡眠呼吸中止症卻未接受治療，罹患相關疾病的風險將會增加。「觀察等待」對孩童而言，可能甚至比大人更痛苦。過去幾年，無數家長帶著孩子前來找我，因為那些「可愛的鼾聲」逐漸變成令人憂心的夜間呼吸聲。許多家長被告知無需擔心，此種吵雜的呼吸聲只是成長過程，小孩大了自然就沒事了，或這只是某個階段罷了。部分情況確實如此，然而有些時候，孩子的確患有阻塞性睡眠呼吸中止症，觀察等待絕對不是好辦法。

有一位六歲男孩的父母接到了老師的電話，因為小孩出現擾亂行為、注意力不足、無法專心，甚至說話和發音都有些困難。精明的老師問了一個很簡單的問題：「他睡得如何？」男童母親回答：「一如既往，吵得滿屋子都是。我們之所以知道他睡了，是因為聽見他隆隆的呼吸聲，有時他會咳嗽，還會在夜半醒來，跑到我們的房間。」當這對父母聽到自己的回答，立刻察覺情況有點不對勁。

我替這名男童看診。依我形容，他外表有些皮包骨，且時時坐立難安。他看來並不昏昏欲睡，不像我們一般設想的睡眠不足的成年人那樣，但這個孩子其實又累又倦。他發出的聲音也很特別，呼吸就像電影《星際大戰》的黑武士一樣，說話時彷彿喉嚨後面有顆高爾夫球。當然不是真的高爾夫球，但卻很類似。他口腔後方的扁桃腺相當肥大，每個大小都有如一顆大肉丸子，而位於鼻腔後方的扁桃腺狀組織——腺樣體（adenoid）也同樣肥大。

我和家長談到男童的睡眠習慣及日間的問題，像是不符年紀的易怒、在學校和家中注意力難以集中、挑食、說話聽來猶如感冒，以及長期以口呼吸、而非以鼻呼吸。顯而易見的，他需要睡眠，尤其是有品質的睡眠。即便他每晚必定睡滿十小時，但他吵雜、阻塞的呼吸，影響了他的睡眠週期，尤其是深層睡眠階段，包含快速動眼期（rapid eye movement, REM）睡眠在內。他每晚實際睡眠時間其實只有五小時或六小時，遠低於身體和大腦正常運作所需。若我睡眠不足，肯定脾氣暴躁，相信他也一樣。

第二週，這孩子前來切除扁桃腺和腺樣體。坦白說，這類手術對孩子或他們的家人來說，都並非易事。但是，隨著麻醉和外科技術的進步，術後恢復也不再像從前那樣辛苦駭人。手術花了一小時半，兩小時後他已在家吃麵。不過，真正值得慶幸的是，三週後我接到他母親來電。她熱淚盈眶說道：「我聽不見他的聲音了！我整晚不停查看他的狀況，他呼吸不會發出聲音了，現在也可以一覺到天亮。老師也注意到他在情緒、注意力和行為方面的轉變。」

我告訴男孩的母親：別哭了！（沒有，我才沒那麼冷酷無情！）不過，她確實不是對我說過這些話的頭幾位家長。這名孩子面臨諸多長期風險，例如：學校問題、表現不佳且自卑、可能需要全面的行為介入措施和語言治療。些微介入（手術介入）儘管並非毫無風險，但可能改變孩子的一生。雖然結局圓滿，但我還是有個重要提醒：診斷過動症及（或）泛自閉症障礙（autism spectrum disorder）等真正的兒童神經或精神異常問題與睡眠問題時，界線確實模糊難辨。有時兩者同時出現，你無法確知先後；有時兩者持續並存（例如睡眠呼吸中止症與過動症），但並非是哪種病症引起另一種病症。兩種情況都很常見，因此，最好先尋求基層醫療醫師的評估和意見，然後視需要，徵詢專家建議。

「觀察等待」也是一種風險

有時原因可能難以釐清，像是有行為問題的幼兒，究竟只是正經歷某個成長階段，還是有所異常或生理問題？然而，有時情況危急，我們必須迅速採取行動，而且是迫在眉睫。

我永遠記得幾年前曾經醫治過一名十五個月大的男嬰，他的家人深愛著他，只想把一切最好的事物都給他和他三歲的哥哥。男嬰的父母希望讓他們食用健康食品，包含堅果在內。在美國，每五天就有一名孩童因食物窒息而死，但是除非從事醫療專業，否則少有人知道這點。因食物窒息而死的兒童大多在五歲以下，而最常導致窒息的危險食物就是堅果。這名漂亮的十五個月大男嬰，咳嗽非常嚴重，而且沒有好轉的跡象，於是，家長尋求兒科醫師的意見和評估。兒科醫師建議照胸部 X 光檢查，但父母擔心孩子接觸不必要的輻射，所以不願意；直到下週，小孩咳得更嚴重了，才進行胸部 X 光檢測。結果顯示其中一邊的肺部完全阻塞，完全接收不到空氣，但另一邊肺部情況良好。

這對父母回想起孩子大約三週前，吃腰果時曾短暫咳嗽，兒科醫師評估後建議進行手術，以移除可能在小孩氣管裡阻塞肺部的堅果，但是家長極度憂心手術風險。接連數日說服家長後，孩子終於接受了手術，取出堅果。手術期間，男嬰差點停止呼吸，本來甚至可能死在手術臺上。這是因為家長選擇觀察等待，導致手術風險倍增。異物在呼吸道裡停留的時間愈久，呼吸道就會變得愈腫脹，尤其像堅果這類食物會分泌油脂，造成組織發炎更為嚴重。呼吸道愈腫脹，通道就更為堵塞。男嬰進行手術時，堅果已造成嚴重的腫脹和組織發炎，整個右肺都塞住了。要為只有一邊肺能正常運作的孩子麻醉，風險相當高。因為在麻醉後，儘管陷入昏迷，病人還是得靠個人自行呼吸，或使用呼吸器來輔助。外科呼吸道手術期間，即便是功能完善的肺部也有些難度，遑論當病人一邊的肺無法運作時，要自行呼吸更是費勁。

可是，只要小孩不吃堅果，便能避免這些風險。美國兒科學會（AAP）建議，由於窒息風險高，五歲以下孩童應避免吃任何種類的堅果。雖是後見之明，但是，人們評估風險時，觀點時常受到自認為的風險扭曲，而忽視真正的風險。照射 X 光或進行手術雖然有風險，但幼兒吃堅果的風險顯然更高出許多。

抗生素只殺細菌，不殺病毒

從二十世紀上半發現及研發出盤尼西林、到抗生素出現前，致命的細菌感染在全球十分普遍：嬰兒死於細菌性腦膜炎；輕度扁桃腺炎輕易就會擴散至腎臟或心臟；喉嚨痛會延伸至胸部；手指感染通常必須截肢；患有腦膿瘍的人多半難以倖存；許多人因闌尾炎而死。

抗生素確實是神藥，但也變得日益危險，甚至必須為所治療的疾病負起部分責任。抗生素如今已成為現代醫學最重要也最被濫用的藥物之一。絕大多數時候，醫師開立抗生素並非必要，許多疾病是病毒感染，而非細菌感染，無需藥物也能痊癒。抗生素濫用已演變為全球的抗生素抗藥性危機，強大的抗藥性細菌不僅能倖免，還變異成為更可怕的超級細菌，任何藥物治療都毫無作用，儼然是細菌世界裡達爾文適者生存論的體現。若您曾得過鏈球菌咽喉炎、支氣管炎、鼻竇炎或甚至肺炎，服用抗生素卻毫無反應，可能是因為肆虐您身體系統的細菌已能抵抗普通抗生素，即使抗生素試圖抑制感染，細菌仍然能倖存。您的醫師或許會加大劑量（有些細菌只產生部分抗藥性，增加劑量便可擊退）、延長劑量、或更換別種抗生素。

小時候，我們有盤尼西林和其他幾種常見的抗生素。不過，自從抗生素的抗藥性自 1980 年代開始成為常態，抗生素便衍生成為新的產業。頭孢菌素（cephalosporin）如今已成為新的盤尼西林，常見種類有：頭孢力欣（cephalexin，英文品名為 Keflex、cefdinir 或 Omnicef）、希復欣敏（cefixime，英文名又稱 Suprax）。我還是住院醫師時，藥廠業務時常以禮品、餐點或其他方式吸引我們；選用抗生素時，我們也常開玩笑說要開個「頭孢大餐」，表示最近負責我們生計的是什麼藥品，就開哪種藥。許多機構現在已經明令禁止此種行為，包含我任職的機構在內，因為擔心如此會造成開藥醫師有所偏袒。

傳染病專家將畢生志業，致力於減少抗生素濫用的情況，企圖緩解超級細菌危機。遺憾的是，隨著超級細菌和超超級細菌長盛不衰，且留存於學校、健身房、日托中心、醫院、機場和大眾運輸工具上，多數傷害已經造成。我希望未來能更嚴格限制抗生素的使用，這將有助於大幅抑制無藥可治的致病細菌持續演化。

有一種名為 MRSA 的感染，病菌全名為「抗藥性金黃色葡萄球菌」（methicillin-resistant *Staphylococcus aureus*），曾是一種僅見於重症住院病人身上的嚴重感染。此種細菌對標準抗生素治療具有抗藥性，而且只會對先前曾使用強力抗生素治療其他感染的人伸出魔爪。過去，MRSA 病人會以強效的靜脈注射型抗生素，進行隔離治療數週或甚至數月。如今，受 MRSA 感染的人前來就診，若他們並未罹患其他疾病，我們只需開立強效口服型抗生素給病人，然後他們便可回到工作崗位，之後只需要按時回診追蹤檢查。超級細菌現在已是新常態，好消息是許多超級細菌不如從前致命，且容易治癒；但壞消息是我們快要用罄所有療法，而如今製藥公司也不再投注研發資金，去尋找新的抗生素。

假使抗生素如此糟糕，而且還會助長超級細菌和危險疾病的發展，為何我們不多做努力來抵擋使用抗生素的誘惑呢？像是不給感冒的孩童阿莫西林（amoxicillin）、不提供每位手術病人非必要的預防措施，或不給喉嚨痛的人盤尼西林？

為何依然廣泛使用抗生素？儘管美國兒科學會和諸多醫學院的臨床指南，都反對過度使用抗生素，為何仍有濫用的情況？部分原因是，這是行醫者的習慣——可惜是壞習慣；部分原因則是擔憂不用抗生素治療，可能引發風險。雖然近來使用抗生素的風險備受關注，但不使用抗生素也確實存在實質風險。以嬰兒和免疫系統較弱的人為例，不用抗生素的風險便高於使用的風險：不用抗生素可能導致危及生命的併發症發生。治療指南是絕佳的工具，有助於身為醫師的我們做出醫療決斷，儘管如此，每位病人的個別情況和病情也必須分別納入考量。

比起不吸菸的人，罹患感冒的老菸槍發展出支氣管炎或肺炎的風險較高。有鑑於此，即使多數感冒並非細菌感染，最好還是為高風險病人提供抗生素治療，以預防細菌感染。另一個例子是：比起尿道未曾感染的人，曾多次尿道感染的病人發生腎臟感染的風險更高，可能需要使用較強力的抗生素。

無論治療指南所示為何，我們畢竟是人，不是機器人，人體在不同時候會有不同需求。身為醫師，我們時常接到病人來電，說他們的喉嚨痛和上次相同，能否服用同樣的抗生素？現在我們會拒絕病人，只因每個人的情況都大不相同，每一次的感染也是大不相同，所以，我們需要您再次親自前來就診。

小心駛得萬年船

外科手術繁忙的時候，我和我的團隊一天必須詳細說明手術資訊多達十次，包含風險和益處、用藥、麻醉和術後復原等等。試想若每次走下人行道、飲食吃喝、開車或坐飛機時，您都會獲得詳細關於每個舉動未來幾分鐘、幾小時、甚或數月及數年的風險和益處，聽來或許有幾分荒謬，但並非不無道理。

考量風險時，我們不能忽略益處與成本。尖峰時刻駕車，相對於益處，有哪些風險和成本？搭乘尖峰時刻的火車，有何成本及風險？益處是否大於風險？其中的某些參數若非無法測量，也相當複雜，尤其是涉及損失的時間、壓力、一天的掌控和生活品質等因素時。然而，某些決定的風險、成本和益處較為明顯且可計算。例如，吸菸擔負的成本和風險遠大於益處；但每天喝一杯紅酒，以成本、益處和風險來衡量，則處於灰色地帶；每天運動顯然有益健康，但運動過量帶來的風險可能大於益處。

計算每日的風險、益處和成本，絕非易事。不過，面對眾多令人困惑的建議和看法時，最佳辦法永遠是從大處著手。在醫學界，我們流傳著幾句名言：「優先考慮常見疾病」，還有「聽到蹄聲時，要先想到馬，而非斑馬」，意即診斷病人時，要先從常見的病開始推測，不要去想太罕見的疾病。這些看似簡單的提醒，同樣適用於其他情況，像是誤以為罕見疾病偽裝成常見疾病，使得找尋病源經常徒勞無功，或是非醫療專業人士千辛萬苦找尋極端資訊。

生命的各個階段都會面臨部分風險，既然生命本身是維生最寶貴的要素，且讓我們仔細研究一下，美國人的生命初期階段、以及每十年間最大可能的死因：[7]

(1) 出生第一年最可能的死亡原因是先天性異常，再者為早產、嬰兒猝死症、妊娠併發症、以及「意外傷害」（事故）。[8]
(2) 一歲至五歲，最高風險的致死原因為事故，其次為先天性異常。[9]
(3) 六歲至十四歲，死亡率最高的原因是事故，其次為癌症。[10]
(4) 十五歲至二十歲，主因為事故，其次為謀殺。
(5) 二十一歲至三十歲，主因為事故，其次為自殺。
(6) 三十一歲至四十四歲，主因為事故，其次為癌症。
(7) 四十五歲至六十四歲，主因為癌症，其次為心臟疾病。
(8) 六十五歲以上的主要死因為心臟疾病，其次為癌症。

簡言之，自一歲到四十四歲，最主要的死因為事故。所以，給四十五歲以下族群的忠告就是：小心為上！請安全駕駛，騎自行車和滑雪時請戴安全帽，要閃避機車，乘車記得繫好安全帶，請勿玩飲酒遊戲或飲酒過量。上述事項都做到之後，再來擔心健康問題吧。當然，事情沒那麼簡單，只是大家鮮少注意要預防傷害，倒是經常搶快、邊開車邊回訊息、或不繫安全帶。

為了長遠的健康和長壽，我們可控制安全性和預防傷害等因素，許多日常健康習慣也在我們的掌控之中，例如：健康飲食、睡眠充足、不吸菸、定期運動和尋找減壓的方法。

然而，我們也有許多無法控制的因素，像是基因組成、居住城市、工作或婚姻狀態。諸多研究顯示，已婚人士比單身的人更長壽，較不易心情沮喪或罹患慢性病；儘管如此，結婚以及維持婚姻可不像多吃蔬菜或上健身房輕而易舉，一點也不容易。居住在狹小生活環境、繁忙都市或鄰近主要道路的孩童，罹患氣喘或肺病的風險較高，不過，因此要求他們搬家，那也是強人所難。包含我的工作在內的部分職業，具有重大職災風險，但我們仍繼續從事自己的職業。部分風險因素得經由長期對眾多工作者造成傷害後才被發現，如石綿暴露會導致慢性且致命的肺部疾病——石綿肺症，又稱煤礦工肺病。

慢性病大多源於早年生活經驗

更難以控制的，還有我們未來的健康其實在出生前就已受到影響，不僅取決於遺傳因素，還有環境因素。

第二次世界大戰期間，同盟國登陸諾曼第、反攻納粹德國那天（D-day），還有個鮮為人知的影響，就是隨後德國禁止供應食物至荷蘭部分地區。德軍對盟軍入侵的因應策略，使得荷蘭部分地區陷入饑荒，每日糧食配給減少到只剩四百大卡。1944 年冬季至 1945 年春季，也就是後來稱為「荷蘭大饑荒」期間，這些地區的死亡率比 1939 年高出一倍之多，而且許多人普遍營養不良。儘管蒙受如此巨大的磨難，依然不斷有人懷孕，嬰兒陸續出生。多年後，此時期出生的人口進入兒童期和成年期，科學家研究他們的健康情況，希望能發掘某種疾病模式是由於早期的影響但後來才顯現出來。結果發現：歷經饑荒的母親所生下的孩子，出生時體重較輕，罹患呼吸疾病、葡萄糖不耐症的機率較高，還有令人出乎意料的是，發生肥胖的機率也較高，其中許多問題直到成年後才出現。[11] 而且，由於冠狀動脈硬化斑塊的形成，他們甚至有更高機率罹患心臟疾病。

在現今一門名為「健康與疾病發展起源」（developmental origins of health and disease, DOHaD）的科學知識新興支派中，科學家逐漸發現：晚年診斷出的許多慢性病，通常都源於早年的生活經驗。諸多案例顯示，早年生活經驗的影響遠大於基因遺傳。

另一方面，我們可控制許多生活方式和藥物的使用，藉此降低發生健康問題的風險，而且最早可從懷孕期間開始。懷孕期間補充維生素，尤其是維生素 B 葉酸，可降低嬰兒患有中樞神經缺陷和唇顎裂的風險。懷孕時吸菸的風險眾所周知，可能導致嬰兒出生體重較輕、早產和肺部疾病。

我的大學論文研究了加拿大魁北克省北部兩個小鎮的吸菸、飲酒和人口分布與出生體重之間的關係，其中一個小鎮為法語區（多數人口，社經地位較高），另一個鎮為英語區（少數人口，社經地位較低）。出生體重輕與英語人士的關聯性較高，通常英語區的人也比法語區的人更常抽菸、喝酒。

兩性之間的死亡率數據雖略有差異，但整體情況大致適用於男女性。部分高風險死因可能會令您感到驚訝，或根本想都沒想到。看到數據時，您心知肚明數字的真實性，但卻可能更在意最新上市的「超級食物」或能量飲料，可能更想趕快完成每天必走的一萬步，好記錄到智慧手環上。

許多人都在不斷尋找讓人常保青春健康的神奇配方，包含我在內。但是，與此同時，我們很容易輕忽平平無奇的日常行為。我們當中有多少人會邊開車邊查看或使用手機？有多少人無視速限或後悔年輕時做過的傻事？

預防死亡應優先於延長壽命

在我居住的社區，我時常看到孩子沒戴安全帽，就在繁忙街道上練習騎腳踏車，但他們的家長平常卻是小心翼翼，只讓小孩吃有機食物，極力減少孩子觀看螢幕的時間。顯然他們對於風險的認知受到誤導。今日對於所謂的健康與安全，更注重的是品牌和趨勢，而非真正的風險和危險。部分原因在於多數人考慮的並非預防死亡，而是想大幅延長壽命。若有人此時走上前去，對著孩子沒戴安全帽的家長說：「兒童最可能的死亡原因是事故！快讓小孩戴上安全帽！」肯定十分惹人厭。

身為醫師，我們通常會將某些病人、家庭或整體人口，歸屬於特定疾病或病變的高風險族群。其中部分風險因素是基於環境接觸，例如受汙染的城市、住處鄰近主要道路、菸害、在特定工廠工作、或在醫療環境中工作。

吸菸一直是最易於量化的風險。我們以「包年」（pack year）

來計算香菸數，抽菸二十年，每天兩包菸，等於有四十個包年的吸菸史（即二十年乘以兩包菸／天 ＝ 四十包年）。包年數值愈高，罹患吸菸相關的心血管疾病、癌症及慢性肺部疾病的機率就愈高。

酒精種類繁雜，包含葡萄酒、啤酒、烈酒等等，因此，酒精飲用量不太好計算，而且飲用量更加多變。從醫學角度來看，當病人用幾瓶而非幾杯來描述自己的紅酒飲用量，或用幾箱而非罐或瓶來說明自己喝多少啤酒，或用幾小杯而非幾小口烈酒來敘述，我們便會開始輸入酒精相關的風險因素。若只是每週二杯至四杯紅酒，我們不會過於計較。但是，若我們詢問病人喝多少啤酒，結果他反問：「每週幾箱嗎？」我們便會記錄下來，並考慮肝病、肝癌、車禍、甚至家暴的風險。

特定疾病或病變的風險不僅因吸菸、飲酒或用藥而異，還取決於個人的居住地、家庭狀況（例如已婚或單身）或生活環境。環境風險也可能與用藥情況（非處方藥、處方藥和非法藥物）、以及日晒有關。

地毯式研究已明確定義了吸菸、酗酒、濫用藥物和日晒的健康風險。吸菸無疑會增加個人罹患肺癌、喉癌、心臟病、周邊血管疾病和慢性肺部疾病的風險。鮮少有人反駁酗酒會導致肝病、肝癌、喉癌、失智和車禍死亡。然而大家少有所聞的是：吸菸又酗酒的組合，風險可不僅是兩者相加而已，而是加倍的風險。大多數人都清楚濫用處方藥會導致嚴重後果，非處方藥亦是如此。品名「泰諾」（Tylenol）的止痛藥乙醯胺酚（acetaminophen），服用過量可能致死。此外，即便是自稱陽光愛好者的我，都知道過度曝晒於陽光下，會大幅提高所有類型皮膚癌的風險，包括基底細胞癌、鱗狀細胞癌和黑色素瘤。上述聲明絕非誇大，這應是毫無爭議、盡人皆知的事。

許多受到誇大的風險，其實並不存在，像是懷孕時喝咖啡、一次為嬰兒進行多次免疫接種、或在工業化城市飲用自來水。然而更令人擔憂的是：比起我們不時談論的常見惡習，看似較低風險的行為反倒非常冒險。

電子菸也是禍害無窮

2014 年《牛津辭典》公布的年度字彙為 vape（吸入電子菸的噴霧），緊追其後的是 budtender（在大麻餐廳銷售大麻的人）。為了讓各位讀者更有概念，十年前的年度字彙為 defriend（刪好友），再十年前是 fashionista（時尚達人）。有趣的是，1914 年的年度字彙是 environmentalism（環境主義）。天啊，這一世紀以來，從清潔到汙染，我們是否又回到原點？ vape 指的是從電子菸吸入和呼出煙霧，[12] 而 vape 和 budtender 的共通點就在於兩者都與抽菸相關，而且都突然再度成為流行、時髦的表率，並且被誤認為安全可靠，正如同 1940 年代和 1950 年代的香菸一般。

電子菸的研發，最早於 1960 年代開始。[13] 當時的目標是希望能製造一種香菸，讓人可以只吸入尼古丁，但無需吸入香菸煙霧。讓我們暫停片刻，來探討一下此構想為何不妥。比起傳統吸入式與咀嚼式菸品中所含的多種化學物質，尼古丁確實較不易致癌。但是，尼古丁是極易使人上癮的藥物，不論是從電子菸或傳統菸品吸入尼古丁，兩者效果並無二致，包含成癮在內。雖然電子菸起初被視為是安全的香菸在市場上販售，但事實絕非如此。

不過，研究也發現，電子菸確實提高了過去嘗試戒菸的吸菸者成功戒菸的可能性，可謂意義重大，畢竟吸菸每年導致了全球近六百萬人過早死亡。[14]

話雖如此，電子菸畢竟不如大家想像，是糖果色、水果口味一般的小孩玩意。儘管使用電子菸來戒菸的成效卓著，但同時也創造出迷你萬寶路女孩與男孩。他們不僅面臨尼古丁接觸與成癮的風險，早期研究也證實年輕人開始吸電子菸的話，使用傳統菸品的機率也隨之增加。

電子菸最初的行銷活動十分盛大，眾多廣告明顯鎖定中學生族群，正如許多大型新穎的產品，此種策略自然也奏效了。我們查閱 2011 年至 2013 年針對六年級至十二年級孩童進行的《全美國青年年度吸菸調查》，結果顯示：這三年期間，電子菸的初次使用者增加了三倍，從七萬九千人成長至二十六萬三千人以上。當受訪者被問到他們是否打算嘗試傳統菸品時，49.3% 的電子菸使用者表示有此打算，而未使用過電子菸的人僅有 21% 表示會嘗試。相較於未曾試過電子菸的人，即便是只試過一次電子菸的人，轉而使用傳統菸品的機率也幾乎高出一倍。電子菸儼然成為吸菸者的學習駕照。[15]

邊開車邊傳訊息，相當於酒駕

說到學習駕照，開車一直被認為充滿了各種風險，而酒後駕車可能是最為人所知的風險及疑慮，年輕駕駛員因此受傷和死亡的機會大幅提高。如今的「新酒駕」是邊開車邊傳訊息（texting while driving, TWD）。這種行為不僅會增加車禍的風險，還和其他危險駕駛行為相關。我們現在已完全意識到，不論是開車多年的成人或新手駕駛，TWD 會增加災難發生的風險。然而較鮮為人知的是，若有 TWD 的習慣，酒駕、搭乘酒駕車輛及不常使用安全帶的可能性，也會隨之上升。[16] 因此，TWD 本身不但是個問題，也和其他危險行為有關。道理類似於使用電子菸和傳統香菸的模式，危險行為會引發其他的危險行為，TWD 現在便是眾所周知的酒駕入門藥。

大麻已不再像從前一樣屬於非法的娛樂藥品，並且已合法進入美國人的後院、藥局、醫院和安養院。1996 年以來，美國合法的藥用或娛樂用的大麻產品清單，不斷增長。如今您可以咀嚼大麻、飲用大麻，當然也還能透過吸食的方式，藉此幫助緩解疼痛、暈眩、頭痛、甚至癲癇。無數急性和慢性病的病人已受惠於此種藥草。

大麻比其他麻醉藥品更安全，也較不易上癮，副作用比許多強效藥還少，有需要的病人也鮮少濫用大麻。即便是娛樂用，大麻依然比酒精安全。[17] 儘管如此，正如電子菸是菸草香菸的學習駕照，藥用大麻也可能是濫用大麻的學習駕照，雖然它比酒精要好，但依然是兩害相權取其輕者。[18]

雖然大麻和酒精逐漸失去關注，不再被稱為殺手藥物，但是「鴉片類藥物大流行」卻漸漸判處了所有年齡層的人死刑。在鴉片藥物大流行的高峰期，每年死於用藥過量的人比死於愛滋病的人還多，而且數字仍持續攀升。[19] 此類用藥過量每年造成的死亡人數，比乳癌、車禍、槍殺還多。

醫師是部分問題的根源，他們每年為急性和慢性病人開立愈來愈多麻醉藥品處方。儘管各州數據不同，但美國是截至目前全球鴉片類藥物消耗量最大的國家。而且鴉片類藥物濫用者有別於一般聯想到藥物濫用者時的刻板印象，這群人可能有內臟疼痛、肌肉骨骼疼痛、術後疼痛和癌症病痛，全都需要疼痛控制，而訴諸阿斯匹靈或布洛芬（ibuprofen）根本毫無助益。

此外，我們也為兒童和嬰兒開立麻醉止痛藥品，我曉得這聽來十分荒謬，但孩子的痛和大人一樣真實。不過，治療兒童的醫師愈來愈不願意開立麻醉止痛藥品，因為迄今已出現多起猝死、呼吸系統併發症的情況，甚至還有共享藥品的情形，意即家長可能會偷喝幾劑開給小孩的羥可酮（oxycodone）口服液。

睡眠不足，害己害人

當我還是外科實習醫師時，我們會比賽看誰站著最快入睡，還會為了要進手術室「滑水」而搶破頭。所謂「滑水」就是用手以剛剛好的張力和穩定性，握著手術撐開器，猶如握著滑水手柄一樣支撐著自己，這是在個案當中好好打盹的最佳方式，也最不明顯。滑完水好好小憩片刻後，我會在半夜去電總醫師問問題，他們會在電話上清楚回答，而且隔天早上完全記不得接過電話。醫師會在睡覺時接電話，睡眠剝奪是住院醫師的成年禮、榮譽勛章、共同準則，懦夫才睡覺，普通人才需要睡眠，外科醫師一點都不需要！不過，一位名叫席安（Libby Zion）的年輕大學生，完全顛覆了大家對睡眠剝奪的看法。

1984 年 3 月，席安因為類似流感的疾病和肌肉痠痛，去了紐約市一家醫院的急診室。一位第一年住院醫師為她治療，給了她放鬆的藥物，藥名為德美羅（Demerol，學名為 meperidine），是醫院最常開的止痛藥之一。然而，睡眠不足的住院醫師並不知情的是，席安一直在服用名為腦定安錠（Nardil）的抗憂鬱藥，即苯乙肼（phenelzine），此種抗憂鬱藥又稱為「單胺氧化酵素抑制劑」（monoamine oxidase inhibitor, MAOI）。服用 MAOI 的病人通常對於較一般的抗憂鬱藥毫無反應。MAOI 存在著已知風險，服用 MAOI 的人不得食用特定乳酪、果乾或醃製肉品，因為會與藥物交互作用，導致危及生命的高血壓。MAOI 也會與德美羅等鴉片類藥物交相作用，造成病人腦袋混亂、肌肉收縮、發燒和死亡。

兩種藥物同時用在席安身上，產生了致命反應，她當晚就死於心跳停止。若治療席安的醫師知道她有在服用腦定安錠的話，便會深知風險而不會開德美羅給她。席安的父親是一名律師暨新聞記者，除了對醫師和醫院提出民事訴訟外，還提出了睡眠不足以及實習醫師監督不善的問題。標準流程通常會詢問病人正在服用的藥物，但席安並未被詢問，抑或她也許未提供相關資訊。即便時至今日，使用精神病藥物某種程度上仍受到汙名化。我們無法確知席安究竟是太不舒服以致無法提供資訊，還是住院醫師太專注於治療而忘了詢問，或席安被詢問後否認了服用藥物。即使今天，許多使用草本補品和順勢療法非處方藥的人，由於根本不認為這些是藥物，所以也不會告知醫師。

由於席安的案子，1989 年起，住院醫師每週工時減少至最多八十小時，且連續工時不超過二十四小時。雖然「美國畢業後醫學教育評鑑委員會」（ACGME）已逐步在所有專科實行工時限制，違反限制的課程可能會失去認證，但外科住院醫師的工時並不適用。

我們常戲稱現今時日的受訓醫師「既可打盹又有熱可可」，

我們是在此之前接受訓練，所以也常開玩笑說，現在的住院醫師日子多輕鬆，但實際的工作依然並不容易。醫師的睡眠剝奪真的害死了席安嗎？我們永遠無從得知。然而，幾年過去，睡眠剝奪的危險變得顯而易見，失眠也不再是一件時髦的事，反而是危險、不健康且愚蠢的事。如今眾所周知，短期睡眠剝奪與表現不佳、危險駕駛、壓力加劇、以及易怒相關；而長期睡眠剝奪則會產生更加負面的後果，從記憶力衰退、高血壓、到罹患特定類型癌症的風險較高。

即便因睡眠不足導致不當的醫療決策，進而催生出如今嚴格的工時限制和睡眠規定，今時今日，若詢問任何實習醫師或住院醫師的睡眠情況，大多依舊睡眠不足。對此，我十分肯定，畢竟他們不知為何都睡過了我生動有趣、令人捧腹大笑的講課，應該是因為睡眠不足的關係，對嗎？專業卡車司機需要充足睡眠，才能安全完成工作，飛行員、列車長也是，外科醫師也不例外。

但是，除了因疲勞或過勞帶給他人明顯的風險以外，睡眠持續受到剝奪是否存在醫學上的風險呢？絕對如此。研究發現：睡眠剝奪會導致血壓上升和葡萄糖代謝下降，進而造成胰島素阻抗（insulin resistance）和罹患糖尿病的風險增加。瘦體素（leptin）是大腦內負責傳遞飽足感訊號的荷爾蒙，也會因睡眠剝奪而減少；飢餓肽（ghrelin）是傳達飢餓訊號至大腦的荷爾蒙，則會因睡眠剝奪而增加。胰島素阻抗和荷爾蒙失調，兩者結合導致飢餓感，可能進而造成體重增加，這可不只是因為夜半偷吃零食或深夜的療癒食物所造成。長期睡眠不足的人，發炎介質也會增加。血壓上升、食慾增加、胰島素代謝不良和慢性炎症的組合，將使得罹患心血管疾病的風險提高。[20]

我所關注的環境風險並非汙染、生活情況、或有毒清潔劑，而是個人自身的微觀環境為身體帶來的風險。我們可以控制這些因素，不用改變政策、閱讀產品說明標示或搬家。我們很關注全球環境，但我們也不能忘記自身的微觀環境。

基因檢測帶來道德難題

遺傳風險和環境及行為風險同等重要，同樣涉及多重因素，而且錯綜複雜。任何具有中學遺傳學課程以上程度的人都曉得，遺傳並不只是關於棕眼、金髮或身高如此簡單。基因也不像龐尼特方格（Punnett square）如此單純——棋盤格得出 Bb 和 bb，就表示百分之五十為顯性特徵，百分之五十為隱性特徵。

基因可能深藏好幾個世代，比我們期望的更加強大。擁有好的基因意味著什麼？基因可以被改造嗎？可以的話，人類會變成基因改造生物（genetically modified organism, GMO）嗎？假使無法改變本身的基因組成，我們仍會想瞭解自己面臨的遺傳風險嗎？

讓我從一個常見但並不危險、或有害健康的遺傳因子談起。1977 年初，所有出生於美國的嬰兒離開醫院前，都必須接受聽力篩檢，未通過檢測的嬰兒會轉診給聽力醫學專家，進行進一步檢測。過去單邊或雙邊聽力損失的兒童，經常得要等到出生後三個月或上幼稚園時，才被發現，全民聽力篩檢改變了無數孩童的一生。若聽力喪失的兒童可在出生頭幾個月使用助聽器，將可大幅減少語言發展遲緩、學習障礙和社交孤立等情況。

聽力普查的結果也發現：出生於美國的健康嬰兒中，大約每三百人就有一人有部分聽力損失的問題。[21] 這並非什麼新鮮事，聽力損失是最常見的先天性異常，之所以出現此種變異，最普遍的原因就是基因問題。此種基因並非一般決定髮色或眼珠顏色的基因，而是某一類蛋白質表現較弱的基因，也許已潛藏了數代，直到出現在聽力損失的孩童身上。這類蛋白質名為 connexin 26 和 connexin 30，可透過基因檢測來鑑定。

除此之外的健康嬰兒（意即除了聽力損失外，沒有其他醫療問題的嬰兒），通常也會接受此基因的檢測。聽來簡單，對嗎？先別太快下定論。在某些人眼中，聽力損失被視為缺陷，但也有人認為那只是一種表徵。

人工耳蝸是透過外科手術的強化治療，可為毫無聽覺的人提供一定程度的聽力。但是人工耳蝸剛問世的頭幾年，聾人社群卻陷入一片嘩然。畢竟，手語是一種語言，而使用人工耳蝸的人是否會被視為次等公民，依舊極具爭議。

姑且不理會爭議，假設我們替一名嬰兒進行聽力損失的基因檢測，然後發現異常。好消息是我們找到了聽力損失的答案，或說是原因。但是，孩子的家長呢？我們要為他們進行檢測嗎？我們要檢測孩子的兄弟姊妹嗎？畢竟他們可能聽力正常、但身上卻帶有聽力損失的基因，而且可能遺傳給下一代？還有，等孩子長大，我們要告訴他嗎？假設嬰兒只有一邊耳朵輕度聽力受損，但無需助聽器，他的父母在孩子大些時，需要告知他基因檢測結果嗎？孩子會告知未來的伴侶嗎？聽力損失究竟是真正的缺陷，還是如許多人接受的，僅是一種表徵變異？基因庫（gene pool）高深莫測，涉入請小心。

涉及重症時，基因檢測更是複雜的道德難題。如今我們擁有鑑定遺傳力量的技術，現代醫學將面臨愈來愈多的艱難抉擇。例如，試想以下真實情況：我有一位同事的丈夫患有亨丁頓舞蹈症（Huntington's Disease），這是一種破壞性極大的疾病，病人的身心會受到剝奪，無法走路、說話，甚至無法進食或照顧自己，通常到中年或晚年才發病，早期的症狀發展通常較為緩慢，但後來的病程會如同坐雲霄飛車一樣迅速。藥物雖有助於緩解部分症狀，但此病目前仍無藥可醫。

亨丁頓舞蹈症是基因變異所引起，導致大腦某些部位的神經細胞退化。有人將亨丁頓舞蹈症描述為阿茲海默症和帕金森氏症的綜合體。由於多數人年屆壯年才發病確診，許多人此時都已有了小孩，而且可能已將有缺陷的基因遺傳給後代。

我的同事有三名孩子，年紀分別是十歲、十二歲和十五歲。他們何時該接受檢測？每個孩子都有百分之五十的機會，罹患此症。由於亨丁頓舞蹈症的基因為顯性，因此一人只需從父母任一方獲得該基因的一個複本，就會患病。這三個孩子在成長過程中目睹了亨丁頓舞蹈症對父親的影響，每當孩子被臺階絆倒、在足球賽場上錯過一個傳球、或忘記家庭作業時，我同事都會心想，這是否是發病的朕兆？現在，隨著孩子們長大，他們也會產生相同的疑慮。

居家基因檢測管用嗎？

過去十年，居家基因檢測盒問世。在亞馬遜網站，您甚至可用三百美元不到的價格，購買兩種品牌的檢測盒、以及一盒給您的愛犬用的產品。[22] 每組最低定價九十九美元，是否真的只值那麼一點錢？

先不論您的愛犬了，讓我們來看看箇中道理、以及所顯現的資訊。

考量檢測結果對健康有何影響之前，不妨先思索使用檢測盒時所揭露的個人資料。如同您感興趣的網路搜尋資訊會被存取，且在未來搜尋時投放許多廣告，基因檢測公司同樣也能藉此獲得機會，來侵犯您的隱私。

2007 年其中一家早期成立的公司是 23andMe。只要將唾液吐進小試管中，然後寄出，便能收到一些有趣資訊，例如：耳垢的性質和品質，吃了蘆筍後小便是否有特殊異味，以及直視明亮光源是否會讓您打噴嚏等。

我不曉得各位的情況，但我不用花錢，就已十分清楚這些關於自己且非常個人的資訊。好處是這家公司和其他公司正利用匯總的個人數據，來幫助尋找與阿茲海默症等疾病相關的基因。就算個人資料對您而言無足輕重，但是以長期利益來看，獲得大量人口的遺傳密碼可能影響重大，研究人員將能辨別、治療、甚至預防部分遺傳疾病。

話雖如此，23andMe 也會標記個人結果，並根據遺傳發現，傳送廣告給您，還可能與保險公司及製藥公司分享這些資訊。雖然 23andMe 在官網上聲明：「與他人分享遺傳資訊用途，可能會損及個人利益，應謹慎分享個人遺傳資訊。」但您可看清楚了，別只擔心 Google 會毫無限制的追蹤您的個人資料，基因檢測公司和保險公司也會！[23]

居家或直效行銷的基因檢測，是否具有任何益處？聽力損失的輕度變異可能引發爭議，因此，進行基因檢測前，我們會要求嬰兒父母，與受過專業訓練的遺傳顧問進行大量諮詢，以確保他們瞭解可能的後果與影響。所以，您若對居家唾液檢測抱持疑慮也是理所當然。

基因檢測結果不等於確診證明

話雖如此，居家基因檢測的目的還是相當引人入勝——誰不想知道自己在心臟病、中風、特定癌症或其他方面的遺傳風險，也許透過調整生活方式，尋求早期篩檢、甚或及早治療和預防，就能避免這些頑強的疾患。[24]

原理在此：2003 年，人類基因體計畫（Human Genome Project）提早完成，辨識出了構成人類 DNA（基因所在之處）的三十億個可能排列。有趣的是，人類如此多樣化的族群，彼此之間的遺傳相似性竟高達百分之九十九——儘管數字聽來很高，不過仍有超過一千萬個變項，可組成各種不同的基因。目前已知的遺傳因子，包含乳癌基因 *BRCA1* 或囊腫纖維化（cystic fibrosis）基因。但是，基因檢測並非單純從實驗室報告獲得「是」或「否」的答案。帶有 *BRCA1* 基因具有諸多含義，擁有此基因不代表未來就會患病。許多接受檢測的人，並不曉得 *BRCA1* 只是乳癌（或甚至胰臟癌）的潛在標記，並不代表您以後肯定會罹癌。

其他基因的檢測結果也是同樣的道理。有些基因比其他基因的影響力弱小，這表示您若帶有某個單一基因，未必會發展出特定的表徵或疾病。根據多項正面或負面的結果顯示，基因體本身就擁有諸多變項，可展現出不同的疾病表現、以及相異的健康監控和治療建議。居家基因檢測公司愈明確描述結果，愈會造成誤解，最糟的是提供錯誤資訊，進而導致您進行不必要或不恰當的診斷檢驗，增加不必要的醫療成本，有時甚至會讓人採行原本可輕易避免的高風險手術。

若您對於家族健康史或個人健康風險概況有所疑義，請務必諮詢您信賴的醫療專業人士。理想情況下，基因檢測應包含遺傳諮詢。若想知道吃了蘆筍後尿液的氣味如何，大可購買這些檢測盒無妨。不過，我想用不著把個人資料、電子郵件和信用卡資料提供給這些公司，答案早就一清二楚了，更何況這些公司還連諮詢服務都沒有。

掌握部分訊息，像是您家族完整的遺傳組成，即便看似資訊量龐大，但對於日常的健康決策，其實幾乎毫無影響。遺傳確實對終身的健康風險、疾病，甚或諸如手腳敏捷、外表好看或聰明才智等特質有所影響，然而，基因並非影響健康的主要因素，風險所在多有，例如健康習慣或生活方式的選擇、或甚至是賣肝工作等等。

好萊塢女星安潔莉娜·裘莉，公開宣稱自己得知帶有 *BRCA1* 基因，所以選擇進行雙乳切除手術，此時全球才認識到所謂的 *BRCA1* 究竟為何，彷彿它是醫學新發現的最新縮寫名詞。然而早在裘莉作此決定數十年前，醫學界就已發現了 *BRCA1* 基因。

認識風險並不會使風險變得更巨大。伊波拉病毒 2014 年才肆虐地球，但其實病毒早已存在數十年。伊波拉大流行，並未使它比以往更加致命，只是讓我們更認識早已存在的病毒實體。反之，汽車既尋常又普通，但卻相當致命。光是美國，每年就有三萬人以上死於車禍，而最近這次伊波拉病毒爆發的兩年期間，全球近一萬一千人死亡（而且如前述，美國死亡人數僅有一人）。

不論是否帶有 *BRCA1* 或 *BRCA2* 基因變異，美國每年死於乳癌的婦女就有近四萬人（令人訝異的是，大多數罹患乳癌的女性過去並未有家族史）。[25] 雖然身上帶有基因變異會增加一生當中罹患乳癌的風險，但並不代表確診。

無論如何，所有研究數據以及個人聽聞的消息，都無法代表每個人的個別情況，其中包含非急需手術的風險，或甚至是診斷檢驗的風險。

命運掌握在自己手中

基因的力量確實十分強大，決定了我們是誰——決定了我們的外表、疾病的產生傾向、音樂天分、運動能耐、或與生俱來的聰明才智。但是，人並非單靠遺傳驅動。許多針對出生時分居兩地的同卵雙胞胎研究，皆已證明了遺傳的力量（先天天生）和環境的影響（後天培育）都很重要。我們許多人都曾在小學、高中或後來的生活中，目睹過日漸崛起的明日之星，在遭遇一些不順遂後，變得只是小時了了。我們也聽過某些成功故事，靠的都是不懈的努力，而非天分。

人人都具有特別突出的表徵，有時我們試圖善用部分特質，有時試圖隱藏。儘管如此，大多數情況下，人的既定特質依舊是受到環境形塑的影響較大。您或許沒有罹患心血管疾病的遺傳傾向，但若是您吸菸、不運動、過胖、且生活壓力過大，那麼先天的優良基因便會敗下陣來、無法作用；或許您有高膽固醇和心臟病家族病史，可是若能控制飲食、服用醫師開的藥物、並規律運動，相信您的膽固醇數值可以和無高膽固醇風險的人一樣正常。

我於本章開頭提出了一個問題：伊波拉病毒和您的車有何

共通之處？答案是兩者都可能致死。只不過其中一個因素奪取性命的機率高於另一個。今天，即便您前往爆發伊波拉疫情的地區遊玩，感染伊波拉病毒的機會仍遠低於今年在美國車禍喪生的機會。所以請繫好安全帶，然後便能放心鬆一口氣了。

健康資訊小提醒

- 多擔心普通車禍，而非伊波拉等罕見病毒。
- 大家擔憂某些治療程序、療法或手術的風險時，經常忘了考慮不採取任何行動的潛在風險，選擇「觀察等待」有時可能風險更高。
- 每十年的生命階段，都會面臨該時期的各式風險。人生的上半場，意外事故比任何其他原因，都更可能使您喪命。之後，隨著年歲漸長，心臟病和癌症成為更可能害死您的殺手。
- 基因會決定您的健康風險，但是環境和個人抉擇（如抽不抽菸）影響更大。
- 居家基因檢測並不如廣告吹捧的那麼有效——洩露天機的時候尚未到來，請謹慎看待基因檢測結果。

第 3 章
因果之爭
——「相關性」教導我們的重要一課

因果關係、關連和關聯，有何分別？

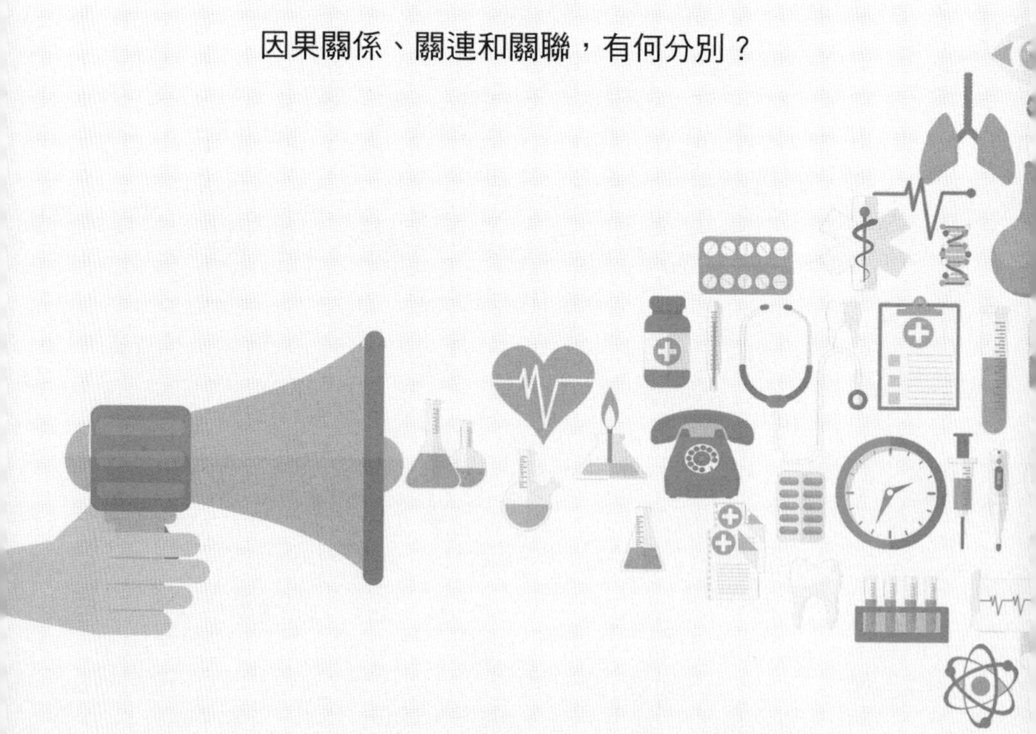

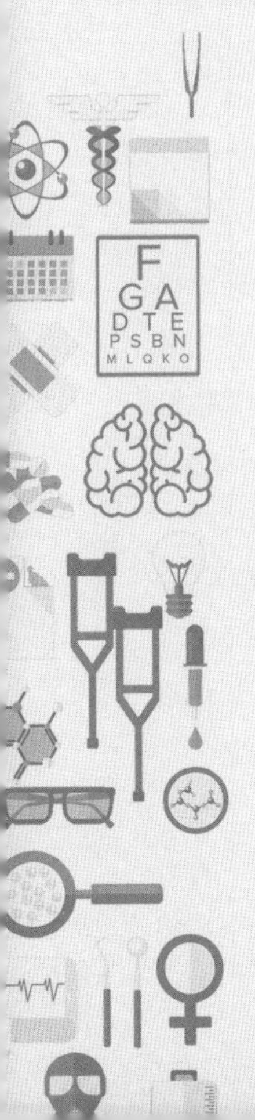

您該多擔憂化學藥品接觸嗎？

「相關」等於「原因」？

手機和人工草皮會致癌嗎？

塑膠有多糟糕？

現在購買美容產品或是盥洗用品，比以往更容易找到寫著「不含對羥基苯甲酸酯」（paraben-free）或「不含鄰苯二甲酸酯」（phthalate-free）的標籤。為何如此？這有什麼大不了的？這些成分真的有害？還是只是誇大炒作？

「有關連」（linked to）和「有關聯」（associated with）二詞若被媒體斷章取義時，有時可能會混淆視聽。依照定義，這兩個詞都帶有推測性。在醫學界，我們稱此為「您對，他也對，但兩者無關」（true, true, and unrelated）。我們在相同背景下觀察到了兩件事，可是其中一件事不見得引發了另一事，唯一的關係可能是它們同時同地發生了，但所謂的關係（relationship）可能純屬巧合。

相關性不等於因果關係

換個方式思考，下面這個例子可能說來有些荒謬，但直接切中要點：過去十年，健身房會員增加，參加馬拉松的人數也激增；然而，同時期肥胖人口也急劇增加，難道健身房和跑馬拉松導致了肥胖？我認為不是。統計學上的「相關性」（correlation）一詞，描述的是兩個事件有關連的強度和方向，相關性可以是正是負，其中一例是：好天氣與海灘遊客數呈正相關，而壞天氣則與海灘遊客數呈負相關。「關連」（link）與相關性具有相同的含義：犯罪與入獄有關連，雖不見得完全確定，但通常一件事會隨著另一件事而發生。犯罪不必然「導致」您入獄，但兩者顯然有關連。

因果關係（causation）通常最難以證明，需要百分之百的相關性。儘管我們能輕易指出吸菸導致肺癌，但若就「導致」一詞單純的統計意義而言，此說也不甚正確。為了達到因果關係上的正確，必須要有百分之百的吸菸者罹患肺癌。然而，即便缺乏百分之百的相關性，我們依然可判定臨床上的因果關係，尤其是談到吸菸時。

如今，香菸會導致所有類型的癌症，此點已無庸置疑，但是這在 1960 年代尚未得到證實。當時有幾項研究已經意識到吸菸與肺癌發生率的上升有關，但尚未認定吸菸是導致癌症的原因。我猶記當時祖父要我幫他拿菸時，總會說要我把他的「棺材釘」拿來。當今世界在思索何時可論定因果關係、以及何時應該處之泰然的說「一切可能純屬巧合」時，也許可參考 1965 年英國皇家醫學會的主席演說。

希爾爵士（Sir Austin Bradford Hill）是英國流行病學家暨統計學家，他在二十世紀的研究工作，開創了測試理論的黃金準則：隨機臨床試驗（randomized clinical trial）。希爾爵士的研究，幫助建立了吸菸與肺癌之間的因果關係。他在 1965 年英國皇家醫學會的演說上，提出了「關聯」（association）相對於「因果關係」的問題，並且很明智的推論：「我們在推斷出『因果關係』並採取行動之前，不該無所事事的坐等研究結果。有時或許需要解開所有事物之間的關係，有時也許找出幾項關係便已足夠，一切全視情況而定。」[1]

換言之，當各項議題彼此有所牽涉時，例如：時間範圍、已知生理因素、一致的結果或發現、以及公認有相關的特異性，便可進一步探討究竟是因果關係、抑或是關聯（或關連、相關性）。

希爾爵士研究了吸菸以外的其他領域，包含現今不再使用的工廠化學藥品，這些化學藥品最終被發現與癌症發生率有明確關聯，甚至被認為是致病的成因（有因果關係）。不過，希爾爵士也描述過一個太快判定因果關係或關聯的案例：1950 年代末期，一群消化性潰瘍病人在入院接受治療時，接受了居家壓力調查。我曉得，誰得了急性消化性潰瘍還有心情接受調查？不過，這是英國政府在 1950 年代的規範，所以，病人按規定咬牙接受了調查。此調查與前來進行非急需手術的非緊急疝氣病人調查，進行了比較，結果毫不令人意外，潰瘍病人前幾週的壓力比疝氣病人還大。

然而，不管壓力大小，潰瘍病人都是被迫去醫院緊急處理自己的疼痛症狀，而較無迫切困擾的疝氣病人在同一週，或許同樣感到壓力頗大，但仍可待在家裡，等壓力舒緩後再去接受治療。這不禁讓人心想：究竟是壓力導致了潰瘍？還是只是時機不巧？

手術房裡的迷信

說來尷尬，在部分醫學界和外科手術界，甚至連醫師都可能對因果關係和關聯充滿迷信，硬要指責超自然力量造成了一連串的不幸事件，例如：「我絕不在滿月時動手術」、「千萬別在十三號星期五進行非急需手術」、「紅髮人士容易出血，外科醫師最好當心」、「併發症總是壞事成三」。儘管都是一堆胡說八道，但卻已足以引起天普大學學術小組的興趣。2004 年，天普大學一個學術小組進行了兒童扁桃腺手術調查，明確推翻了這些毫無根據的錯誤理論。[2]

我定期會排定兒童扁桃腺移除手術，而我也確實有自己的迷信。雖然我偏好把它想成只是某種習慣，但是當然多少涉及了迷信。例如，我總是先移除右邊的扁桃腺，毫無例外，並不是因為先移除左邊扁桃腺在技術上有差異或較為挑戰，但我總是先從右邊動刀。我時常跟我的手術團隊說：「從右邊開始永遠是對的。」（譯注：I'm always right. 這是作者用了雙關語。）但卻從未告訴病人家屬「一切都會沒事」──我認為說這句話反而會引來壞事，因為手術結果是自己無法百分之百確定的事，所以我會說：「放心，我們會好好照顧她。」我十分確信這點，也比較不感到擔憂。

我總是等病人醒來，才會口述記下手術報告。儘管這不過是承襲過去良好的從醫習慣，但我感覺若說出了尚未發生的事，像是「病人已經甦醒並送往恢復室」，壞事可能就會發生。此外，我另外的小迷信還有襪子。沒錯，就是襪子。外科醫師在手術室會穿既舒服又適合久站的布希鞋。不過，外科手術袍單調乏味，布希鞋又僅是為了實用目的，於是，我便開始在手術室裡穿著有點詼諧趣的自行車襪。

2000 年初，一名重症的新生兒因危及生命的呼吸道異常和呼吸困難，來到手術室。那天，我帶著最頂尖的團隊進入手術室，包含我最愛的麻醉醫師、技術高超且超資深的住院醫師，和最優秀的護理團隊。手術過程一如我們期望的順利，直到情況倏忽由好轉壞。我們進行氣管切開手術之後，嬰兒肺部突然停止運作，她無法換氣。我們試圖救活她，感覺雖是短短幾秒的事，但其實花上了數小時。小兒外科醫師進行肺部引流，並放置中心靜脈和動脈導管，同時心臟麻醉醫師負責監控心跳。二十多名專家全齊聚於此，極力搶救這名嬰兒，直到我做了所有醫師最懼怕的事──宣告病人死亡。

當我宣布死亡時間時，包含日期、幾點、幾分、幾秒，全室默然，女嬰離開人世。那天，我穿了最愛的自行車襪，上面有金魚圖樣，至今我仍留著那雙襪子，也許是出於對那只有六天生命的孩子的緬懷，但我未曾再穿過這雙襪子，也絕不會再穿上它。迷信可以是基於對超自然的恐懼，但我和許多其他人的迷信都是基於謬誤的觀念——深怕自己的行為比實際所想的更具影響力。

所幸，天普大學學術論文的作者發現：不論根據的是月亮的週期變化、日曆日期或病人髮色，進行扁桃腺切除術時，出血情況並未增加，壞事成三的併發症也並未發生。不過，我們甚至對於外科手術領域外的其他威脅生命的疾病，也懷帶了迷信，像是「預後不良的徵兆：一家都是好人」，以及流傳於醫師圈、政治上最不正確的玩笑話：「您殺不死一些垃圾！」——這有點好人難長命、禍害遺千年的味道。

實驗室證明有害，未必對人體有害

除非具有「再現性」的大型研究都證明了兩件事有因果關係，否則少有醫師、科學家或學者會跳出來說：「此事導致彼事。」如今，我們可以毫無爭議的說香菸會導致肺癌，但我們無法斷定鋁鹽止汗劑會導致乳癌（至少目前無法斷定）或發育期間喝咖啡會阻礙生長。我們可以確定過度曝曬以及日曬機導致各類型皮膚癌，但無法肯定直髮產品會造成頭皮癌。

有些「原因」（cause）在實驗室環境或可成立，但在人體卻不見得。某些成分在實驗室環境中可輕易找到方法，證明具有毒性，但在人體裡不一定有害。其中一個絕佳的簡單範例就是為人熟知的食鹽，化學名稱為氯化鈉。先不論食鹽於飲食中的利弊備受爭議，其中所含兩種簡單的離子——鈉和氯，分別而論皆為最致命的兩大元素。鈉是散發光澤的奶油狀物質，接觸到水會發生爆炸，它不只會殺死細胞，還可以炸掉整個實驗室；氯則是泳池消毒劑和漂白水內含的物質。

實驗室環境的諸多成分若是高劑量，同樣具有毒性，但其中部分成分只要適量，便被認為是「有益健康」，如氟化物、維生素、omega-3 魚油和酒精。蘋果、紅酒、水和米都含有微量的砷，但大量的砷卻是毒性劇烈；梨子當中的甲醛含量比任何疫苗都高。反之亦然，只因為秋葵中發現一種物質能在試管（玻璃培養皿）中消滅人類乳癌細胞，並不意味著秋葵就是吃了有效的抗癌藥物。

另外，有幾項細胞生長研究，使得坊間對化妝品內含的「對羥基苯甲酸酯」和「鄰苯二甲酸酯」日益恐懼。然而，這些研究是在人體外（試管）的培養組織進行，組織培養遠不及複雜的人體，比較這些成分對單一細胞類型的影響以及對龐雜的人體系統有何作用，堪稱是模糊科學（fuzzy science）。遺憾的是，我們並沒有許多人體甚或動物可供研究，無法確知這些化學物質究竟對人體有何影響。難道這表示我們必須時時小心為上嗎？

眼見一長串難以辨認的化學物質清單時，確實足以讓人謹慎留意進入體內的某些物質。話雖如此，我們仍須謹記，不論是擦拭在肌膚上，或以吸入或攝食的方式，途徑不同，化學物質的吸收程度也各有所異。

肌膚保養品、護髮產品及美妝品的部分化學成分，確實會被皮膚少量吸收，即便如此，被吸收的物質通常也僅深及皮膚。例如：雌激素貼片、尼古丁貼片、或甚至是類似利他能（Ritalin）

的小兒過動症貼片，這類用於肌膚表面的藥物也鮮少會被吸收至血液中。肌膚乳霜更不用說，儘管產品標示中有長長一串化學物質清單，這些化學物質通常也只觸及皮毛。至於氣喘藥物等吸入型藥品，不僅會被呼吸系統吸收，還會進入血液，其中包含擴張支氣管的藥物，如支氣管擴張劑；以及減輕呼吸道發炎的藥物，如吸入型類固醇。支氣管擴張劑可作用於血管系統，因而會導致心跳加快、甚或有些顫抖的情況，類似咖啡因的效果。吸入型類固醇固定使用多年，與生長速率略為降低有關（但不見得是因果關係），進而造成成年身高減少多達一點五公分。

有一種主要用於清潔用品和化妝品的化學添加劑，名為烷基硫酸鹽（sodium lauryl sulfate, SLS），素來飽受嚴厲批評。由於不專業的媒體聲稱 SLS 具有致癌性，且會損害器官、眼睛、肌膚和環境，導致此種乳化劑逐漸消失於市面。然而，諸多研究已證實 SLS 並不具有此種影響，尤其是消費產品中的 SLS 含量幾乎微乎其微。即便如此，SLS 被誇大的「毒性」，加上錯誤解讀的數據，使 SLS 在常見的居家用品有害添加劑清單中，位居第一。[3]

天然和有機，不等同於安全

眾多時髦詞彙被用於尋常交談之中，全都聽來如此真切且科學，以致我們將其意義當成事實看待。熱門字「毒素」就是其中之一，從充斥合成成分的加工食品，到透過空氣或產品接觸到的環境化學物質，我們不斷聽聞世界變得多麼充滿毒害。「化學」、「添加物」、甚至「塑膠」等詞，都具有此種負面（且備受誇大）的含義。

另一方面，「天然香氣」、「無味」、「有機」等詞語，事實上不見得具有字面看來的正面意義。例如「有機」和「天然」兩個用語對於不同的人（和不同公司）意味著不同事物，但是美國食品藥物管理局（FDA）並未規範此類語彙，所以大家可任意使用。社會大眾習以為「天然」和「有機」等同於「安全」，其實相當不妥；天然成分也可能有毒。野葛（poison ivy）很天然，但您絕對不想把它擦在身上。美妝品、清潔用品、人工材料、食品和飲料中的成分標示，也是絕佳範例，顯示出各種物質如何被「相關性」、「關聯」、「關連」和「導致」等用語給玷汙，這些用語出現在新聞報導、行銷素材或警告標語上時，看來都頗具說服力。

幾年前，我接到孩子幼兒園的緊急來電。學校正計劃移除遊戲區的人工草皮，想知道我對此事的看法。他們聽說人工草皮會導致癌症，希望將其清除。我在美國東岸長大，放眼淨是草地，也沒遇過乾旱。我本身既不打美式足球，也不看比賽，所以，除了曾聽聞過休斯頓太空巨蛋體育館最新、最棒的人工草皮外，從來不是人工草皮的忠實擁護者或行家。但是，人工草皮顯然已逐漸成為常態，不僅在美式足球場上，棒球場、足球場和遊戲區也日益常見。鋪設人工草皮每年可節省數百萬加侖的水，不含殺蟲劑，而且幾乎無需維護。

直到某天，人工草皮登上了另一種頭條。2016 年初，從事足球運動的青少年和年輕人罹患淋巴瘤的病例激增，引起了調查報導和媒體的關注。病人大多是高中或大學守門員，他們時常俯衝地面撲球，並在草皮上翻滾，因此接觸人工草皮的時間往往比所有球員還長，也最直接。一款相對較新的人工草皮在此期間風行一時，內含名為粒狀橡膠（crumb rubber）的材料，主要是將回收輪胎再利用，切碎成軟料，加入人工草裡，目的是為了創造比舊版人工草皮更柔軟的表面，減輕足部和關節處踩碰在新草皮上的壓力，以及讓球員脆弱的臉部在救球撞上地面時傷害較小。

美國如今有超過一萬一千座運動場使用粒狀橡膠。正如您所想像的，粒狀橡膠就是黑色的橡膠顆粒。足球員通常回家後會甩掉頭髮、襪子和耳朵上的橡膠顆粒。他們會從指甲縫摳出它，擦去肌膚底下埋藏的黑色殘留物。粒狀橡膠中潛藏了潛在致癌物，一直是眾人極為關切的隱憂。因此，當足球員族群出現前所未有的淋巴瘤病例（即淋巴癌）時，大家最先聯想到的原因便是粒狀橡膠。[4] 此種橡膠中，確實含有少數聽來頗為駭人的金屬和化學物質，甚至還有已知的致癌物。但是根據分析，濃度可說是微不足道，即便是直接接觸吸入這些物質三十年，癌症增加的風險據估也僅為百萬分之一。[5]

沒錯，上述案例中有致癌物，也有癌症群集的現象。而且，對經常接觸的人或因遺傳因素而潛在罹癌風險較高的人而言，這些物質確實可能增加癌症發生的可能性。可是，目前尚未確定這些物質就是原因，至少不是現在已知的原因，也尚未獲得證明。這些因素或許有相關性，但並非有因果關係。事實上，這群足球員罹患的是何杰金氏淋巴瘤（Hodgkin's lymphoma），不論是否接觸過人工草皮，此疾都是十幾歲青少年中最常見的癌症。人工草皮是否增加了他們患病的風險，當然有此可能。但是頭條新聞和疾病群集的現象，還是有別於發現直接成因。這些癌症群集現象固然令人憂心，但粒狀橡膠的研究應該有助於我們進一步找出潛在原因，而不僅是相關性。

碰到兩個相對常見的實體顯現關聯時，經常難以證明其中的因果關係，接觸人工草皮和青少年最常見的惡性腫瘤就是一例。如今，即便是年輕孩子也已意識到粒狀橡膠的潛在致癌影響。據說喧鬧的中學男孩，會抓一把黑色塵土灑向朋友，然後說：「拿去，送你一些癌症。」我希望未來的科學研究有助於揭露人工草皮成分的真正風險，與此同時，也希望大家審慎行事。

使用手機會致癌嗎？

成年人可能每天花十小時以上的時間，緊盯著螢幕，包含手機、筆電、電視和平板電腦。[6] 過度使用及強迫查看手機（及社群媒體帳戶），也許很快將成為 *DSM* 名副其實的確診疾病。*DSM* 是《精神疾病診斷與統計手冊》（*Diagnostic and Statistical Manual of Mental Disorders*）的簡稱，也是美國精神醫學學會（APA）成員的聖經，為所有當前已知的精神疾病提供標準，讓精神健康專業人員、製藥公司、保險公司、甚至法律機構，能以標準化的方式為病人提供診斷和治療。初版於 1952 年出版，隨著精神病學領域持續發展，每五年至十年會更新定義和標準，並重新發行（目前的 *DSM* 為第五版）。

近年來，開始有人推動將沉迷手機之人，列為真正的精神病人。這些人又稱為「無手機恐懼症病人」（nomophobe），即擔心與手機失去聯繫的人。然而，無論上癮與否，許多人都花費太多時間在行動裝置上，這種行為很可能會對健康產生其他影響。

許多人使用手機時，會用藍芽、擴音或無線耳機。大部分情況下是出於方便、為了駕駛的安全性或騰出手來做其他事情。不過，也有些人利用免持裝置是為了預防腦癌。神經外科期刊、生物工程期刊和癌症期刊上已發表了大量研究，試圖評估長期使用手機與腦癌之間可能的相關性或因果關係。其中一項報告甚至更進一步顯示手機輻射和心臟癌症的關連。[7]

許多我認識的神經外科醫師，不再直接把手機靠在耳朵上使用。即使目前有諸多學術研究，甚至有人針對部分研究再進一步研究，關於手機使用與腦癌之間的直接關係仍未有共識。部分研究保證，頻繁使用手機不會增加罹患腦癌的風險；然而部分報告指出，此種風險十年內會增加一倍，也有報告說風險增加了百分之五到十。研究發現的差異如此之大，我們該如何為自己、家人及不斷成長的青少年手機用戶族群，給出忠告？穿戴式手機呢？低頻輻射直接暴露於手腕，會增加骨癌的發生率嗎？[8]

目前數據可謂參差不齊。手機與腦癌的關係在 2016 年如星火燎原一般轟動電視臺。全球知名的神經外科醫師在電視實況轉播上進行辯論，每個人持有的立場和論點都強而有力。誰是誰非呢？即便已有如此多新進技術、以及關於疾病頻率的各種發現，我們仍難有定論。[9] 尤其，從廣袤無垠的科技演化史看來，手機仍是相對較新穎的事物。不論是手機或其他原因，腦癌並非獨立事件，無法歸咎是單一因素所致。

我依然在使用手機，通常是直接貼近於耳朵，或許有天我會得腦癌，但原因不見得是因為使用手機，可能是某些迄今未知的遺傳傾向，或單純只是不走運。抑或，我的手機可能就是（部分）原因。但是，目前一切仍是未定數。現在可以確知的是：手機「導致」的車禍多過腦瘤！攻擊性文字和有害的社群媒體比負責傳遞它們的電磁波，「導致」更多人心智的痛苦，甚或自殺！

塑膠等於毒素？

閱讀肌膚保溼產品、洗髮乳、甚至塑膠容器的成分時，您可能已經注意到，過去數十年來，乳霜質地愈變愈輕柔，洗髮乳讓頭髮更顯光澤，塑膠製品更具彈性且耐用。這一切全得歸功於產品當中使用的諸多添加劑，包括鄰苯二甲酸酯和 BPA（雙酚 A）。這些新成分讓我們擺脫了玻璃瓶，幫助新千禧年的前十年創造了各種形式的嬰兒奶瓶嘴頭和吸管杯；此外，還協助革新了新生兒加護病房，提供更耐用且具彈性的塑料，來製造呼吸管、抽痰管、靜脈輸液管和呼吸器。使用這些製品將近十年後，社會大眾開始擔憂其潛在致癌性，以及對人體內分泌（荷爾蒙）系統的潛在作用。[10]

這些化合物及其代謝物可在人類尿液、母乳、甚或臍帶血中發現。精液中也可發現，有人提出鄰苯二甲酸酯含量上升，可能會改變精子的形態，進而導致男性不育或兒童先天性缺陷。有些人假設這些化合物會增加第二型糖尿病的風險。研究也發現，流產多次的婦女體內，BPA 含量高於未流產婦女。

所有相關研究都頗有助益，但都有部分共通點：規模小（受試者全都少於一百位），而且通常未考慮外部變項，例如參加這些研究的人多出於自願，而非隨機挑選。這些都可能造成偏誤，無法反映出真實狀況。

再者，這些研究產生的數據難以再現，而且其他因素可能也會影響結果——我們稱這些其他因素為「混淆變項」（confounding variable）。以高 BPA 且多次流產的婦女為例，研究發現多次流產的婦女 BPA 平均值較高，但 BPA 中位數卻與正常妊娠組相同。

該研究是否考慮了其他因素？諸如：產婦年齡？父方年齡？婦女參與研究前，是否曾有婦科病史？過去是否曾有經期不規律的紀錄？不考慮其他潛在影響因素，實在很難找出真正原因，這是人類醫學研究常見的障礙——因果關係與相關性難以釐清。儘管優良的醫學報告大多承認此點，但即便只是「可能有關」或「可能相關」這類字眼，也會被放大成為頭條新聞。

身為消費者，面對潛在的有害添加物時，我們不僅變得更為精明，也嘗試確保這些物質被剷除，並以某種方式說服自己，只要這些成分不再存於產品當中，我們就會更健康。例如 BPA 也許是最受矚目的一種毒素。[11] 這種化合物會模仿部分性激素，在人體和囓齒動物研究中，均發現可能有害。如今，無論是商店的嬰兒用品區，還是廚房用品區，都必得在塑料商品架上大大張貼著無 BPA 的標示。可是，這是典型錯誤健康觀念的例子。

首先，許多我們不認為含有 BPA 的產品，其實含有 BPA，例如：罐頭食品、自來水管和嬰兒保溫箱。第二，塑膠製造商設法以 BPA 同家族的 BPS（雙酚 S）來取代 BPA，並藉此大肆標榜不含 BPA，以利於銷售。BPS 的化學結構與 BPA 非常相似，因此具有類似特性，可提升塑料品質及食品保存能力；不過，BPS 對內分泌系統也可能產生與 BPA 類似的影響，但尚未被妖魔化到科學家得被迫尋找更溫和的替代品。迄今關於 BPS 的研究遠不如 BPA 詳盡，因此 BPS 尚未被視為危害物。歐盟和美國分別於 2011 年和 2012 年禁止在嬰兒奶瓶中使用 BPA，但是 BPS 仍處於曖昧地帶。BPA 及 BPS 現在被用作許多形式的紙張顯色劑，最主要為收據，無論購買何物，BPS 都存在於您的紙本收據中。然而，BPS 的安全性依然有待確認。[12]

儘管「塑膠」一詞如今已和「毒素」、「毒物」或「舊式添加物」等字眼畫上等號，但這些物質的起源，其實可追溯至西元前一千六百年首度發現天然橡膠時。天然橡膠是一種聚合物，意即由數個單元（即雙酚 A 等單體）組成分子鏈。

由較強健的鍵結組成的堅硬聚合物，不易隨溫度改變特性；而彈性較佳的聚合物則為熱塑性塑膠，具有塑形和柔韌的特性，接觸高溫時，質地會軟化。1800 年發現了硫化橡膠和聚苯乙烯（polystyrene），二十世紀初，歐洲生產了第一種合成聚合物——電木（bakelite）。今時今日，每年生產的塑膠超過三億噸，而且塑膠不會腐化。雖然環境科學家承認 BPA（可能還有 BPS）之類的物質會改變內分泌系統，特別是雌激素，但是關於這一點的爭辯始終不休。[13]

別讓產品上的標示愚弄你

1970 年代，我參加一個住宿營，至今彷彿依稀可聞到晚餐時女孩們沐浴後，身上傳來一陣草本精華（Herbal Essences）洗髮精香氣，幾乎讓人陷入那清晰可見的鮮綠漩渦。光是想像當時場景，便讓我回到了幸福的純真年代。

猶記以前，邦妮貝爾（Bonne Bell）護唇膏味道聞起來就像覆盆子、可口可樂或泡泡糖，不僅如此，這些我們擦在唇上、香氣馥郁的化學唇棒，嚐起來就如同它們的氣味一般。我認識的每個少女都會偷舔自己滿是添加劑的嘴唇，彷彿把潤唇膏當成美味可口的零食。

時至今日，露營地淋浴間的味道聞來只有水氣，也許偶爾夾帶一些青春汗水的氣息。洗髮精清澈透明，氣味溫和清淡。護唇膏不含香料，而且絕對毫無風味。相對於日常中擁有看似危險的化合物，反面就是以為「對人體有害的物質並不存在」的幻覺。舉兩個例子來說：您看過多少次寫著「無味」或「不含香料」等字眼的標籤？有人之所以使用貼有此類標籤的產品，是因為不希望自己散發著芒果味，或不希望頭髮聞起來像座蘋果園。但是，更常見的錯誤觀念是：誤以為自己用了如此宣稱的產品，就會因此變得更健康、更純淨。[14]

標示著「無味」的產品，可能（實際上）添加了香氣，以阻絕氣味；而「不含香料」可能僅意味著未添加任何香料，來阻隔特定產品中已存在的香氣。兩種用語均無任何法律文件或美國食品藥物管理局規範的依據，所以意義端看各自解讀，取決於製造商的角度。正因如此，身為消費者的我們，很容易被字面上的意思愚弄。我們以為自己用的是更健康的產品，但其實全都只是一種幻覺。

例如，鄰苯二甲酸酯自 1930 年代以來就一直存在於塑膠、化妝品和乳液中。[15] 儘管化學結構有別於 BPA，但同樣被認為是破壞內分泌系統的化合物，影響男性和女性生殖器官青春期的早熟發育。儘管部分研究發現，鄰苯二甲酸酯含量對母體內的胎兒或新生兒有所影響，但關於鄰苯二甲酸酯暴露的直接健康影響，依舊有所爭議。鄰苯二甲酸酯和 BPA 等物質，僅是過去和現在產品中諸多塑化劑的少數，僅是截至目前為數不多被研究過的化學成分。更何況，標籤容易引發誤解：無味、不含香料、天然，無關乎是否含有 BPA 或鄰苯二甲酸酯等成分，「不含 BPA」或「不含鄰苯二甲酸酯」也與是否內含香料無關。

簡言之，儘管關於各類添加劑影響的資料日增月益，但改變最大的部分還是只有在措辭用語，以及產品標籤和安全性上的一些障眼手法。我們依舊無法確知：安全範圍內的 BPA 含量應該是多少？鄰苯二甲酸酯究竟安不安全？鄰苯二甲酸酯對發育中的內分泌系統有何直接影響？

今天聲稱安全的成分，也許明天就成了毒素。我們避免使用 BPA，卻還是可能從 BPS 發現類似的危害。有時，添加劑的存在是為了預防其他疾病，例如：部分添加劑可防止細菌汙染；有些添加劑則是被製造用來代替看似安全的化學藥品，例如氫氧化鈉（即鹼液，一種簡單的鹼性清潔劑，曾造成嚴重灼傷而導致數千人死亡）；有些添加劑則只是為了防止櫥櫃中的食品發黴。

曬傷是皮膚癌的成因

對於眾人認為有害自身或環境的事物，我總是抱持懷疑（譬如我認為：加工食品的製造，是為了讓大學生有能力負擔三餐，可用低廉的價格迅速填飽肚子；可微波加熱的塑膠是迄今最棒的發明；除非你眼睛溼了些，否則地板肯定不乾淨）。除此之外，我倚重科學，且深知哪些事物能真正造成嚴重傷害。儘管如此，即便是最 A 型的醫學預科生，也不見得總是會遵從自己的建議。

我在美國紐約州綺色佳的苔原就讀大學，那裡有最惡名昭彰的凜冬，冰天凍地，但卻擁有美麗的春天和初夏。身為一名陽光愛好者，我到後來才意識到自己有多憎惡寒冷天氣，那些冬天對我來說十分難熬。不過，綺色佳的春天風光旖旎。在春季學期的期末考準備週，您會看到我總是在草皮上，手裡拿著書，不是在樹下，而是沐浴在日光下。我永難忘懷準備遺傳學期末考時，金屬灰的課本封面擺在一旁，幾乎就像是陽光反射器——關於晒傷的遺傳影響章節，多麼引人入勝啊！

陽光的中波紫外線（UVB）會造成 DNA 的異常鍵結，名為胸腺嘧啶二聚物（thymine dimer）。這些二聚物正是造成晒傷和黑色素產生的原因。有些人的 DNA 鍵結受損後，修復能力較好。不知為何，我堅信自己就是其中一員，我相信自己擁有強大的胸腺嘧啶二聚物修復力，先天遺傳優勢讓我可以避免皮膚癌，邊做日光浴邊記誦遺傳學內容，不啻為好方法。期末考當天，我現身時，紅著鼻子、甚至有點脫皮，我很驕傲的告訴教授說，我正在修復胸腺嘧啶二聚物；她肯定覺得我在犯傻，這可是我醫學預科生涯中，少數成績僅得 B 的課程。

經過詳細研究，證實晒傷是所有類型皮膚癌的成因，例如基底細胞癌、鱗狀細胞癌和黑色素瘤。曾經有一段時間，日晒中心聲稱他們只使用「安全」的長波紫外線（UVA），而不是明顯致癌的中波紫外線。如今我們已經清楚知道，兩者皆可能導致癌症形成，只不過中波紫外線更糟糕。[16] 正如皮膚科醫師喜愛宣揚：A 造成老化（aging），B 造成晒傷（burning）。

2009 年，國際癌症研究署（IARC）將日晒機歸類為致癌物。然而室內日晒協會（ITA）的日晒中心繼續否認與癌症相關的風險，並聲稱那些該死的研究僅針對皮膚白皙之人，或指控皮膚科醫師與防晒乳公司共謀。室內日晒機日益受到青少年歡迎，增加了皮膚癌的短期和長期風險，現在許多沙龍都嚴格限制顧客年齡為十八歲以上。我如今生活在地球上最陽光燦爛之處，即便愈來愈努力抵禦日光的誘惑，仍必須承認，我享受陽光的時間還是多了一些，不過是在擦上 SPF 30 的防晒乳、戴著遮陽帽和太陽眼鏡的情況底下。畢竟，皮膚白現在才是流行。

兒童打鼾會導致注意力不足過動症？

過去二十年來，ADHD（注意力不足過動症）和 ASD（泛自閉症障礙）的發生率顯著大幅增加。對於生長於 1970 和 1980 年代的人來說，這些孩子會被形容為「靜不下來」或「古怪」，他們比班上其他孩子還容易惹麻煩，常被貼上「班級小丑」或「獨行俠」的標籤。當時仍是單純天真的年代。

如今，若是孩子不易結交朋友，或是小孩在幼兒園的團體時間無法安分坐著，老師便會委婉但強烈的敦促家長，請他們帶小孩去接受所謂的縮寫字母行為異常（alphabet behavioral disorder）評估，也就是當今幾乎所有家長都熟知的疾病資料庫裡的縮寫名稱，諸如 ASD、ADD（注意力缺失症）、ADHD、OCD（強迫症）和 ODD（對立反抗症）。其中有些孩子最小只有兩歲，根本還包著尿布。這些孩子之中，確實有許多人符合 ADHD 或 ASD 的診斷標準，只是這顯現出一個問題：為什麼情況異常的孩子如此之多？他們和過去那些靜不下來又古怪的孩子相同嗎？是否有實際原因或成因，可解釋為何患有精神疾病的兒童迅速倍增？

我的專業主要在治療有睡眠障礙的病人（通常是由於呼吸道阻塞）。1990 年代，我所處的領域內提了一個提問：兒童睡眠呼吸障礙是否與注意力不足有關？戈澤爾（David Gozal）博士為該領域的先驅，他進行了一項小型的初探研究，主要針對一群學習表現不佳的六歲和七歲兒童，進行居家睡眠研究，測量他們的血氧濃度和打鼾程度（打鼾通常為呼吸道阻塞的跡象）。出乎意料，戈澤爾發現這群表現不佳的孩子當中，患有睡眠呼吸障礙的比例高得驚人。但這還不是最有意思的部分，後來又有了更引人矚目的發現：半數患有夜間呼吸障礙的孩子，接受了扁桃腺或腺樣體切除手術治療，以改善他們夜間的呼吸情況，另一半的人則選擇不動手術；一年後，從統計數據看來，接受手術治療的孩子在成績和表現上整體大幅改善，而未經治療的孩子表現依舊不變或甚至下滑。[17]

儘管結果令人震驚，但此項研究存在諸多缺陷，包含樣本數太小（兩百九十七名兒童），以及介入手術的自我選擇（由家人選擇進行手術，孩子並非隨機選出）。這也是戈澤爾和同僚並未在此項研究結束後就止步的原因，他們承認睡眠呼吸障礙與學習表現差之間有相關性，但無法確定是因果關係。不過，由於他們的研究數據具有統計意義，因此可宣稱結果並非偶然。然而，此研究發現並不足以說服普羅大眾改變心意，大家並未因為他們發現了孩童學習表現不佳的原因，而支持孩子睡個好覺，也沒能讓最好的家教因此失去生意。反之，他們的研究成果僅僅導致了更多的研究、更大型的研究、或更長期的追蹤研究。[18]

進一步的調查發現，睡眠呼吸障礙與神經認知功能障礙之間存在相關性，包含 ADHD 症狀在內。不過，他們仍未聲稱睡眠呼吸障礙「導致」ADHD。接下來十年左右，出現了許多研究報告和軼事紀錄，是關於睡眠呼吸障礙與注意力不足、學業成績表現和行為缺陷之間的關係，以及改善睡眠如何帶來顯著改變。然而同樣的，當中只是存在相關性、關連或關聯，但都不是因果關係。還有，我們同樣得意識到一點：這也不是解藥。睡眠呼吸障礙不會導致 ADHD，因此，它的解決方案也無法治癒 ADHD。睡眠呼吸障礙可能會加劇症狀，治療或許有助於大幅緩解。

比起尋求解決方案，對於希望改善情況的人來說，這還是大有區別。減輕睡眠障礙有助於大幅減少 ADHD 的行為，如注意力不足、難以專心、以及難以控制衝動等。

ADHD 案例增加與睡眠呼吸障礙確診數增加，彼此有因果關係嗎？或許沒有。兒童打鼾問題已存在多年。承認問題並不代表問題才剛剛發生。睡眠障礙與日間疲勞、危險駕駛和不良工作表現等成人問題有相關性，早已為人所知，也早於我們對小兒睡眠障礙影響的認識，這不代表後者就成了新問題，只表示我們才剛認知到這個問題。

兒童打疫苗與自閉症無關

舉個反例來說明。韋克菲爾德（Andrew Wakefield，英國腸胃科醫師）針對十二名接種 MMR 疫苗（麻疹－腮腺炎－德國麻疹混合疫苗）的兒童進行研究，顯示出 MMR 疫苗與腸道疾病和廣泛性發展障礙（pervasive developmental disorder，後來簡稱 PDD，之後又稱為自閉症）存在極小的關聯，卻被社會大眾誤解為疫苗「導致」自閉症的證據。

然而，事實是疫苗與導致自閉症之間，甚至連極小的相關性也沒有，無數關於成千上萬名兒童的研究資料早已證明這點。其中一項研究的作者根據數千名兒童的回顧資料，發現 MMR 疫苗與自閉症之間並無因果關係：接種 MMR 疫苗的兒童和未接種兒童擁有相同的自閉症發生率，接種疫苗與自閉症診斷之間不存在時間關聯。類似此項大型人口研究的另一份研究報告歷時數年，檢視了數十萬名兒童的資料，評估了 MMR 疫苗及其他多種疫苗的影響，並未發現疫苗接種和自閉症之間存有任何關聯、相關性或因果關係。[19]（我向來相當關注此議題，我們將在第 10 章深入探討這個主題。截至目前的說明，已足以充分解釋疫苗並不會導致自閉症；然而，疫苗所預防的疾病卻可能造成致命後果。）

誰不愛藍莓？藍莓香甜可口，而且幾乎可搭配任何食材，因為富含類黃酮（flavonoid），經常被吹捧為超級食物。類黃酮是一種具抗氧化和抗炎特性的化合物。因此，當有一項研究顯示藍莓還可以改善大腦功能時——請來一片藍莓煎餅，謝謝。

但是，看到〈藍莓精華有助於改善老年人的大腦功能〉之類的標題時，最好仔細檢視一番。雖然這是一項雙盲的前瞻性研究，但受試者僅二十六人，其中十二人每天攝取高劑量的藍莓精華，長達十二週，而另外十四人則是吃普通的無藍莓飲食（雖然這十四人的飲食中可能有許多普通藍莓，但不像另外幸運的十二人獲得了藍莓精華）。之後，研究人員進行磁振造影（MRI）檢查，並對所有受試者進行了記憶認知測驗，研究結果發現：服用藍莓精華的人流向記憶中心的血流量較大，且在記憶測試中表現較好。此資訊或許較為可信，畢竟受試者人數是韋克菲爾德研究的兩倍多，但該研究卻是由櫻桃活力公司（CherryActive, Ltd）贊助。猜猜看它是什麼公司——藍莓萃取精華製造商。[20]

正如喬．傑克森（Joe Jackson）的歌詞，「萬事萬物都會帶給您癌症。」所幸歌詞雖然憤世嫉俗，卻遠非事實。但這歌詞的確指出，早在幾十年前傑克森寫這首歌時，對於致癌化學物、習慣和誘因的恐懼，便已每日不斷轟炸我們。有些物質、習慣和疾病誘因確實會致癌，或至少增加我們罹癌的風險。但是面對輕易宣稱的研究結果，我們必須小心警惕，因為有些研究是在試管中進行；有些研究使用成倍的物質，含量甚至超越人一生會接觸的程度；有些研究是在動物身上進行，例如比本書逗號還小的果蠅。

切記，「導致」、「有關」和「相關性」具有三種截然不同的意義。香菸會導致肺癌，閱讀這本書和變聰明有關，而不閱讀這本書則是與「錯過重要資訊」具有相關性，您將錯過機會釐清導致、有關和相關性的個別含義。

健康資訊小提醒

- 關連（link）和相關性（correlation）意義相同，但要成為「原因」（cause），必須有百分之百的相關性。
- 在實驗室環境中，此事可能導致彼事，但是卻對人體健康毫無顯著影響。
- 高劑量的「健康成分」也可能有毒，例如：氟化物、維生素、omega-3 魚油和酒精。
- 梨比任何疫苗含有更多甲醛。
- 標籤可能有誤導作用；「無味」、「不含香料」和「天然」的產品，可能仍含有有害成分。

第 4 章

詐騙充斥的偽科學世界

——哪些醫藥研究真正值得關注？

如何理解醫學研究術語、

評斷哪些研究報告和報導值得信賴？

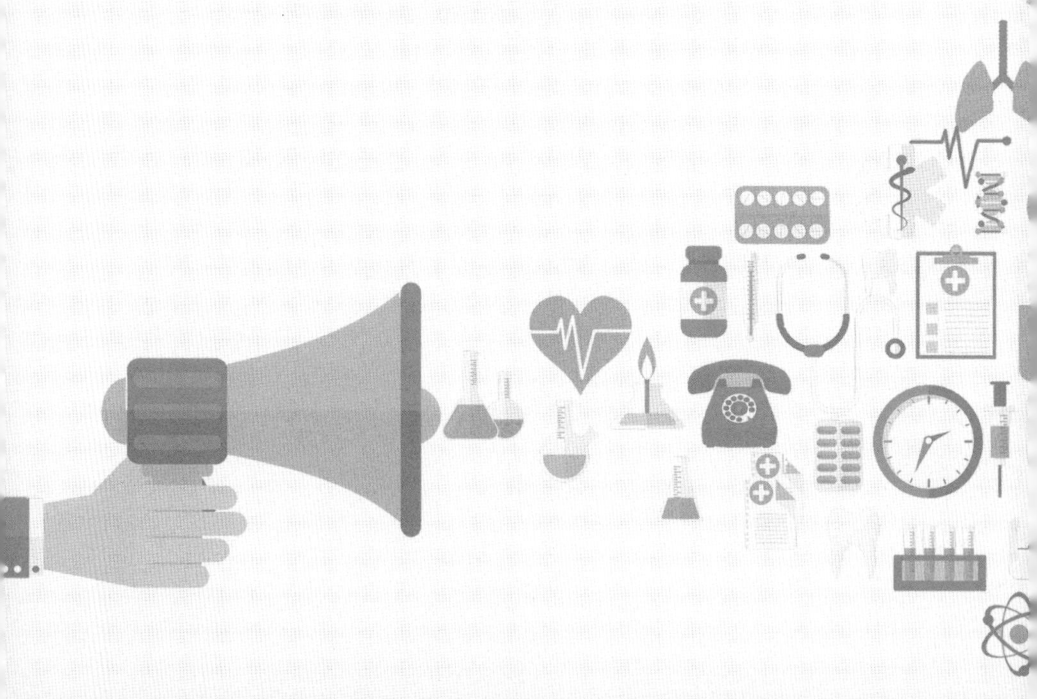

每篇公開發表的論文是否都深具意義且值得信賴？

如何看穿受炒作的糟糕研究？

醫師的建議，意義為何？

臨床證實與科學證實之間有何分別？

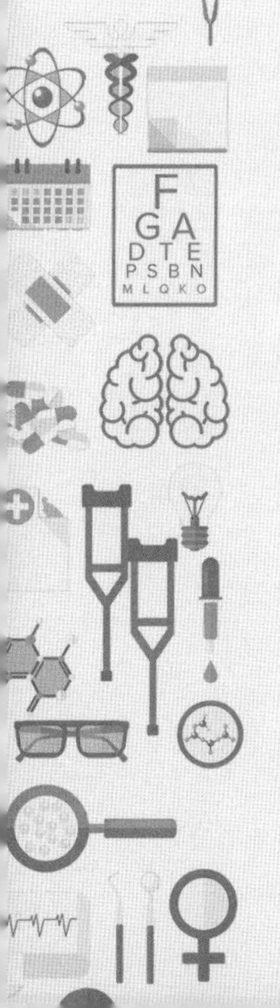

劣質學術期刊和論文充斥

2005 年，美國史丹佛大學資訊工程系教授梅茲耶斯（David Mazières）和哈佛大學教授柯勒（Eddie Kohler），撰寫了一篇長達十頁的假論文，名為〈把我從您該死的郵件清單刪除〉（Get Me Off Your Fucking Mailing List），[1] 主要是為了回應討人厭的會議邀請所開的一個玩笑。他們的論文內容只是把英文標題那七個字，重複了八百六十三次。這篇假論文迄今仍廣為流傳，輕易便能從網路存取。

2014 年，另一位資工系教授將假造的論文轉寄給《國際先進電腦技術期刊》。顯然，這位澳洲教授范普魯（Peter Vamplew）對於該期刊（以及其他期刊）不斷自動傳送的電子郵件，感到不堪其擾，於是寄了舊論文報復，並希望垃圾郵件能就此停止。他萬萬料想不到的是，論文竟被接受發表，而且還獲評為「優秀」論文。儘管《國際先進電腦技術期刊》的名號聽來煞有其事，但其實是一份掠奪性開放取用期刊（predatory open-access journal），不停傳送垃圾郵件給科學家，提議發表其著作，只要願意付費的話（范普魯拒絕了支付一百五十美元的「提議」）。根據定義，開放取用期刊可免費從網路取得（大多數期刊都採封閉式取用，必須訂閱或付費，才能下載論文，尤其是享有盛譽的期刊）。

〈把我從您該死的郵件清單刪除〉這篇鬧著玩的災難論文，著實讓人失笑於現今詐騙充斥的偽科學世界有多麼荒謬可笑，但真正嚇人的是，那些看似正當但其實只是胡說八道的文章，也被收入了這些詐騙期刊。2013 年，國際頂尖期刊《科學》的記者鮑恩農（John Bohannon）創造了一個假名和完全偽造的研究，任何十四歲以上的人，都能識破這是惡搞的仿作。鮑恩農的研究聲稱：發現地衣內含一種物質，具有抗癌特性。鮑恩農的研究方法很不合時宜，數據呈現方式異乎尋常，研究結果毫無道理，而且撰文作者和共同作者皆不存在，他們所屬的提交機構也是假造的。鮑恩農將他的論文提交給三百零四家開放取用期刊，其中一百五十七家接受了論文，並對外發表。[2]

鮑恩農的圈套使得諸多開放取用期刊不得不回應一些提問、道歉，甚至關閉，算得上是一個好的開始。另一個圈套涉及一名虛構的教授，要求擔任多家掠奪性開放取用期刊的編輯委員會成員，這名假教授發明了字義為「詐欺」的波蘭名字。結果，她受邀擔任多家掠奪性期刊的編委和主編。其中一家甚至承諾她，該職務不需要做任何工作——又逮到了一家詐騙機構。[3]

掠奪性期刊一直是科學界長久存在的問題。由於科學家肩負著「不發表就完蛋」（publish or perish）的壓力，而想登上知名學術期刊又是困難重重，難免會出現不道德又缺乏標準的黑市。開放取用模式催生了大量的線上出版商，其中諸多公司都貪腐墮落，只是企圖從付費發表論文的作者身上牟利（有時得支付數千美元）。2011 年，掠奪性出版商僅十八家；到了 2016 年，已增加至八百八十二家，[4] 情況可謂每況愈下。

如今，學術期刊經常遭到侵用，獨立出版品更常被盜用。有些人假造網站，並進行期刊徵稿，然後在作者投稿時，直接騙取費用。本書撰寫期間，這類網站共一百多個，相信數字還會繼續成長。

2016 年，美國聯邦交易委員會（FTC）終於正視這個日益嚴重的問題，起訴了部分規模較大的出版詐騙集團。[5] 然而，即便是高水準的期刊都可能受到欺騙，高水準的研究人員也可能被水準低下的期刊愚弄。

如何評判研究成果是否可信？

我們如何察覺媒體上有疑義的科學報導、或吹捧假研究的新聞標題？《新英格蘭醫學期刊》和《世界科學技術期刊》有分別嗎？答案肯定無疑。然而，即便是最正當合理的醫學研究，也可能出錯，時常存在獨特的偏見或瑕疵；或發表僅涉及少數受試者的發現，而非關乎數千人甚或數十萬人的研究。

1998 年，《刺胳針》所刊的韋克菲爾德研究，或許可說是史上最備受推崇的國際期刊所發表的一篇最聲名狼藉的論文。[6] 我在上一章曾提及這位小兒胃腸科醫師，他希望將 MMR 疫苗的接種和當時所謂的廣泛性發展障礙（即現今俗稱的自閉症）聯結在一起。正如前一章指出，該研究的研究對象僅有十二名兒童，一開始就該成為可疑的線索。可惜的是，連頂尖的《刺胳針》學術期刊都上當了，結果此篇論文成了疫苗安全爭議的濫觴，而且迄今依舊紛紛擾擾。由於虛報數據，該論文後來遭到撤除，但韋克菲爾德的研究發表從許多層面上來說，仍具有里程碑意義：若連《刺胳針》的編輯都會受到矇騙，那麼即便是醫學知識最淵博之人，恐怕也難以分辨何謂正當公正的研究、何謂學術詐欺？

《英國醫學期刊》有一項備受推崇的服務，是審查臨床醫師的新研究。結果顯示，每年發表的所有期刊新論文當中，平均有百分之六足以具有參考意義，這表示竟然有百分之九十四的研究設計不良或相關性不足，無助於病人照護或影響病人照護方式的改變。作者在結論裡寫道：「誇張的新聞與誇張的新聞稿，密不可分。」[7]

此外，一項研究的結論可能與另一項研究的底線完全相反。今天咖啡和雞蛋有益於健康，明天可能就不見得如此。到底哪個才是事實？大多數精心設計的研究，所發表的研究成果都具有一定的真實性，因此，總結所有研究成果，就能得出事實。可是，要仔細評估並從相互競爭的資料中得出理性結論，對任何人來說都是一項困難的工作。

既然如此，身為健康的消費者，我們該如何理解所有矛盾和混亂的資料呢？這必須先從一個基本問題開始：何謂「研究」？

首先，最單純的研究是個案研究（case study），或稱為病例報告（case report）。例如一名原本健康的三十歲病人去看醫生，她已經發燒、腹瀉和起紅疹三週，頭髮也開始脫落。她經過多次的抽血檢查、X 光檢查和專家諮詢；四週前曾去了一座偏遠的熱帶島嶼，並被帶有奇怪病毒的奇特蚊子叮咬。太好了！讓我們把它記錄下來，當成個案研究。此案例很科學，也是真實案例，而且真正發生了，但是僅此一次！這是一份有效的科學報告無誤，也被視為是真正的研究。

現在，倘若此類病人有兩個、或甚至三個呢？依舊不脫科學的範疇，不過，這次我們稱其為病例系列（case series）。

這並不表示所有病例報告、病例系列、或甚至更複雜的調查研究（survey study），都是一派胡言。其實多半不是，而且其中大多數都為醫學文獻貢獻了真正的價值，可被視為一門優良的科學。然而，即使所見所聞的內容中出現了「科學」或「研究」之類的熱門關鍵字，我們仍必須審慎以待。

身為醫師暨研究人員，我們已習於自動評估一份研究的品質如何，例如：這份研究是發表於有「同儕審閱」機制的期刊？還是邀請作者付費發表的期刊？作者本身是否具有利益衝突？換言之，作者是否接受製藥公司贊助測試某種藥物？雖然此點本身並不構成理由去懷疑一份研究，但是，若作者能完整揭露自己過去和現在所有利益衝突的資料，將可獲得更高的可信度。所有優秀的學術期刊都要求此種做法，而且謊報資料的話，還會受到嚴厲懲罰。

讀者若能像我們這樣習於自動評估，那麼無論是自行閱讀論文或在其他媒體上聽聞，就能夠分辨出期刊論文的品質落差。

「調查研究」通常不可信

我習慣嚼特定品牌的無糖口香糖，姑且稱之為「極致牌」口香糖。調查研究顯示，五分之四的牙醫推薦無糖口香糖給嚼口香糖的病人。但這數據該怎麼解讀呢？

假設我認識五位牙醫，也許這就代表其中四位推薦了無糖口香糖；但是，或許這四位牙醫不推薦極致牌口香糖，而是推薦他牌的無糖口香糖；抑或，也許極致公司支付了巨額費用給牙醫，請他們推薦極致牌口香糖；也許牙醫的配偶在極致公司工作；也許牙醫根本不建議嚼口香糖，但若病人堅持，他們會建議最好是選無糖口香糖；也許，只是也許，極致公司的研究人員對美國牙醫學會（ADA）全部十五萬名牙醫師進行了盲測並詢問：「您會推薦哪個廠牌的口香糖，給習慣嚼口香糖的病人？」然後收到回覆率高達百分之九十的問卷，而且這十三萬五千名回覆問卷的牙醫師中，有十萬八千人（即五分之四）推薦了極致牌口香糖。但更有可能的情況是，極致公司親手挑選了五位牙醫，其中四位理所當然推薦了極致牌口香糖。那麼，第五位牙醫推薦哪個廠牌呢？全糖口香糖嗎？還是第五位牙醫覺得這個奇怪問題很煩人，所以根本不想推薦任何品牌，反而推薦習慣嚼口香糖的人更常回牙醫診所洗牙？

調查研究是眾所周知的難做。我曾經是調查方，也當過受訪方。我訪調過特定手術方法，受訪對象從特定專科全部數千名成員，到次專科的數百名成員。調查研究的回覆率可能只有百分之十五甚或更低，大幅削弱了數據的參考價值。

調查研究的問題，鮮少以「是」或「否」作答，多半是選擇題，選項諸如「總是」、「偶爾」或「從不」等等，或是「非常同意」、「同意」、「還算同意」、「不太同意」、「不同意」或「非常不同意」。參與調查研究非常令人頭疼，但更讓人頭疼的是分析數據。這便是為何上述的牙醫研究（所謂五分之四的牙醫推薦無糖口香糖）如此美好，因為它純粹是出於行銷角度，無需真正的調查研究，而且十分奏效。

我們在閱讀或聽聞調查研究時，很難理解當中資訊代表的意義，正如上述的口香糖調查研究，若受訪者是一群醫師，這些醫師如何挑選？受邀者中，參加調查的比例多高、以及原因為何？他們有獲得報酬嗎？有些調查會提供參加者抽獎機會。誘人的獎項值得嗎？如此一來，這算脅迫、賄賂、還是僅僅只是誘因？所有參加者是否都揭露了利益衝突？

除此之外，如同大多數人回答各種問卷調查一般，答案通常基於個人的主觀意見，而非客觀的研究結果。因此，看見新聞標題說是基於調查研究時，請抱持懷疑態度。除非您和我一樣愛嚼口香糖，或您正好是那四位牙醫的其中一位，便可信以為真。

電腦斷層掃描會致癌嗎？

我先生和我不同，他習慣早起，每天早上天亮前，他已經翻閱完許多份報紙。他是最頂尖的外科醫師，也是我的文章編輯，幫我刪去冗詞贅句，讓我的表達簡潔扼要。當我在昏暗的冬日清晨捧著黑咖啡昏昏欲睡時，他常遞給我幾篇畫了重點的文章，這些文章來自我們每天收到的三份報紙，他會說：「你今天到診所前先讀一下這篇文章，你的病人會需要一些說明。」或說：「你今天的手術可能會被取消，看看這篇文章，就知道原因了。」

報紙經常刊載諸如此類的醫藥訊息：一項新的研究顯示，電腦斷層掃描會致癌；新的研究指出，以中耳通氣管緩解反覆感染或慢性耳液並無必要；巨星麥可·傑克森死於異丙酚（propofol）服藥過量，異丙酚是一種會致死的麻醉藥物；一名年輕女性在扁桃腺和呼吸道手術後大量出血，如今已判定腦死。

這些全是真實新聞、真實研究和真實的病例報告，同時也帶來真實但短暫的影響。然而，面對大多數的新聞標題，我們必須再深入挖掘一番。電腦斷層掃描確實會散發潛在有害的輻射，或許會對一生中多次接受掃描的人造成長期影響。英國有一項回溯式世代研究（retrospective cohort study），主要在研究電腦斷層掃描輻射暴露和罹癌風險增加的關係，該研究於 2012 年發表在《刺胳針》期刊。「回溯式研究」意味著作者以回顧過去資料的方式進行研究，而「世代」則意味著至少研究了兩組人以上。研究人員回顧了 1985 年至 2002 年間，二十二歲以下的癌症病人數據，以醫學研究而言算是很長一段期間。他們特別聚焦於腦瘤和白血病的發生率，因為這兩種癌症最可能與輻射暴露相關。他們查看了近二十萬名病人的資料，數字聽來十分龐大，但細節在於這群病人先前已確診罹癌，或許因此才需要進行多次電腦斷層掃描。這些病人發生腦瘤或白血病的風險較高，而此種風險隨著電腦斷層掃描劑量（等同次數）增加而上升。

風險確實存在，但數據轉換方式如下：十歲以下的病人首次接受電腦斷層掃描後的十年間，每一萬次電腦斷層掃描，估計有白血病超額病例數（excess case）一人，腦瘤超額病例數一人。[8]

兩種惡性腫瘤中，任一種多了一個超額病例數都嫌太多。但是我們必須注意其他面向，像是為何要進行這些電腦斷層掃描？是否因為擔心受傷或手術後有危及生命的腦出血？腸道可能堵塞而需要緊急手術嗎？這一萬次的電腦斷層掃描挽救了多少生命？而這項評估又挽救了多少生命？

身為醫師，我們很認真看待此項研究，因為其中包含了一些重要數據，隨後的研究也發現了類似結果。可是，因此就妄下斷言說「電腦斷層掃描會導致癌症」，並不正確。

中耳通氣管手術沒必要？

中耳通氣管手術是美國兒童最常見的外科手術。每年放入孩子小耳朵裡的這個一毫米大小、線軸般的塑膠物件，將近一百萬個。我個人每年大約進行三百次手術，在職業生涯中累積做了一萬次手術。

有些孩童自感冒康復，但耳壓無法平衡，因此得忍受不斷復發的急性中耳炎及（或）卡在鼓膜後方的長期積液，引發暫時性聽力障礙、平衡問題、語言發展遲緩，讓小孩和周圍所有親人師友備受折磨，而中耳通氣管可做為臨時的引流系統。

耳液會導致高達百分之四十的聽力喪失，進而造成語言發展遲緩和語言障礙。置入中耳通氣管可立即逆轉聽力損失，以及耳朵感染引起的長期不適。對許多人來說，這項手術猶如一個小小的奇蹟。但是，撇開奇蹟不談，耳液會自己奇蹟般消失嗎？答案是肯定的。中耳通氣管置入手術可在大手術室或小手術室進行，孩子麻醉後約十分鐘的時間就能完成，病人當天稍晚或第二天就能恢復日常生活。這恐怕是我們動過最令人心滿意足的手術了，幾乎毫無風險，也幾乎無需家長或孩子去特別照料，而且孩子的生活立即獲得改善。有鑑於滿足感如此之高、少有長期缺點、負面結果如此少，我們要如何判定是否進行了過多的中耳通氣管置入手術呢？部分優秀的研究顯示，中耳通氣管置入手術已變得太過氾濫，進行了太多不必要的手術。

有天早上，當我邊喝咖啡，看見關於此問題的一篇新聞報導時，便心知最好在見到當天第一名病人前，就掌握正確數據。新聞標題寫著〈耳朵感染？置入通氣管前請三思〉。[9]我補充完咖啡因後，得著手處理這個問題。

這篇報導並非基於回溯、調查或病例報告，而是舉世聞名的兒科醫師暨臨床醫學專家派瑞戴斯（Jack Paradise）針對數以千計的孩童進行了前瞻性（prospective）研究，從幼兒早期到小學四年級以上，他試圖證明外科醫師是錯的。派瑞戴斯研究了一群急性感染反覆發作或鼓膜後方長期積液的孩童，有些聽力受損，有些沒有。他追蹤這些孩子多年，他不需回顧，他僅觀察未來。據他發現，一路下來，未立即接受中耳通氣管治療的孩子，口語和語言程度與立即接受治療的孩子最後並無二致。他的結論是：醫師不應總是急著幫病人動手術，無論治療或不治療，小孩最後都會沒事。話雖如此，但這也便是我們須多加忖思之處，並思索新聞報導中未提及的內容。

首先，即便該研究建議延遲進行中耳通氣管置入手術，並不意味著我們應該完全放棄手術治療的選擇；該研究只是指出：不管孩子耳朵積液五個月或三個月，中小學時的表現並無差異。可是我們經常忽視的一點是：孩子因耳朵感染病痛所遭受的折磨，如多次抗生素療程的治療、經常回診和晚上失眠等問題。父母間的衝突也常被忽略：擔憂孩子遭受痛苦、憂心小孩聽力下降（儘管是可逆的）以及其他諸多麻煩事，如就醫、不定期前往緊急護理中心或急診室、取消旅行計畫、以及無法專心工作等。

話說回來，派瑞戴斯的研究也帶來（極為）有用的觀點：醫師必須為中耳通氣管置入手術制定更嚴格的指導方針，而非完全棄置手術。如今，醫界已為此建立了一套準則，多數醫師也基於這些準則改變了做法，但絕不是基於單純的新聞報導。

麥可·傑克森死因之謎

巨星麥可．傑克森在我任職的醫院被宣告死亡。這可不是祕密，我並未違反個資法。當週所有報紙的頭版、頭條新聞和雜誌封面，都是這則消息，這也是史上最重大的病例報告之一。

由於麥可的死訊如此令人震驚且措手不及，以致幾公里外、久病的美國老牌影星福賽特（Farrah Fawcett）幾小時前病逝的消息，只被匆匆帶過。麥可的死因是心跳停止，但年僅五十、活躍的藝人為何突然猝死，立刻引發了懷疑。旋即，真相大白，他在家注射了劑量不低的藥物，名為異丙酚，是一種不透明的白色液狀靜脈注射麻醉劑，我們稱之為「失憶牛奶」。麥可患有嚴重的失眠問題，因此醫師不當的給藥，來誘發睡眠。不論原因為何，這都是十分瘋狂的想法，在全身麻醉的情況下入睡，絕非人自然擁有的寧靜睡眠。

異丙酚是一種強效呼吸鎮定劑，其中一項副作用是可能導致人無法自行呼吸。此種藥效激烈的藥物可麻醉病人，減少對高風險藥物的需求，例如肌肉麻痺、麻醉藥品或揮發性麻醉氣體。異丙酚幾乎不會產生宿醉作用，而且很少引起噁心或過敏反應。但是確實需要由受過訓練的提供者，在完全監控的環境中使用，這指的可不是隨便一位洛杉磯貝萊爾別墅客廳裡的心臟科醫師。

麥可死後幾週，很多病人開始拒絕使用此種「殺人藥物」。可是，難道異丙酚在麥可去世前比較安全嗎？多年來無人問過我異丙酚安全性的問題，它又如何變得不安全了？一份悲劇性的病例報告，影響力可能大過關於數千人的研究，但此種影響力卻很短暫。

新聞話題常只有三分鐘熱度

聖誕節前的假期因為是扁桃腺切除手術的旺季，是我一年之中最忙碌的時刻之一。學齡兒童此時恰好有一段長假可從手術中恢復，而且是費用超過保險自付額，正是使用保險的最佳時機。

〔譯注：美國醫療保險制度與台灣不同，依保費高低制定自負額。所謂的自付額（deductible）是指醫療費用超出特定金額（即自付額）後，保險公司才會幫忙給付；通常保費愈高，自付額就愈低，反之，保費愈低，自付額也就較高。〕

不過，2013 年的情況並非如此。因為在那年的 12 月 9 日，麥克瑪西（Jahi McMath）抵達奧克蘭兒童醫院，準備接受扁桃腺切除手術和其他相關的呼吸道手術，以減輕她的阻塞性睡眠呼吸中止症。關於她的病歷，我對於相關醫療細節並不清楚，只知道她在手術後幾小時內出現大量出血和呼吸道阻塞的情況，導致呼吸停止，雖然救回一命，但醫師在 12 月 12 日宣告她腦死。[10] 結果，此案成為 2005 年著名的夏沃（Terri Schiavo）死亡權訴訟案結束以來，近期關於腦死與維生系統撤除與否，最沸沸揚揚的話題。

若您不記得夏沃案，容我簡短說明：夏沃處於不可逆的植物人狀態，她的丈夫想撤除她的維生系統，卻遭到女方父母反對，引發了多年來一連串備受矚目的法律爭戰，直到最終她的餵食管被移除，才落幕。

然而，對於扁桃腺外科醫師和扁桃腺病人而言，更值得關注的或許是前所未有的手術結果。這是一個可怕的案例，一則令人心驚的病例報告，非常罕見，它對所有進行扁桃腺切除手術的醫師，提出了關於適應症和潛在併發症的合理質疑。接下來幾週，我們有大把時間來思索這些問題，畢竟多數預定手術的病人都取消了。

數萬筆關於扁桃腺切除手術病人治療成效卓著的研究，並未登上新聞，但一場悲劇卻成為了頭條。正如巨星麥可 · 傑克森的死逐漸遭人遺忘，麥克瑪西的死因亦是如此。兩個案件的焦點都成了法律難題：麥可的醫師有過失嗎？麥克瑪西仍在世嗎？各界不再探討異丙酚的危險性或是扁桃腺切除手術後的死亡率，兩個醫療議題的討論並未持續太久。麥可死後約兩週，大家再度接受異丙酚流動於體內血管，而 2014 年 1 月，我的行事曆上又訂滿了扁桃腺切除手術。

世上沒有簡單的解答或規則，可分辨劣等研究與真正優質的研究。學術界的首要任務應該是讓掠奪性期刊消失。學術體系以壓力著稱；個人的工作狀態和學術事業的發展，與論文發表數息息相關，自然有人願意花上大把鈔票，只為了讓論文迅速發表，而不願正視某些期刊根本只是詐騙集團。學術單位日漸意識到這種兩難，開始將重心擺放在論文品質，而非論文數量上。

身為經驗豐富的學者，對任何投稿邀請，無論是來自期刊或研討會，我總是抱持懷疑態度。儘管受邀讓人倍感榮幸，但其實多半都是騙局。

不過，如今部分開放取用期刊也會發表正當的研究，使得諸多界線日益模糊。儘管如此，當有人以快速刊登和幾乎保證網路能見度的名義，向作者索取兩千美元的作品發表費用時，多數人會（或應該）三思而後行。

頂尖學術期刊只會收錄百分之五的投稿論文。若一本刊物需要徵稿，絕對非常可疑。而且，時效性不該是一個因素。通常，論文即便被期刊接受，也得花十二個月甚至更長的時間，才會刊載；但及時性的論文則會率先安排，且會在一個月內刊登在期刊網站上。

不讓新聞標題愚弄的技巧

然而，就算讀者閱讀的新聞來源是最具公信力的媒體，多半也無濟於事，因為期刊標題有時也可能誇大其辭——即便論文報告來自享有盛譽的機構，您也可能因為誇大的標題而上當受騙。不過，只要做一些簡單的檢查，您就不至於被誇大的新聞標題給愚弄。

首先，檢查第一個資料來源，是來自您的 Facebook、Twitter 或 Instagram 動態上的新聞標題嗎？若點選連結，頁腳是否包含了與標題直接相關的廣告（例如，文章在宣傳銀杏的健康益處之後，出現銀杏精華的廣告）？

第二，檢視一些基本數據：有多少受試者？研究歷時多長？以及檢視療法時，受試者「痊癒」了多久？務必當心錯誤解讀的數據，也務必留意為了支持特定思想或理論、而以某種方式扭曲的數據。例如，當您閱讀到〈許多研究揭穿飽和脂肪神話〉這類標題時，請進一步深思：究竟是多少項研究？總共有多少受試者參與？控制條件是什麼？千萬小心，資料操縱十分猖獗。

第三，找尋諸如「奇蹟般的」、「開創性的」和「非凡的」等流行語。對經驗豐富的科學家而言，不論規模大小，沒有任何研究是奇蹟、開天闢地或超越一切的。您的資料來源應當標明原始研究發表的期刊或研討會出處，雖然其中許多資料都需要授權碼才能查看完整內容，但您應可取得公開的摘要，然後自行研讀關於研究的部分細節，包括研究目標、研究假設、研究方法和結論。您不妨從 PubMed.gov 著手。PubMed 如其宗旨所言，「是一個免費搜尋引擎，主要可取用 MEDLINE 資料庫中，生命科學和生物醫學主題相關的參考文獻和摘要，由美國國家衛生研究院（NIH）附屬的美國國立醫學圖書館（NLM）負責維護。」

若摘要讀來像廣告，或許真的就是廣告。摘要多半會提及研究類型，所以，最好具備一些基本知識：雙盲（double-blinded）意味著受試者和研究者皆不曉得受試者接受了哪種治療或介入方案。單盲（single-blinded）則表示受試者或研究者其中一方知情療法或介入方案為何。前瞻性意指追蹤未來時間，而回溯性表示回顧考量研究前所獲得的資訊，又稱為病歷回顧（chart review）或紀錄回溯（record review）。觀察性（observational）意味沒有任何藥物、手術或診斷測試的介入，只是隨時間推移而觀察對象。介入性（interventional）則表示對受試者進行了某些操作，例如診斷測試、給藥或外科手術。若摘要中未提及研究類型，或者網路上找不到摘要，那就該質疑資料的來源！

多數健康議題的論文，若以廣為人知的新聞形式呈現，至少具有一定的有效性，要不是由醫院或機構的公關部門所提倡，要不就是在公開之前已廣受學界醫界的好評。這類論文往往是做了大型研究，涉及多年的背景工作和數千名受試者。即便如此，依然可能使我們陷入困惑。例如，醫師多半建議每年進行乳房 X 光攝影檢查，但是有一些可靠、普遍的數據顯示，乳房 X 光攝影也許無法拯救生命，甚至可能導致不必要的乳房手術，以及因輻射暴露而增加未來罹患乳癌的風險（請見第 11 章）。攝護腺特定抗原（prostate-specific antigen, PSA）血液檢查，一直是篩檢攝護腺癌的主要方法，但有部分大型研究指出，此種檢查會導致許多不必要的攝護腺切片檢查和手術，弊大於利。

資料分歧和見解分歧的問題並不罕見，醫學界的長期建議可能會遭到駁斥，然後登上了頭版新聞。兩種分歧的觀點都不見得是錯誤或謬誤，兩者也不一定就是「偽造」或根據了偽期刊的論文。這些問題同時出現在醫學和非醫學論壇中，反而是件好事。但是，這些問題應當只是作個引子，除了引導您提問外，別無其他，正如我們身為醫療從業人員的反應，也是如此。

譬如，若一項研究指出「電腦斷層掃描」與「因輻射暴露而導致未來罹癌風險」之間存在相關性，並不代表電腦斷層掃描就是直接原因，而是應當去懷疑電腦斷層掃描檢查的適應症和檢查頻率。若研究認為乳房 X 光攝影檢查比起救命，可能造成更多傷害，您就應該詢問醫師：自己是否真的需要定期做乳房 X 光攝影檢查？每年做一次、每兩年做一次、或根本不做？

即使大型研究提供了可靠的結果，我們仍需考慮個別情況。此類研究成果的最大好處是發人深省，讓您提出問題，這是一件好事。然而，即便最好、最值得信賴的大型研究提供的資訊及建議，也可能相悖於您的習慣做法，而且說不準以後兜了一大圈又回到原樣。這就是醫學和科學的本質。我們所能做的，就是退一步、仔細瞭解資訊，然後徵詢值得信任的醫療從業人員。

「臨床證實」就代表有效？

比起徹底翻轉的建議，更令人不安的是產品誇大或虛假的宣稱內容，而且還帶入了醫學名詞和研究術語，彷彿具有優質研究水準般的可信度。例如，「醫師推薦」、「臨床證實」和「研究顯示」等用語，可能有實質意涵，但也可能毫無意義。

一般而言，真正的研究不會將這些話套用到研究結果上，因為醫學上沒有任何臨床證實的結果是絕對的，即便大型研究如此宣稱也一樣。我們都明白時移事改的道理，即便是現在最可信的研究，未來都可能受到新研究反駁。畢竟，醫師從前不僅建議大家吸菸來放鬆身心，而且還為香菸廣告背書；過去醫師建議孕婦少活動，盡量躺著休息就好，但現在我們曉得情況並非如此。

美國健康網站「強健生活」（Livestrong）聲稱：某些減肥產品「經臨床證實」有效，因為產品在臨床環境下具有成效。[11] 他們甚至用期刊論文來支持自己的聲明，做為銷售綠茶精華減肥產品的根據——此篇2007年發表於《肥胖》期刊的論文發現：服用綠茶精華營養品的人，體重減輕、血壓降低，且低密度膽固醇（LDL，有害的膽固醇之一）下降。[12]

我仔細讀了論文內容，此研究檢查了兩百四十名、節食十二週的日本受試者，其中一半人服用高濃度綠茶精華，當中含有活性物質（兒茶素），另一半人服用低濃度綠茶精華。高濃度組確實體重減輕較多，差異「顯著」（significant）——以學術用語來看，代表並非偶然，但差異其實不大。血壓和膽固醇變化的差異也達到顯著，但同樣差異不大。

文末，未獲得任何研究資金的作者聲明：「本文出版費用已由……支付……特此說明，本文須標記為『廣告』。」這不禁讓人心想，該臨床試驗是否公允客觀？服用綠茶精華營養品，可能確實有助於節食期間體重減輕較多。然而，憑著這些說法，我們仍無法確定是否屬實。

既然討論到營養研究的主題，我應該補充一點：總體而言，此類研究經常有所局限。即使並非不可行，人類飲食相關的傳統研究，也難以像藥物研究使用隨機、可控制的實驗設計來進行。

另一方面，食物含有大量不同成分，即使發現特定類型的食物或飲料與減重等健康效益之間存在關聯，有鑑於食物或飲料內含的複雜成分，基本上很難或甚至不可能單獨區分出產生成效的特定成分，遑論還得考慮其他成分與潛在遺傳因子之間可能的交互作用。然後，我們還面臨其他實際問題，像是營養或減重研究的受試者可能不見得誠實記錄飲食，以及不同的生活方式，如運動習慣、尼古丁使用等，這些因素都會影響到健康和減重成果。

所以，當您看到任何產品標示上寫著「經臨床證實」時，全都只意味著該產品在臨床環境下有幫助，可能曾有數千次、數百次或僅只一次的助益。同理，「研究顯示」、「醫師推薦」或「經科學證實」等用語，亦是如此。目前尚未有外部機構負責規範此類措辭用語，所以，假使我和我先生——兩名醫師，推薦奇多（Cheetos）做為早餐，製造商就能在外包裝打上「醫師推薦」的字眼，而我們的孩子肯定會樂翻天。

是不是有「統計顯著性」？

有個通常不會登上電視或平面媒體的統計學詞彙，叫作 P 值（P value），但對於身處研究領域的我們意義重大。P 值主要用於預測檢定兩種因素（也許是療法、疾病或任何類型的介入措施）之間的差異機率。我們以 P 值做為指標，來表明差異是由於介入措施而非偶然。P 值愈低，差異發生的可能性愈大。在研究領域中，P 值小於 0.05 便是所謂的顯著差異，代表了若某個事件發生一百次，由於介入措施而非偶然導致的差異發生機率為百分之九十五，數據因而具有一定程度的確定性。[13]

例如，擲硬幣時，正面和反面之間差異的 P 值為 1.0，意味著出現正面的機率百分之百是因為偶然。但是，若我們增加硬幣重量，使其偏向正面，則 P 值將會下降，因為出現正面的機率就不單純是因為偶然了。硬幣增加的重量愈重，落在正面的可能性就愈大，而 P 值就會愈低。

非醫學專業媒體鮮少提供 P 值的數據，但是可能會使用「顯著」或「不同」之類的詞彙。然而我們真正希望看到的，是指出實際數值具「統計顯著性」之類的用語，因為這表示 P 值很低。

我們幾乎毫無方法可釐清每天接收到的保健資訊，分辨哪些內容是胡扯、哪些值得信賴。通常有名人遭受某種病痛折磨時，或政策風向偏好特定議題，抑或發生了引人矚目的開創性成果，研究才可能成為頭條新聞。然而，新聞武斷呈現研究發現的方式必須消除。醫學界耗費數年、運用了無數研究和檢閱人員，才提出用於評估、診斷和治療特定實體的建議準則，然後在一年或數十年後，又得稍加或大幅修訂內容，固然聽來令人氣餒，但這也是醫學進步的本質。不論研究規模、資料庫大小或多麼德高望重的期刊與研究者，任何您閱讀或聽聞的內容都絕非最終定論。

健康資訊小提醒

- 欠缺公信力的掠奪性期刊如今比比皆是；我們應關注那些涉及大量人口的研究，而非受試者僅少數幾人的研究。
- 資料數據可能很容易受到操縱，請小心閱讀。
- 可別誤信「醫師推薦」或「臨床證實」之類的用語，這類用語不代表任何意義或符合既定標準。

第 5 章
均衡飲食

——該怎麼吃，才健康？

面對蔬果榨汁、無麩質飲食、

排毒法和基因改造等資訊，

我們應如何過濾雜訊？

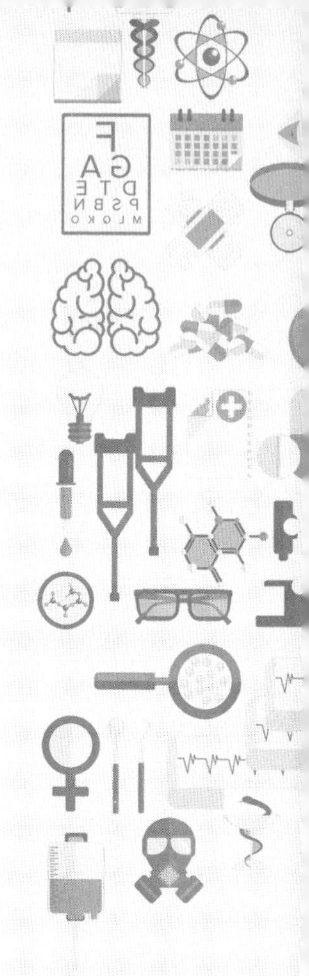

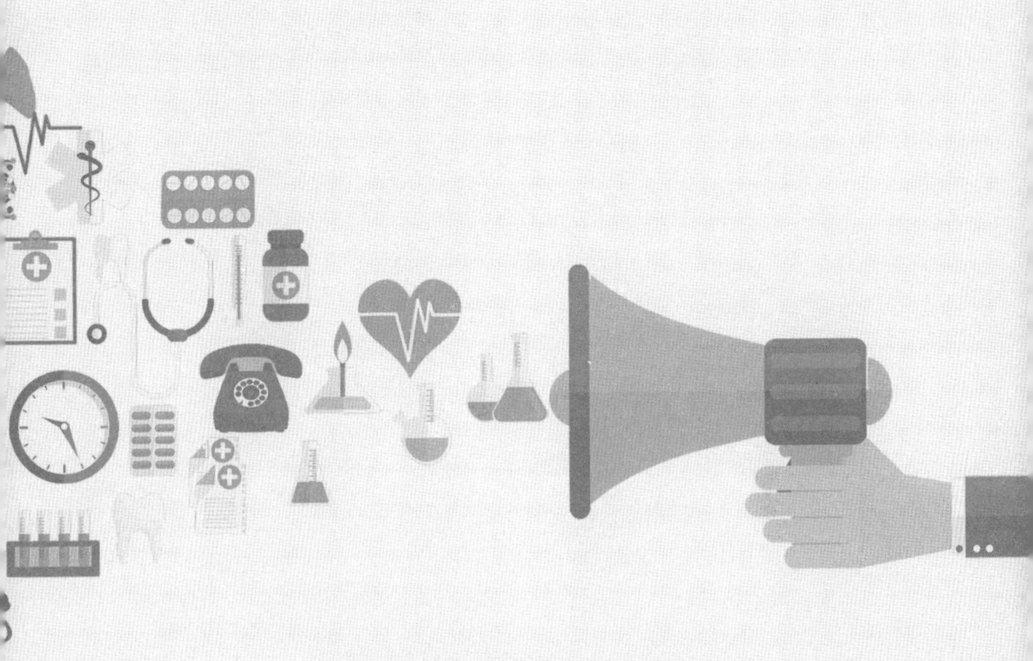

是否有一應俱全的「最佳」飲食？

為何有人熱愛「排毒」計畫？

「超級食物」真的存在嗎？

麩質真的對每個人都有害？

何謂食物過敏？

我們在飲食管理上變得異常謹小慎微，以致吃食再也難以是一件樂事。我們之中，有多少人曾嘗試不吃麩質？或試過以果汁或「排毒」淨化身體？您有多少次在媒體上聽完減重推銷後，急忙衝去買保健食品？如今，學校貼在教室牆上的過敏清單長長一串，不僅是一種過敏而已。我兒子的幼兒園張貼的過敏清單包含亞麻籽、橄欖、羊乳和巴薩米克醋。我發誓，我在三歲時，味蕾絕對沒這麼敏銳，更別說五十年後了。

我女兒小時候吃了番茄醬之後，鼻子會馬上泛紅發癢，直到有次她去參加一場生日聚會，在那裡吃了番茄醬後，鼻子居然沒事。於是我回家翻找冰箱，發現我們用的是有機番茄醬。因此我換回了傳統的亨氏番茄醬，女兒就不再當紅鼻子馴鹿魯道夫了。有段時間，她會告訴其他人，她「對有機番茄醬過敏」。我之所以沒有阻止她，是因為她得吃非有機食品，才能在這個有機世界過活，而這讓我很開心。

如何安全減重？

近年來，我們眼見名人、運動員、甚至部分備受尊崇與喜愛的醫師，因為吹捧特定的健康和飲食主張而飽受抨擊，這些主張可能與優秀的醫藥研究有關，也可能無關。不論這些飲食觀念是來自看似不太可能吹噓的人，或從傳統醫學轉向、但仍持有醫學相關執照的人，民眾總是喜歡立竿見影的方法。

減重產業市場龐大。美國人每年為了減肥，花費超過六百億美元，[1] 比每年投注於癌症研究的經費高出了十一倍以上。畢竟因體重受苦的人比癌症病人更多。每年元旦，成千上萬的美國人都下定決心要節食減重，他們對自己說：「就是今年了，今年我決意要進行（以下請自行填空：原始人飲食法、低糖瘦身法、體重守護者、低脂、低碳水化合物、快速新陳代謝、全素、得舒、克雷格、區間、阿金、南灘……）來減肥，然後永遠瘦下來。」可惜大多數人都失敗了。

永久減重絕非易事，否則的話，減肥書也不會成為健康類別最暢銷的書籍，而關於新飲食法、減肥法或健康祕訣的脫口秀，甚至包含備受敬重的晨間新聞節目在內，可能也不會如此廣受歡迎。所以，哪些是最佳飲食法？最佳飲食法真的存在嗎？衛生主管機構可有建議哪些對人的身心及荷包最無負擔的飲食法，讓我們既可堅持健康飲食，又不至於破財？哪些飲食法全是炒作？此外，飲食重點應該放在減重，還是促進健康和降低罹病風險？

這些問題在數百萬人腦海中千迴百轉，一不小心，便可能會讓人鋌而走險，採取誇大不實的做法，如排毒、蔬果榨汁排毒和楓糖檸檬排毒法、大腸水療法、以及市售用來加速新陳代謝的減肥藥和補品等。許多激烈減重的補給品，並未受到任何規範，而承諾可幫助減重的受管制藥物，則可能產生嚴重的副作用（例如某種減肥藥包含了一長串的潛在副作用，從肝臟受損、癲癇到躁鬱、憂鬱、攻擊性和自殺念頭等，應有盡有）。大家為了甩掉幾公斤肉所願意付出的代價，幾近不可思議。某些減重策略在部分情況下可能管用，但通常不如所吹捧的那樣「健康」或具有減重效果。而且，這些方法經常伴隨了對人體有害的影響，或者根本無效。

不過，減重難道沒有正面的心理效果嗎？例如，完成排毒飲食後，感覺身心愉快，該作何解釋？任何飲食法所帶來的成果，約莫都能以偽科學的最佳好友——安慰劑效應（placebo effect）來解釋。我將在第 9 章〈輔助性另類療法〉深入探討安慰劑效應，現在，讓我們先來談談安全減重的原則。

原則一：仔細挑選適合自己的方法

考慮節食時，最容易成功的辦法就是以「個人飲食習慣」為概念來思考，而非想著要「節食」。但是，即便從這角度來看，是否真的存在所謂的「最佳飲食」或「正確飲食」之類的方法，讓人既可維持適宜的體重，又能長保健康的身體？[2]

不健康的飲食不僅會導致慢性肥胖，還會引發慢性疾病和過早死亡，這點不足為奇。同理，反之亦為真：健康的飲食習慣有益於健康。已有大量研究顯示，長期不良的飲食習慣會縮短壽命（以年數為單位），也會減少所謂的健康壽命（healthspan，即健康生活的年數）。以飲食不佳為主、且與生活方式相關的慢性病正逐漸上升。人類平均壽命並未大幅延長，但是慢性病例數卻向上攀升了，而且病人年齡日益年輕。

例如，第二型糖尿病主要由肥胖引起，飲食習慣不良所導致的肥胖和代謝紊亂，數十年前鮮少好發於兒童，過去普遍認為第二型糖尿病是成人疾病，尤其以老年人居多，曾經又稱為成人發病型糖尿病（adult-onset diabetes）。但是，如今美國經診斷患有第二型糖尿病的二十歲以下病人，據估約有二十萬八千名。[3]

經醫師認可的飲食法不斷增加，包括但不限於低碳水化合物、低脂、素食、低血糖、地中海飲食、防止高血壓的得舒飲食法、糖尿病預防計畫（DPP）、原始人飲食法、純素飲食法等等，而且清單仍持續增長。上述所有飲食法各有優點，皆納入了有益健康的選擇，例如：新鮮的原型蔬菜、瘦肉、極少甚或無加工食品、堅果、豆類、少酒和少糖。

但是，所有飲食法中，並沒有所謂的「最佳」飲食，每種飲食都具有部分特質適用或不適用於特定的生活方式和健康狀況。合理的做法自然是從各種飲食法中，選擇適合自己的面向，且無需為所選的飲食類型貼上標籤。

以外科手術打個比方：十位不同的外科醫師，會用十種不同方式，來完成同一項手術。對特定的醫師來說，都有特定的最佳方法，這是對他或病人而言最有效的方式，也是他經常從事的手術技巧。當有住院醫師在場時，我喜歡他們質疑某些手術技巧，甚至詢問我對於其他醫師進行相同手術時的技巧有何看法。正如我自己受訓練時採用的做法，我告訴他們，他們有幸能觀察一項手術以各種不同方式進行，並決定自己喜歡或不喜歡哪種技巧；他們應當選擇自己偏好的手術技巧，並於將來應用。飲食亦是同理，仔細挑選有效的方法，轉變便指日可待。

把飲食法當成像在吃自助餐一樣——自行選擇喜歡的方式。這方法固然不錯，但我必須提醒一點：質與量都必須兼顧。眾多新潮的飲食法都強調了「吃到飽」的概念，像是「每天三餐都得喝茶和果汁，且你可以成天隨心所欲吃各種蔬菜！」此種吃到飽的想法其實十分不健康，讓人回想到大學時期用餐卡經常就能吃到飽，體重還因此增加了十幾公斤。

除了大學自助餐廳以外，外頭的餐館也時常提供自助式沙拉吧、無限續麵、續麵包或汽水續杯等服務，讓人產生一坐下就必須吃到飽的錯覺。除了療癒、紓壓和減輕焦慮外，人根本毫無理由必須「吃到飽」。只因為容許或付費提供的吃到飽，我們就有必要把自己吃到連五臟六腑都撐到不行嗎？即便某些食物的熱量再低，也無需如此。

原則二：別被超級食物騙了

世上真有超級食物嗎？「超級食物」一詞在醫學上不具任何意義，它只是假定「食品具有特定健康益處」的行銷工具罷了。

1970 年代末，義大利細麵退流行，反倒是義大利麵食風行一時，成了當時的超級食物。只要筆管麵加一些青醬，就會成為美食頻道的熱門食譜。

麥麩瑪芬（bran muffin）含有五百大卡的碳水化合物、糖、脂肪和少量麥麩片，則是 1980 年代的超級食物。烤穀物燕麥、烤穀物燕麥棒和冷凍優格亦是同理。表面上，這些食物皆鼓吹具有諸多健康益處，但事實卻不然。這些食物流行、時髦，而且一堆教育程度高且注重養生的人爭相食用，它們是當時的超級食物，儘管不見得以此稱之。然而，這些食物其實富含精製糖、低蛋白或缺乏蛋白質，營養價值低，助長了肥胖大流行的開端。

喜劇影集《歡樂單身派對》（*Seinfeld*）裡最經典的一集，趣味盎然，劇情是關於伊蓮吃了她自認是低脂的冷凍優格而發胖，但其實是受騙上當，一直購買了全脂點心。事實上，低脂或高脂根本毫無分別，冷凍優格中富含了糖和卡路里；然後，別忘了還有上頭的配料——現在才想起來還有配料？

接在自欺欺人的冷凍優格之後，下個出現的超級食物就是低碳水化合物了，如豆腐、豆腐冰淇淋、豆製品和地瓜薯條等。比起含糖豐富的麥麩瑪芬，和以優格為包裝但其實是冰淇淋的冷凍優格，低碳水食物自然比較健康，但是食用過量依然有害。

還記得從商店買來的水果拼盤嗎？還有那些旁邊全是不自然的綠色裝飾，然後您擠破頭想辦法拿到切成完美半月型的鳳梨薄片？現在不用再推擠了，在這個千禧年，您的超級食物是羽衣甘藍；不過，食用過量會導致甲狀腺功能低下症（hypothyroidism）。羽衣甘藍和綠花椰菜及白花椰菜等十字花科蔬菜，都是致甲狀腺腫（goitrogenic）植物。甲狀腺腫指的是甲狀腺異常腫大，甲狀腺病人若過度食用這類蔬菜，罹患更多甲狀腺疾病的風險會升高。

可是，多少才算是過量？由於人須攝取異常過多的量，才會引發問題，所以關於此點從未有過評估，畢竟人不是兔子，可隨意抓來做實驗。但是，蔬果搾汁的熱潮卻扭轉了情況，250 cc 的榨果汁很容易就讓人攝入過多的羽衣甘藍。一大袋羽衣甘藍是一家人整週沙拉的份量，榨成汁後變成只有 125 cc 的綠色液體。而且，羽衣甘藍的主要益處在於纖維質，當被攪碎加入稠糊的綠色奶昔中時，這點好處便消失殆盡了。

別忘了，還有經常和羽衣甘藍搭配的莓果。莓果是久負盛名的水果，可按季節享用，也可加在冷凍優格或混入麥片當中。莓果也是超級食物，吃太多莓果不會導致重要器官受損，唯一可能的不利影響是攝取過多的糖和排稀便。

黑色甘草糖是另一種短暫風行的超級食物，具抗氧化特性，但食用過量會導致低血鉀症（hypokalemia），並引發心律不整。目前尚不清楚食用多少甘草糖才算過量（元凶是天然甘草中的甘草酸），好消息是，大多數標榜以甘草為原料的糖果都是假貨，或者充其量僅含有微量的甘草萃取物，而且僅限於黑色甘草糖，紅色甘草糖可不包含在內。[4] 所以別擔心，您大可安心的邊欣賞電影、邊嗑您的紅色甘草糖。

2017 年，芬蘭有一項發表於《美國流行病學期刊》的新研究，警告懷孕婦女不宜食用過多的甘草，因為赫爾辛基大學的研究人員發現甘草中的天然甜味劑——甘草酸，對胎兒發育具有長期有害的影響。[5] 在這項研究中，心理學家針對十三歲左右的孩童進行認知推理測試，結果顯示胎兒時期接觸大量甘草的孩子，表現落後他人，智商約相差七分。根據家長說法，這些孩子也面臨較多注意力不足過動症之類的困難，女孩也較早進入青春期。當然，可能還有其他變因影響結果，而且這項研究的規模不大，因此有必要再做進一步的研究。儘管如此，這項研究的發現依舊別具意義：甘草酸會抑制導致皮質醇鈍化的酶，藉此增強壓力激素皮質醇的作用。胎兒發育需要皮質醇，但過量反倒有害。

說到從前的超級食物，我們至少都還唸得出來。如今，超級食物之所以「超級」，主要在於深具挑戰的發音。誰能正確唸出巴西莓果（açaí berry）、藜麥（quinoa）和薑黃（turmeric）的英文，立即高人一等，成了超級食物鑑賞家。

認真說來，大部分的超級食物對人都超級有益，它們富含營養，幾乎不含有害物質，如單醣、快速代謝的碳水化合物、或過多的脂肪等。既然食用藍莓、巴西莓或藜麥有益健康，是否有助於減少癌症、糖尿病、高血壓或高膽固醇等疾病發生呢？簡單回答的話，答案是肯定的。但是，正如諸多健康建議，它們也並非唯一的預防措施或解方。

沒錯，這些食物富含營養；沒錯，其中部分含有喚醒細胞的抗氧化物，能真正抵禦癌症。以藍莓為例，藍莓含有豐富營養，如維生素 C，但最為人所知的還是內含抗氧化物——雖然它確實含有抗氧化的花青素（anthocyanin），但它的抗氧化特性僅在實驗室的培養皿中才有作用，而非食用時。此外，請記得，當所有水果全被果汁機攪碎、濾出果汁、或用以進行果汁排毒時，便失去了所有有助於血糖控制的重要纖維。

舉個例子：我喜歡喝純果汁（Naked Juice），因為它嚐起來既可口、又能滿足我想吃甜食的欲望；當然還因為我沒有選擇喝汽水，而給人一種比較健康的幻覺。我在手術室站了一整天，只能靠全麥餅乾和黑咖啡撐著，口乾舌燥，所以到了離開醫院回家時，純果汁正是我想要的。

我最愛芒果口味，一份內含兩百九十大卡的碳水化合物和糖分，幾乎不含蛋白質，也沒有纖維；不過，它確實含有充足的維生素 A，且足以支持一個種芒果的小村落維生，僅此而已。為何它稱為純果汁呢？因為它不含任何添加糖，水果本身已含有豐富的糖分，誰還需要添加糖？一份芒果果汁包含一又四分之一顆芒果、一又四分之三顆蘋果、半顆柳橙、三分之一根香蕉和些許檸檬水。若我坐下，像喝果汁一樣迅速吃完內含的所有原型水果，胃肯定會爆炸，或至少飽足感十足。

另一方面，正如前述，水果的主要好處之一在於纖維。水果本該經過咀嚼至一定程度，才好吞下，但又不能過度咀嚼至失去纖維質。這些超級食物之所以有助於飽腹和消化，正因它們被食用和消化的速度很慢。水果擁有大量膳食纖維，所以有益健康，維生素不過是小小的附加價值。將原本的超級食物榨成汁、裝進瓶罐裡，會失去原本該有的「超級」特性。

現今孩童開始食用袋裝食品，我指的可不是嬰兒，而是有牙齒的孩子們。他們究竟多趕時間，以致無法自己咀嚼食物？人之所以演化出擁有臼齒和複雜的咀嚼能力，就是為了食用固體食物。蔬果榨汁和代餐的出現，部分源於用餐時間不足，我們不再有時間吃 125 cc 的優格了，所以乾脆選擇軟管包裝的吸食優格（Go-Gurt）。蔬果榨汁的謬誤在於榨汁過程本身。若單純食用拿來榨汁的完整蔬果，會獲得纖維、更多飽足感，消化較為緩慢，也能延遲飢餓感；蔬果榨汁或許可完整保存維生素，但纖維質會被破壞。

我們的一張嘴、一個胃、一長段小腸和大腸，比市面上任何果汁機都好用。人體果汁機可保留大部分的水果纖維，使纖維在人體系統中停留時間更長，並在物理上減緩消化速度；而蔬果榨汁會快速經過消化系統，所以，唯一好處只有快速攝取糖和少量維生素。（不塞車的話，我在回家路上，就能喝完我那全是糖的假超級果汁，然後等不及要吃一頓豐盛晚餐。）

如今關於超級食物的熱門話題是抗氧化物。儘管人人都熱愛氧氣，但某些分子的氧化作用會導致自由基（free radical）形成，進而破壞細胞，甚至造成細胞變異或癌症。維生素 C、維生素 E 和維生素 A 都是抗氧化物，可抑制這類化學反應，來平衡氧化作用。

但是，正如科學上大多數的分子，透過飲食攝取，不見得會直接產生作用。至今尚無研究證實，飲食中攝取抗氧化物或抗氧化補品，可預防癌症或治療癌症。事實上，目前已發現，部分抗氧化物不但無法降低癌症相關的死亡率，還可能使死亡率上升，β - 胡蘿蔔素就是最顯著的例子。[6]

原則三：珍惜體內的排毒中心

另一個熱門話題字是排毒（detox），過去僅用於因濫用各種物質（如酒精、海洛因或古柯鹼）而接受戒斷治療的人。戒除這類物質時，通常會採突然完全戒除的急遽戒斷（cold turkey），要不就是以類似物質代換，逐漸減少對原本藥物的依賴。

急遽戒斷十分困難，有酒癮的人在戒斷時，經常需要密切的醫療監控，因為他們會出現震顫性譫妄（delirium tremens），進而導致癲癇發作，甚至死亡。許多醫院若有酗酒的病人入院，不論原因為何，即便是與酗酒無關的健康問題，都會給藥以預防震顫性譫妄。有些人可能需要靜脈注射酒精，以防止此種情況發生，包含手術期間或之後在內。戒除海洛因或其他麻醉藥品的病人，若突然停止用毒，可能會引發危及性命的併發症。因此，多數人都選擇接受長期治療方案，利用其他形式的麻醉藥品替代，以便安全戒毒。濫用古柯鹼的人突然停用的話，可能引發威脅生命的心臟病發。所以，大多數人都是在醫院或其他治療中心的勒戒所戒除毒癮。

現在來點好消息。假設我們沒有僅在三級醫療（tertiary care，指大型醫學中心才有能力提供的醫療）機構中會遇到的極為罕見的遺傳代謝疾病，而且也無需試圖戒除藥物濫用的話，那麼，每個人天生都具有自己的排毒中心——也就是我們的肝臟、脾臟、腎臟、汗腺和胃腸道！根據當前熱議的話題，顯然生活於現代的我們，體內充滿了毒素，而且人體的天然排毒中心已不足以排除所有邪惡的毒素。於是，排毒飲食法出現了，例如蔬果汁排毒法、排毒淨化法，目的就是要擺脫這些導致憂鬱、疲勞、消化不良、肥胖、膚色暗沉、或疼痛的毒素。

有些飲食法聲稱，只要斷絕所有固體食物，喝特定果汁，觀察數週後的感覺，便會看見成效。若人戒掉咖啡因、甜甜圈和餅乾等甜食以及炸物數週，多半會感覺不錯——至少在辦公室茶水間咬著油炸甜甜圈，從去咖啡因的昏沉和數週缺乏咀嚼的飢餓感中恢復過來時，肯定感覺十分良好。但是，「排毒」效果呢？人體系統到底排出了哪些毒素？

腎臟是偉大的排毒中心。腎臟失去作用的話，我們可能得洗腎（每次通常需要三至四小時，每週進行三到四次，來代替腎臟工作），不然得接受腎臟移植，否則就會死亡。聽來腎臟幫人體排除了一些重要毒素，而不只是多力多滋玉米片含的毒素而已。腎臟可以過濾血液，將血液中的「毒素」變成尿液，然後透過排尿進行免費排毒！

肝臟也相當重要。肝臟失去功能且無法進行肝臟移植的話，人就會死亡，肝臟顯然也具有重要的排毒功能。肝臟會過濾掉我們所攝取食物中的「毒素」，偉哉肝臟！

脾臟是連醫學院學生都費解的神祕器官，可過濾掉血液中的汙染物。所以，我們也要為脾臟喝采！

此外，最有用的排毒器官或許就是腸道了。這條長達八公尺的管道，可將固體分解為半固體，一邊消化食物（沒錯，它也是人體果汁機），一邊吸收營養，並排除有害物質，也就是俗稱的排便——又是一種排毒！輕而易舉，一滴汗都不流！

說到汗水，汗腺遍布於人體最大的器官——皮膚。藉由排出汗水，氨、多餘的鹽、甚至多餘的水等「毒素」會被釋放至空氣中。流汗或許會散發異味且失禮，但卻是真正的天然排毒機制，可調節體內液體和電解質的平衡，向我們發出補充水分的訊號，同時也幫人體排出不必要的水分和鹽分。另外附加的一大好處是，流汗也可在熱天或身體勞動時調節體溫，在運動過程中進行排毒。

目前尚無研究指出，排毒飲食有何益處。但諸多研究顯示，人體本身的排毒中心無可匹敵。[7]

原則四：若沒有乳糜瀉，別怕麩質

無麩質飲食，要跟進嗎？未必盡然。

現今此種席捲全球的飲食風潮，背後確實存在著科學佐證，加上與麩質相關的自體免疫疾病——乳糜瀉（celiac disease）發生率不斷攀升，比起五十年前，高出四倍之多。我們得自問：數千年來一直存在於我們食物中的成分，為何突然變得如此危險？為何有人患有乳糜瀉，但有些人卻沒有？為何乳糜瀉在白種人如此普遍？

正如許多人所想，麩質並非碳水化合物，雖然與麵包和麵食有關，但麩質其實是一組蛋白質，名為醇溶蛋白（prolamin）和穀蛋白（glutelin）。這些蛋白質具有粘彈性，意即彈性和粘性俱佳，它們讓您的貝果口感吃起來恰到好處，讓您的麵條有 Q 勁。少有人知道麵包和麵食內含蛋白質，兩者所含的大部分蛋白質都來自麩質。雖然麩質主要出現在麵包和麵食中，但也隱藏於醬油、番茄醬、啤酒、冰淇淋等其他食物裡。[8] 說不定不久以後，麩質也會被視為一種毒素。

對某些人而言，麩質確實有害。這些人患有乳糜瀉這種遺傳性的自體免疫疾病——目前已知與 *HLA-DQ2* 和 *HLA-DQ8* 這兩種基因相關。無獨有偶，*HLA-DQ2* 也與過去稱為幼年型糖尿病（juvenile diabetes）的第一型糖尿病有關。這型糖尿病並非現今常見、因肥胖而增加的糖尿病病例，而是遺傳型糖尿病，通常好發於幼兒、甚至嬰兒。許多被診斷患有乳糜瀉的人，後續較易發展出第一型糖尿病，無法單靠飲食來控制，必須同時透過飲食和注射胰島素來控制。典型的乳糜瀉人數，約占總人口的百分之一至百分之二，吃到含麩質的食物時，症狀可能不太明顯，僅有腹脹、些微不適、腹瀉和食慾不振等，[9] 但長期下來可能導致吸收不良而發育遲緩，兒童尤其明顯。若想進一步確認是否罹患乳糜瀉，必須進行基因檢測和腸道切片檢查。

改成不吃麩質的飲食習慣，救了許多人一命。對這族群的人來說，無麩質飲食可不是鬧著玩的，不是追求時髦的生活方式，也不是減重方法。他們若攝入麩質，會造成脂肪、碳水化合物和維生素嚴重吸收不良，繼而出現營養不良、發育遲緩、缺鐵而引發的貧血、或甚至因缺乏維生素 K 而引起出血性疾病。

麩質敏感症（gluten sensitivity）又是另外一回事。非乳糜瀉的麩質敏感症病人，與乳糜瀉病人具有類似症狀，如腹脹、些微不適和腹瀉。但是，其中的作用機制截然不同。麩質敏感的人不會因為麩質而產生某些抗體，因此，除了感到些許不舒服外，不會有任何損害。麩質敏感症的人從飲食中剔除麩質後，感覺就會好上許多。採取阿金飲食法等高蛋白質與低碳水化合物飲食的人亦是。麵包、餅乾和麵食容易使人胃脹氣，食用這類高碳水化合物的食物，猶如吃海綿一般，會吸收液體、造成血糖驟升又驟降，作用與糖果中的單醣類似。

儘管無麩質飲食有利於減重或潛在的過敏體質，卻可能導致另一場災難。麵包和麵食等多數內含麩質的食物，現今都有無麩質的替代品。無麩質產品的口感不同，我不但試過還挺喜愛的，因為當中多加了油、米穀粉、甚或是鹽或糖。無麩質椒鹽脆餅嚐來充滿油炸的香氣，無麩質麵食口感彈牙又有嚼勁，難怪無麩質飲食蔚為風潮。乳糜瀉已知與遺傳型糖尿病（第一型糖尿病）有關，但無麩質飲食的流行卻導致了第二型糖尿病的病例攀升（主要與碳水化合物和糖的攝取增加相關）。[10] 由於簡單、精製的碳水化合物被複雜的澱粉類碳水化合物取代，因此無麩質飲食的風行也使得糖的消耗量隨之增加。

另一種可能是：麩質敏感症其實是腸躁症（IBS）的一種形式。腸躁症與非乳糜瀉麩質敏感症的症狀相似，食用特定食物的時候會出現腹脹、腹痛、吸收不良、腹瀉、或便祕，如今已知這類食物為 FODMAP 食物，分別代表可發酵（fermentable）的寡醣（oligosaccharide）、雙醣（disaccharide）、單醣（monosaccharide）和多元醇（polyol），[11] 像是朝鮮薊、核果、部分的麵包、果乾和甘露醇及山梨糖醇等人工糖等，都是 FODMAP 食物。排除 FODMAP 食物，即可減輕腸躁症症狀。

雖然我們尚未找到所有解答，但是科學家對於乳糜瀉病人和沒有乳糜瀉卻聲稱對麩質敏感的人，自有定見。我甚至懷疑微生物群落（與人類生理機能合作的腸道細菌）的變化，可能與此有所關聯。[12] 有個有趣的發現是：如同愈早食用花生製品，或許可減少花生過敏的情況，及早食用含麩質食品（如小麥、大麥和黑麥），或許也有助於降低麩質敏感的風險，尤其是對有乳糜瀉家族史的嬰兒而言。

隨著乳糜瀉病人增加，那些聲稱對麩質不耐的龐大族群，還有未對麩質不耐或未患有乳糜瀉、卻矢言自己因無麩質飲食而過得更好的人，都是無麩質飲食風靡一時的原因。此外，部分還可歸因（或歸咎）於名人，他們聲稱無麩質飲食讓人感覺更愉快、更輕盈、更健康。

減少麩質攝取量或許多少有益，但原因可能在於麩質食品中的其他成分，例如澱粉製的麵包或麵食。用無麩質代替富含麩質的食品，也許不是最佳解答，因為您可能少攝取了一些麩質，但增加了更多不必要的脂肪、糖分和熱量。

原則五：記錄自己的飲食

關於麩質飲食的辯論，為我們提出了一個很好的問題：對食物敏感和真正的過敏之間，有何區別？我們如何知道自己是敏感還是過敏？

目前並未有科學數據，可證實是否已有數百萬人開始變得對麩質不耐或過敏。不過，可以確知的是：個人飲食問題的自我診斷，的確造成了諸多問題，畢竟此種診斷多半不正確，尤其是受到整體社會風氣瀰漫的影響時，更是如此。很顯然，許多人傾向參考傳聞軼事，而非真實數據。[13]

舉個很好的例子：過去五十年來，味精（MSG）完全被妖魔化，不但遭控訴造成頭痛、偏頭痛和心悸等影響，還有許多人將這些不良影響指稱為「中國餐館症候群」，這種說法源於 1968 年《新英格蘭醫學期刊》上發表的一封信。[14] 令人驚訝的是，歷經數十年研究，至今仍無證據證實味精會導致上述症狀。更出乎意料的，我們食用的味精所含的麩氨酸（glutamate）離子，其實與人體裡天然存在的麩氨酸離子，在化學上並無任何差異。事實上，有別於大多數人的看法，味精其實自然存在於許多食物中，例如番茄（和番茄汁）、豌豆、帕瑪森和洛克福乾酪、馬鈴薯、葡萄和蘑菇。

類似的例子還有葡萄酒。由於政治原因而非科學研究，葡萄酒向來被貼上「含亞硫酸鹽」的標籤。一杯葡萄酒大約含十毫克的亞硫酸鹽，但六十公克的杏桃乾裡就有一百一十二毫克。葡萄酒相關的過敏其實並不存在；然而，亞硫酸鹽經證實與引發偏頭痛有關。許多患有慢性偏頭痛的人，會嚴格控制飲食，避免食用「造成偏頭痛」的食物，如葡萄酒、巧克力、多數的乾酪和含醬油的食物。雖然這些食物本身不見得就是引發偏頭痛的原因，但肯定提高了偏頭痛發生的機率。

其實，即便是因此受偏頭痛之苦的人，也不會對這些物質過敏。不過，過敏也好，敏感或反感也罷，隨便您怎麼稱呼，從這些病痛衍生而來的便是相應的產品，幫助您克服過敏、敏感、反感，或「假性的過敏、敏感、不耐或反感」，然後鼓勵您購買。譬如，Üllo 紅酒淨化器之類的產品可用作食用級聚合物過濾器，猜猜看它有何功用？自然是用來過濾葡萄酒中的亞硫酸鹽。[15] 想得可真美，將拋棄式過濾器放在酒杯上，倒入您的紅酒，然後大功告成——無亞硫酸鹽的葡萄酒在此！差不多就是這麼回事，它聲稱能「將葡萄酒恢復到天然狀態」，卻並未說明天然酵母中，其實含有亞硫酸鹽。若您剛好極為罕見的對亞硫酸鹽過敏，即使是天然酵母中的亞硫酸鹽，也會讓您感到不適。總的來說，Üllo 的構想還不錯，雖然您壓根就不需要。

另外還有一群人也有酒精消化的問題，不論是葡萄酒、啤酒或烈酒，都包含在內。亞洲人體內帶有的乙醇去氫酶（alcohol dehydrogenase, ADH）含量較低，此種酵素負責代謝、分解酒精。體內 ADH 較少，意味著喝酒時，「純」酒精在體內停留時間更長，可能導致皮膚泛紅、嘔吐，甚至加劇酒醉的程度。

不論您認為自己可能對何種食物過敏、敏感或不耐，真正讓您胃不舒服的東西很可能出乎您意料。若想瞭解與飲食相關的症狀，不妨詳實記錄自己的飲食。您仍然繼續正常飲食，即便您認為元凶是麩質、酒精、咖啡或果乾等特定食物，造成了您頭痛、胃痛、飢餓或疲勞等症狀，也無需將其剔除。請寫下每餐和零食吃的食物，以及出現的症狀。哪怕是醫師、朋友、營養師或您的母親，您都無需將紀錄拿給任何人看，所以，請誠實以對！

再來，棘手的部分是：下次出現不適的症狀時，先移除一種食物並觀察結果。再次重申，若情況未好轉或惡化，也請誠實以對。您可能會對結果大感驚訝！

原則六：認識真正的過敏

若您年過三十以上，可能還記得從前學校裡，那個對某種食物過敏的孩子；然而，時至今日，食物過敏似乎逐年日益普遍？此言甚是，兒童食物過敏的情況如今大幅增加，其中部分可能危及生命。美國的學校和日托中心現在完全為無堅果環境，以避免過敏兒可能的接觸。許多孩子在就讀幼兒園之前，就已先學會自行緊急注射腎上腺素；如今學校和日托中心的人員，也會接受注射器使用的培訓。

現在回到一個常見議題：懷孕期間吃花生和堅果，是否會使孩子更容易對堅果過敏？答案是否定的。事實上，2015 年進行的一項研究，破除了嬰兒接觸堅果後續會發生堅果過敏的理論。新的建議是讓幼兒接觸堅果，以免他們產生過敏。過去幾年的建議是兩歲前勿讓幼童接觸任何堅果產品，並推薦先提供較不易引發過敏的產品，例如腰果奶油或杏仁奶油。後來，研究顯示兒童及早接觸堅果較為有益，於是改為建議給十二個月大或甚至更小的嬰幼兒吃花生製品，以減少未來產生過敏的風險。而且，孕婦在懷孕期間攝食較多的花生、牛奶和小麥製品，可能分別與降低堅果過敏、氣喘和皮膚過敏狀況的發生有關。[16]

儘管研究建議兩歲後才讓幼童食用堅果產品，後來又改為十二個月大，但兩項建議似乎都無法阻止威脅生命的堅果過敏發生率上升，而且數字仍持續增加。有鑑於此，愈來愈多醫師開始讓病人嘗試另一種方法：提供孕婦和嬰兒堅果。新的建議包括餵食四個月大的嬰兒堅果製品（考量到窒息的危險，並非餵食整顆堅果，而是將花生醬或其他堅果奶油混入穀片中）。新近的建議似乎成效頗佳，兒童對堅果過敏的情況已有所改善。[17]

然而，非真正的過敏與危及生命的過敏，如今幾乎同樣普遍了。但原因很可能只是：曾經起過紅疹或腸胃不適的小孩，接受了食物過敏的血液檢測，卻收到偽陽性的結果。我們必須曉得：其中諸多反應主要發生在實驗室，而非人體。兒童接受過敏檢測時，特別是食物過敏檢測，通常涉及一連串血液測試。血液會接觸各種食物蛋白，若對特定食物蛋白發生反應，孩子便會被歸類為過敏。可是在食用該種食物時，經過胃腸消化吸收，孩子可能並不會有實際的過敏反應。

部分頗負盛名的幼兒園裡，張貼的食物過敏清單甚至比大多數餐館的菜單還長，上面顯示三歲孩子可能對豆腐、波森莓果、鷹嘴豆或開心果過敏。這是否意味著我們幸運的下一代比父母早了數十年，就開始享受異國的美食佳餚了？

乳製品也成為眾人避食的食物類別。雖然許多人有乳糖不耐症，但真正對乳製品過敏的人卻少之又少。乳糖是牛奶中的一種雙醣，需要乳糖酶將其分解為半乳糖和葡萄糖。乳製品食用過多時，若乳糖酶缺乏或不足，腸胃便會產生不適，但這不是過敏。無數家長信誓旦旦，指稱孩子「戒除乳製品」後（通常是在醫師的建議下），感冒或耳部感染情況便減輕了。但目前並未有充分的證據可證明此說。

GMO究竟是什麼？

最後，若不談到GMO（基因改造生物）議題，就是我的失責了。我將從此處開始，並在接下來的章節繼續討論。

在美國脫口秀主持人金默（Jimmy Kimmel）經典的節目中，他和團隊成員離開攝影棚，前往了洛杉磯當地的農夫市場，訪問自認深具「健康意識」的消費者對GMO的看法，消費者一致認為GMO很糟糕。而且，他們也一致想不起來GMO全稱為何，更無法說明為何GMO不好。

基因改造已經以某種形式存在數千年之久，最早可追溯至西元前一萬兩千年，人類對動植物的選擇性育種。刻意繁殖具有期許特性的生物，是最早的基因改造形式。儘管基因本身並未被改變，但人類期許的基因卻得以繁殖，而較不受青睞的基因則逐漸消逝。在缺乏資料的情況下，依目前的科學進展，我們該如何看待 GMO ？我們有十足的理由感到困惑，但有必要擔心嗎？[18]

首先，先以現今說法來看，究竟何謂 GMO ？

GMO 的全名是 genetically modified organisms，意即植物、動物或微生物的 DNA 或遺傳物質，經由非自然繁殖的方式被改造，遺傳物質由一個生物被移至另一個生物體內，甚至由一種生物被移至另一種生物體內。[19]

GMO 之所以飽受批評，原因之一是它們或許含有毒素。這確實有此可能。有些基因改造作物結合了可產生殺蟲劑的基因，有助於植物殺死害蟲，避免了噴灑農藥的需求。基改作物中的殺蟲劑含量，遠低於非基改植物所用的農藥劑量，但由於此種「毒素」存在於食物之中，因而被描繪成比非基改作物更為有害。我們確實需要更多研究，深入瞭解基因改造長短期的影響，尤其事關吃進肚子裡的食物時。然而，GMO 或許也可帶來正面貢獻——基改有助於減少農藥的使用，也有助於強化營養益處，甚至還有助於減少過敏原和汙染物。話雖如此，社會大眾的擔憂並非毫無道理：基改可能會改變食物中的細菌數，進而影響人體內的腸道細菌，導致產生了抵禦抗生素的抗藥性。[20]

然而，基改研究也常令社會大眾有疑慮，原因是商業食品公司贊助了諸多關於特定食品成分的健康益處、以及基改安全性的研究。此種利益衝突讓數據愈來愈難以分析，也難以讓人信服。我的職涯裡有大半時間，致力於提倡食品安全標籤，警告部分食品具有窒息危險。有些食品貼有這類安全標籤，例如某些廠牌的熱狗，但絕大多數產品都沒有貼。期許這些銷售高風險產品的食品公司為產品貼上安全警示標籤，向來難如登天。這些公司除了擔心收入減少之外，究竟顧慮為何？難道是怕多救幾條生命嗎？

但是，比起過敏原接觸或窒息危險等攸關生死的問題，基改的爭論尚不明朗。基改食品的擁護者大肆宣揚各種益處，譬如使用農藥的需求減少、農作物產量增加、以及大量大型動植物研究證實了基改的長期安全性。不過，關於基改生物的安全性，目前科學家仍無共識。所以，如今的重點應先擺在：規定含 GMO 的食品必須有所標示。畢竟我們已經消耗了數十億含有 GMO 的餐食，卻沒來得及使用前瞻性研究的方式，評估基改食品對人類健康短期和長期的負面影響。[21]

過去二十多年來，基改食品一直存在於我們的飲食當中。幸好，根據大型研究、以及針對眾多大型研究所做的統合分析研究顯示，都未發現基改食品有害人類或農作物健康的證據。

基因工程和基因改造的科學技術進展飛快，使我們在辨別先進技術的危害時，面臨更艱巨的挑戰。面對新興科技，當然應該審慎以對，但不該總是視其為敵人。GMO 也許可以大幅降低對農藥的需求、產出營養更豐富的產品、或新鮮度更持久的食品，以及降低冷凍或罐裝的需要；此外，也肯定勝過在奶昔中加入一些粉狀營養品。[22]

健康資訊小提醒

選擇「最佳」飲食時，謹記六大原則：

1. 仔細挑選適合自己的方法（沒有所謂的「最佳」飲食）。
2. 別被超級食物給騙了，世上不存在超級食物。
3. 珍惜體內的排毒中心。長期進行「排毒」飲食，反而可能有危險，而且是安慰劑效應居多。
4. 若沒有乳糜瀉，別怕麩質。
5. 記錄自己的飲食。
6. 認識真正的過敏。

第 6 章
讓我們來一場超市巡禮
——如何閱讀產品標示？

天然、有機、低脂、無糖、

全麥、新鮮現榨、未添加……

一定比較好？

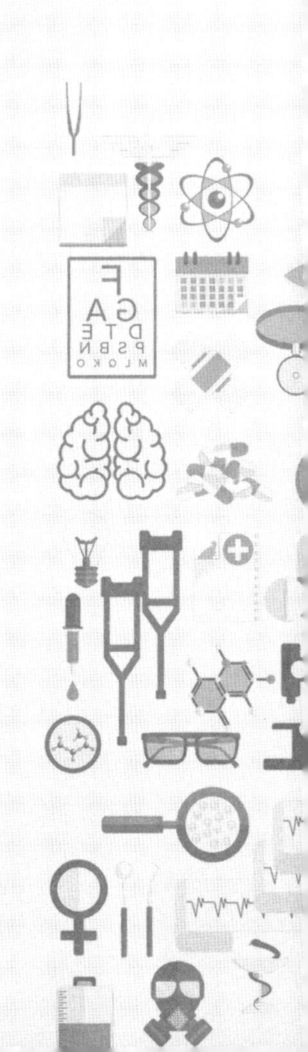

為什麼無麩質飲食的人，體內砷含量較高？

「農場新鮮直送」的真正含義為何？

您該吃哪種魚？

世上有所謂的抗癌飲食嗎？

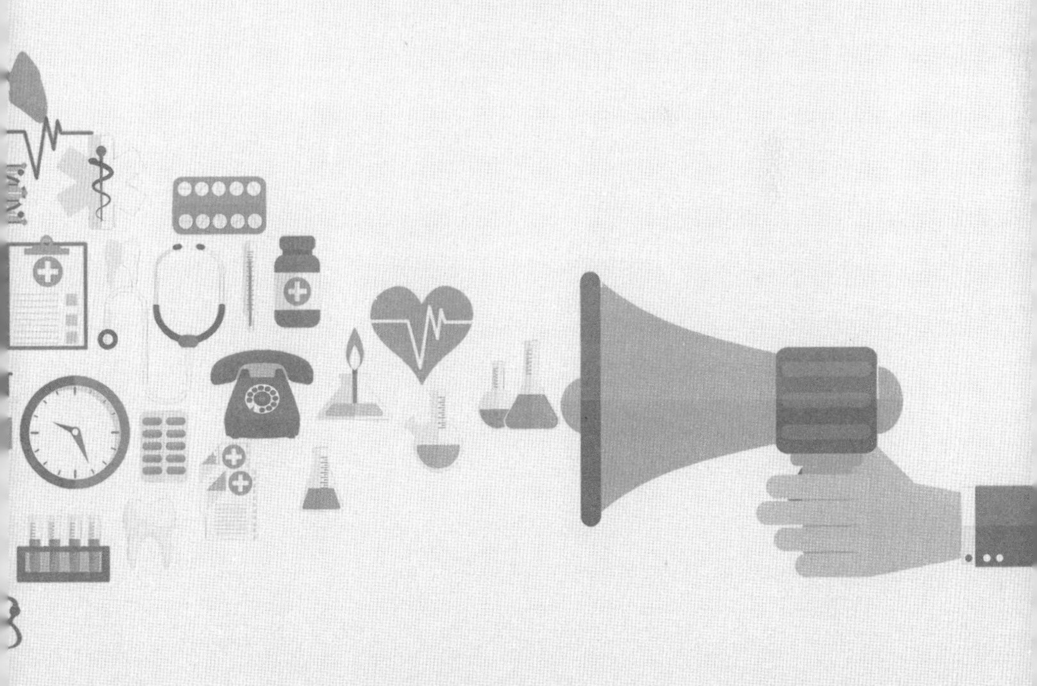

如果現在請您明確說明食品標籤上的「百分之百純天然」和「有機」之間有何差異，您辦得到嗎？您清楚「原型食物」或「低脂」等產品標示的相關規定嗎？「鈣質來源豐富」或「維生素 D 含量高」的產品又是什麼意思？這些術語究竟有何含義？

食品標籤背後藏玄機

歡迎來到現代食品業的行銷炒作世界。每當踏進超市，便有各種含糊不清的話術，等著誆哄我們。「有機」一詞是當代最糟的誤義，舉幾個例子：黃麴毒素（aflatoxin）源於真菌，也存在於花生之中，技術上而言，它是有機的，但同時也是地球上最致命的物質之一。炭疽（anthrax）同樣也是有機，砷為「純天然」──若您採無麩質飲食，或許需要測試一下體內的砷含量。2017年，伊利諾大學芝加哥分校的流行病學家主持了一項研究，結果顯示不吃麩質的人，體內經常含有較多的砷。[1] 主因在於米穀粉和其他天然砷含量較高的米製品，常被用來代替食品中含麩質的成分，因此，食用大量無麩質產品時，可能同時也攝取了大量的砷。

社會大眾如何認知與感受，這對於廠商製作有吸引力的食品標示，至為關鍵。做為有良知良能的人，我們自然而然很容易被「自然」、「永續」、「公平雇傭」、「有機」和「有益健康」之類的詞語吸引。但是，凡事皆有兩面，請試著從另一面思索，看起來如此明顯美好正確的事，其實也可能全然皆非。

幾年前，我的一位友人在上辯論課，其中一次作業是辯論關於資源回收的議題，他擔任反方。我告訴他：「您輸定了，資源回收沒什麼壞處，有利無害，是理應做的事。」但是，他已想到了幾項論點：「回收車排放的廢氣呢？回收工廠排放的有害煙霧呢？員工必須將垃圾桶中無法回收的垃圾挑出來，所浪費的工時呢？人人都會將外帶紙盒清潔乾淨，再丟入回收桶嗎？那只是增加更多不必要的浪費。」說得真好，最後，他贏得了課堂辯論。

儘管資源回收對地球生態環境的壽命至關重要，但看似毫無爭議的好處，總還是有一體兩面。食品製作也是如此，可投入太多額外的工作、資源和精力去增進益處或消除壞處，但正如資源回收的道理一樣，原該營養豐富的食品也可能對健康毫無益處，甚至會讓你付出一些代價。也許比起非必要的努力移除脂肪、添加維生素、避免添加劑或防堵有害食品，更值得關注的是食品標示上標注了不存在的成分，畢竟這些成分本就不該出現，例如無麩質棒棒糖、無糖咖啡和無脂果汁等等，標示出來也只不過是虛晃一招。

真實情況是：多數的食品標示幾乎未受到任何機構或政府機關監管；即便是少數經過審查的標示，對食品的營養價值也影響甚微——從加工食品的行銷角度說來如此，連理應新鮮的新鮮食物標示也是如此，哪怕它們宣稱是「農場新鮮直送」、「新鮮現捕」或「保證新鮮」都一樣。

前幾年夏天，我和家人一起去希臘旅遊。我們居住在一家由小型家庭農場所經營的小旅館，住了幾晚，旅館提供了菜園種的蔬菜，農場飼養的雞生的雞蛋，以及樹上現摘的水果。食物新鮮可口，如「農場直銷」一般新鮮。您想得沒錯，優格正是希臘優格。但是在當地，他們統稱這些東西為「食物」，不必貼上任何標籤。希臘人經常步行至各處，所以時常走路；他們餓了就吃，飽了就停。食物毫無標示，嚐起來就是美味而健康。大多時候，希臘人看來也很健康，雖然並無許多膚色健美的男神，但至少也沒有太多胖天使。

言歸正傳，現在讓我們來一趟超市巡禮，看看當中有些什麼產品。相信此次巡禮結束後，將為您的荷包省下不少錢。

新鮮蔬果多新鮮？

許多營養學家會建議您從周邊走道開始購物，也就是銷售農產品、乳製品、肉、蛋和魚貨的走道。此處的諸多產品都沒有營養標示。另一方面，中間走道則充斥了許多加工過的包裝食品，貼著冗長的營養成分標示，而且很可能內含人工成分，其中有許多成分的發音連生化學家都難以唸出。因此，不如讓我們先從新鮮水果和蔬菜開啟這場巡禮。

現今，大多數的超市都會販售有機和慣行農法（conventionally farmed，又稱為工業化農業、高外部投入農業）農產品。消費者該如何選擇？多數注重健康的人會選擇購買有機產品，即便價格高出許多。可是，若詢問大多數消費者是否知道為何有機產品比較貴，您就會發現，許多人其實並不曉得所謂「有機」的確切定義。

有機食品業產值數十億美元，必須遵守嚴格的政府規定，才能為食品掛上有機的標章，所有一切都取決於出產食品的農場。美國農業部（USDA）負責規範食品的有機標章，不過，事情當然沒那麼簡單，尤其是標章。所謂「有機」，無論指的是農產品、肉類、雞蛋、牛奶或其他產品，都代表農民並未使用農藥或化學肥料，也不會替動物施打抗生素或激素。

標示為「有機」的食品，必須含有至少百分之九十五的有機成分；猜猜看標示為百分之百的有機產品呢？沒錯，這些產品必須包含百分之百的有機原料。但是請仔細觀察：許多標籤都會注明「使用有機成分製作」。根據美國農業部規定，這類產品的成分中，至少有百分之七十必須為有機，而且不能包含任何令人憂心的GMO（基因改造生物）。然而，重點在於：這對於消費以及生態農場的永續發展，有何意義？我們深知大多數的有機食品比傳統農產品昂貴，但有機食品更健康嗎？某些產品確實如此，但多數產品卻不然。

有機產品的營養價值未必比非有機產品更高。[2] 國際知名的《內科醫學年鑑》曾刊登了一項2012年的研究，該研究統合分析了數百項其他研究，試圖找出有機食品是否比慣行農法產品更為健康。[3] 研究人員檢閱了數百項研究後發現：多數時候，長期食用有機產品的人與食用慣行農法產品的人，健康狀況並無二致。慣行農法的產品確實使用了較多農藥，但是，殘留的農藥量對消費者的健康其實微不足道。此外，孕婦採行有機飲食，無助於降低子女因食物發生的過敏，而且兩種產品的維生素含量差異不大。至於許多帶皮的水果或蔬菜，如香蕉、柑橘和豆類，使用農藥與否、或施用了哪類型的肥料，完全毫無影響。芒果、鳳梨、酪梨、甜瓜和茄子等厚皮水果和蔬菜，在可食用的部分幾乎毫無農藥殘留。所以，您大可不必多花錢，只要購買傳統種植的蔬果即可。

令人驚訝的是，即便是非厚皮的食物，如蘆筍、蘑菇、白花椰和洋蔥，也幾乎不含農藥，就算不是有機，也絕對安全。[4] 由於變項太多了，例如：總攝取量、活動程度、以及最重要的個人基礎代謝率，大家並非都是以相同速度消化相同食物；即使吃同樣的食物，每個人吸收的營養也大不相同，所以，幾乎難以採用量化方式，來釐清攝食慣行農法產品和有機食品在營養成效上的差異。

美國加州穆爾帕克郡的安德伍家庭農場所有人暨經營者安德伍（Craig Underwood），相當熟悉關於健康安全的流行語所引起的恐慌，以及消費者因此對慣行農法產品心生的畏懼。安德伍清楚指出，雖然有機一詞是指不含農藥，但其實許多農藥十分安全，甚至比被消除的害蟲還安全得多。絕大多數灑藥的農產品所接收的農藥量微乎其微，幾乎等同於在海洋中滴一滴水。他說：「蘋果籽中含有氰化物，梨含有甲醛，但我們照常食用，而且現在還是安然無恙的在高談闊論這些話題。」

從事農業數十年的安德伍，親眼目睹「購買有機產品」一詞變成了「自以為正確」的代名詞，而且大多時候毫無根據。肥料使用和殺蟲劑的規範其實十分嚴格，但外來物或「非天然」的負面意涵已成為無比好用的行銷工具。安德伍最愛提到的一點就是現今有機種植的菸草，但尼古丁可是眾所周知的強效殺蟲劑，更遑論吸入或咀嚼時還是一種毒素。安德伍指出：「大家應該別再擔心超市的農產品區，真正會害死人的是中間貨架上的商品（即薯片、汽水、烘焙食品）。」安德伍先生，您真是太明智了。

下一個問題：標示著「農場新鮮直送」的產品呢？是哪種農場？怎樣才算新鮮？

有別於一般人想像的農場新鮮直送，其實只要未經烹調或冷凍的蔬果，就能貼上新鮮的標籤。[5]（現今，有些蔬果就算不是冷凍食品，也能以冷藏或容器儲藏的方式新鮮出售。）農夫市場上的新鮮農產品，目前並未受到最新的食品安全法規規範，對人體健康是否有風險呢？有機農場種植的農產品也許不含農藥，卻可能為水果上蠟，雖算不上十分危險，但是誰願意吃打了蠟的水果呢？而且這肯定不是新鮮現採。

所以，哪種產品比較好？新鮮、罐裝、還是冷凍？其實，許多冷凍水果與新鮮水果的維生素和纖維質含量相同，尤其是莓果（有時含量甚至更多，因為冷凍水果是在全熟時採摘急凍，不像新鮮水果多半在完全成熟之前採摘，只為了撐過漫長的車程，抵達您購買的新鮮農產品區）。瞭解到這點，至關重要，如此一來，我們便能全年購買並儲藏冷凍莓果和其他健康水果，而且價格比新鮮水果低廉許多，尤其在非產季時。

許多消費者經常略過冷凍蔬果區，只購買所謂的新鮮食品。但這些冷凍食品的營養密度其實更高，價格更實惠，且保存期限更長。不過，水果罐頭和蔬菜罐頭就沒這麼理想了。雖然有些罐裝蔬果確實含有類似含量的維生素和纖維質，但在裝罐的過程中煮至近膠狀稠度時，多半會失去蔬果主要的營養益處，即維生素和纖維。更糟的還有糖漿類水果罐頭，當中添加了許多不必要的糖分。

多吃魚有益健康

無論您是純素者、魚素者（pescatarian，只吃魚類和海鮮，不吃禽畜）、猶太潔食者（kosher）或有其他飲食限制，且讓我們前往肉類區，其中可選擇的產品包含了紅肉、魚類和禽肉。有些從野外捕獲，有些則是農場飼養。[6] 於是，問題來了，這些農場採行傳統做法還是天然放養？這些動物吃哪種飼料？牠們是否被施打激素或抗生素？最重要的是，上述的問題重要嗎？[7]

首先，我得開門見山，道出一項事實：美國人吃的魚不夠。許多人僅因不喜歡魚而避食，但是魚類蛋白質含量高、低脂且富含著名的 omega-3 脂肪酸，可降低心臟病和中風的發生。

但由於海洋、河川和湖泊飽受汙染，野生魚類被發現體內含有愈來愈多化學物質，如汞和多氯聯苯（PCB，1979 年開始禁用的一組人造化學物質，容易長久殘留於環境中，並在魚類體內累積），還有部分魚類遭到濫捕而瀕臨絕種。儘管如此，仍有部分魚類可為我們提供健康益處。

受害最嚴重的是位於食物鏈頂端且長壽的魚類，如旗魚、鮪魚、鯊魚，劍魚、棘鰆、比目魚、藍鰭鮪、長鰭鮪、馬頭魚和白斑狗魚，這些海洋中的巨人皆因捕食位於食物鏈底下的魚類，而在體內蓄積諸多毒素。劍魚吃鮪魚，鮪魚吃鮭魚，鮭魚吃鯷魚。體型愈小、壽命愈短的魚受到的汙染愈少，例如鮭魚、綠鱈、鯷魚、沙丁魚、鯡魚、銀鱈或黑鱈和鰈魚，這些都是規劃飲食時，可以選擇的魚類。

水產養殖業如今蓬勃發展，現今許多魚類來自水產養殖，以打造更健康的食品。但是（凡事都有但書），這些養殖場也可能問題充斥，例如：改變了周遭水域的生態系、有機廢物（魚糞）對周邊海洋造成汙染，或導致養殖場周圍的自然物種棲群發生變化。選野生魚類好，還是養殖魚類好？目前尚無定論。現今已知某些魚種的汞含量比其他魚類高，應限制孕婦和幼兒攝取，但整體而言的問題仍是社會大眾普遍魚類攝取不足。

我們在超市購物時，會看到魚產上的各種標示，像是「水產養殖」、「野生捕獲」、「新鮮冷凍」以及「未添加色素」等，請儘管買吧！無需太過擔心標籤上的字眼。若您無法決定該選鮭魚或劍魚，記得選較小型的魚就對了（鮭魚比劍魚小型）。

談到 GMO（基因改造生物）時，我們最先聯想到的經常是輻照蔬果。但是，海洋如今充滿了各種超級大魚——基因改造既然已發生於各個層面，包含人類在內，魚類自然也不例外。水賞科技（AquaBounty Technologies）這家美國水產生技公司，設計了一種鮭魚品種，體型可長至非基改鮭魚的五倍，由於水賞科技公司是把現有魚類的基因加入新魚種中，因此美國食品藥物管理局並未規定該公司的產品必須附上 GMO 標章。社會各界擔憂這些養殖魚類被回放至海洋，會改變自然生態系，因此引起了激烈爭辯。[8]

所以就目前而言，我還是會選擇從海洋撈捕的魚貨，而非工廠水族箱飼育的魚。

您知道自己買的是什麼雞蛋嗎？

現今的雞蛋區產品精良，在冷藏區域占據極大空間。過去買蛋的選擇很簡單：白色、棕色、大的或小的、以及多年來農業部標章以某種方式賦予雞蛋價值的分級。雞蛋的等級單純與蛋殼外觀有關，僅表示蛋黃和蛋白外觀良好，標章與安全性、無汙染或雞的品質並無關聯。[9] 您買過 B 級蛋嗎？我個人從未見過 B 級標章，但它確實存在，而且水準不在 A 級之下。真是可憐了那些高於平均水準的 B 級雞卵！只因為得了個 B，而永遠不會被頂級雞蛋學院錄取。

但這種自我感覺良好的烏比岡湖效應（Lake Wobegon effect）分級制已不再是重點，因為我們現在還能選擇那些產卵的雞（在將未出世的後代捐給我們之前）如何受到對待。我們從雞蛋的來源（大型養雞場新鮮直送的雞蛋、自由放養的雞生產的雞蛋、吃了您才剛買的有機食品的雞所產的雞蛋、還是純天然雞蛋），就可知道產卵的雞受到的待遇如何。

儘管晝夜不停的新聞會播報真實的農場生活景象，但我們許多生活在城市或郊區的人，仍耽溺於農場的田園生活形象：一大清早，公雞報曉，雞隻咯咯叫，同時傳來烤餅乾的香氣，人們刻板印象中的農夫（總是男性）戴著草帽早早出門，一一問候每隻動物，還一邊撒些飼料到雞舍，將昨晚的廚餘倒到豬圈，然後餵他最愛的牛吃草。農夫的妻子穿著圍裙，總是看上去身形圓潤、笑容滿面、且臉頰紅潤，鎮日烘焙，並照料總在裙邊嬉鬧亂竄的孩子。抹去這個印象吧！現代農場生活差得可遠了。

農業是地球食物供應鏈中，不可或缺的重要環節，但可不像1950年代的童書《農夫約翰和妻子珍妮》所描繪的那般，這些「農場」雖然生產新鮮直送雞蛋和自由放養（free-range）的雞，但雞蛋既不如您所想的新鮮，雞也沒那麼自由。

養雞場飼養的雞隻生活在籠裡，雞籠一個挨著一個。直到最近，每隻雞的生活空間大約為四百平方公分，等於二十公分乘二十公分，約莫是您最小的烤盤大小。現在有些養雞場將空間擴大到七百三十平方公分，讓我替您省點算術時間：每隻雞大約擁有二十七公分乘二十七公分的空間。所謂「農場新鮮直送」根本毫無意義。

即便是聲稱「非籠飼」（cage-free）的雞隻，其實也生活在擁擠不堪的大穀倉裡，裡面裝滿了成千上萬隻雞。每隻雞的活動空間僅三十公分見方。

自由放養的雞幸運一些，每天有幾分鐘時間，可以外出伸伸腿。但即便如此，這些雞也是飼養在難以置信的狹小空間裡，由於生活空間如此窄小，又無籠子隔離，牠們死於疾病或互啄至死的機率，比起羽翼完好的籠飼雞高出一倍。由此可知，這些生活空間狹隘的自由放養、非籠飼、大型養雞場飼育的新鮮雞隻，產下了您那自由放養、非籠飼、農場新鮮直送的雞蛋，而且還號稱有機！[10]

看到雞蛋上有「不含激素」（hormone-free）或「不含抗生素」（antibiotic-free）的標籤時，千萬別上當。根據法規，為雞隻注射激素是違法的，但是牠們確實會與一同飼養的牛，一起施打抗生素。不過，即使雞隻真的施打了激素，在被人體消化後，也不具有活性。（若激素能維持活性，那糖尿病人就無需自行注射胰島素了，只要吃藥即可。）

另一方面，抗生素則持續對食品業造成嚴重破壞，不僅是雞肉，我們食用的農牧場飼育肉類多半亦是。正如人類濫用抗生素而產生抗藥性和更嚴重的感染，致使將來可能無法使用抗生素進行治療，我們的禽類朋友也是如此。當雞蛋注射了抗生素後（正是如此，甚至在孵化前就已逐一注射了抗生素），生命力較強的微生物會存活下來，導致家禽普遍產生抗生素抗藥性。[11] 即使貼上「不含激素」或「不含抗生素」的標示，也只是讓您的雞蛋看起來像無麩質咖啡一樣健康而已。

還有，這些不是那麼歡樂的雞，平常究竟吃些什麼呢？許多蛋盒或雞肉產品會聲稱自己的雞隻吃素。這可不太妙，因為雞是雜食性動物，仰賴野生的蟲子和穀物維生。現代養雞場餵養他們的素食食品，很可能是當中充滿了氨基酸的玉米飼料。

該購買有機牛奶嗎？

不論放牧、有機飼育、有無施打激素或抗生素，牧場的乳牛都需要擠奶。乳牛可以四處走動，然後再關回飼場。我們有生產有機牛奶的乳牛，還有牛奶無需進行高溫殺菌的牛。另外，牛奶也和脂肪有關，像是無脂、脫脂、低脂、全脂。

美國有機貿易協會（OTA）之所以從每年三十億美元的產業躍升至三百億美元，其中有機牛奶的銷售是一大主因，尤其是針對有小孩的家庭。社會大眾日益憂心牛奶中的添加物，諸如生長激素、性激素、牛飼料中的農藥和對牛施打的抗生素等，也有愈來愈多消費者對未標記有機的牛奶有所疑慮。然而，不論是有機牛奶或傳統加工牛乳，當中的維生素、蛋白質、礦物質和脂肪含量其實大同小異。

直到生小孩之前，我從未特別留意過牛奶品牌。我們這一代的成長過程中，都喝朋友稱為「藍奶」的脫脂牛奶（我猜想是因為脫脂牛奶色調有點偏藍的緣故），這個習慣一直延續到我成年之後。偶爾喝到全脂牛奶時，我感覺自己有如喝到冰淇淋。

但是當我的孩子年紀大到可以喝牛奶時，我也深陷於巨大的牛奶狂熱市場。我買了百分之百有機牛奶，而且成分標示最好是寫了「含有……」和「不含……」，內容愈長愈好：含 DHA ！不含乳牛生長激素（rBGH）！含有維生素 D 和鈣質！還有我最偏愛卻也真實顯現出我到底是個傻子的一點：我們的牛都是快樂的牛！即便至今，我依然會購買有機牛奶，但主要是出於習慣。一般牛奶對我和我的家人當然也無妨，只是我不太確定那是否來自特別快樂的乳牛。

真正有問題的是生乳，即未經過高溫殺菌的鮮乳。此種偽健康形式並不有機，只是根本沒用巴氏殺菌法（pasteurization）消毒而已。巴氏殺菌法是消除有害細菌的方法，最早是由法國科學家巴斯德（Louis Pasteur）於十九世紀末發明。生乳含有已知的病原體，如沙門氏菌、大腸桿菌和李斯特菌等，已造成過無數人類疾病大流行。美國兒科學會、美國疾病管制暨預防中心或食品藥物管理局均不建議飲用生乳。[12]

牛奶終究含有添加物，DHA 就是其中之一。DHA 也是重要的行銷工具，與大多數的英文縮寫一樣，許多偏好 DHA 的人既不知道它的全名是什麼，也不曉得它的作用，顯然更不會知道 DHA 添加到牛奶或其他產品中有何直接影響。DHA 全名為二十二碳六烯酸（docosahexaenoic acid），是一種高度不飽和的 omega-3 脂肪酸（HUFA），天然存在於海藻中，因此也存在於某些海鮮當中。人乳中也含有 DHA，對幼兒的大腦和眼部發育十分重要。[13]

由於 DHA 與神經元發展相關，因而出現大量研究，試圖評估 DHA 是否可能影響神經系統疾病，尤其針對兒童。DHA 被添加至商店購買的牛奶、或一般服用的保健食品中，以防止發展障礙，包括注意力不足過動症和泛自閉症障礙。部分研究顯示，omega-3 脂肪酸有助於治療成年人的情緒障礙。[14] 然而有消息傳出說，添加在牛奶等有機食品內的 DHA 為加工合成的，於是招致有機食品業監督團體的強烈反對。[15]

無論加工方式為何，DHA 仍是 DHA，但許多人一想到標示有機的產品中添加了合成物質，便會大驚小怪。儘管美國食品藥物管理局規定有機標章的產品僅能包含有機成分，但主管機關還是讓 DHA 過關。[16]

此外，這些添加 DHA 的產品也包含了基改物。[17] 有機食品業監督團體甚至宣稱：合成的 DHA 含有名為己烷（hexane）的有害物質，認為具有神經毒性，對人體神經系統有害無益。事實是，DHA 是嬰兒出生後六個月內，眼睛（尤其是視網膜）和大腦發育的關鍵物質，母乳中就含有此種物質，若孩子未喝母乳或除母乳之外喝的是配方奶，當中也應該要含有 DHA；但是六個月大之後，無論是基改、合成或有機的 DHA，添加 DHA 與否可能根本毫無作用。[18] 最近，愈來愈多證據顯示，添加 DHA 對嬰兒或兒童發育毫無影響，也不會讓他們變得更聰明。[19]

強調 DHA、有機或其他各式健康主張的益處，確實足以吸引消費者購買，例如標榜「不含 rBGH」、「不含乳糖」、「不使用農藥、抗生素或激素」、「乳牛以自然方式泌乳」或「由純淨的牛生產的純優質鮮乳」等等特點。無論是否用了「有機」一詞，這類標示在行銷上都頗具成效。大家願意為聲稱更健康的產品多掏點錢，甚至還出現了專有名詞——特徵價格函數（hedonic price function）來描繪價格與產品特徵之間的關係。談到認知上的健康益處或避免健康害處時，享樂主義（hedonism）總是勝出！但出乎你我意料的是，美國兒科學會發現：多數帶有這類標章的產品幾乎毫無作用或影響，包括 rBGH 在內。rBGH 對牛有所作用，但不會影響牛乳。同理，抗生素、殺蟲劑或有機牛飼料亦不會造成影響。[20]

乳製品主張的益處，包括內含維生素、礦物質和蛋白質。乳製品確實含有大量的維生素 D、鈣質和蛋白質。但是，那些聲稱「……的來源」、「……的優良來源」、「……的絕佳來源」或「高含量……」的標籤呢？優格等其他乳製品還可以塞進更多好處，只要在標籤打上「活菌」、「益生菌」或「希臘」等字眼。（希臘優格只是水分較少的普通優格，因水分少，所以產生較濃厚的風味和口感，而且每份的蛋白質含量也相對較高。但在希臘，它只稱為優格。）

該喝低脂牛奶？

乳製品確實擁有諸多優點，現在讓我們來看看所有術語的真正含義。

即便稱為「牧場」，但大多數生產牛奶的乳牛是在工廠進行擠乳，也許是牧場裡的工廠，但依舊是工廠。請您抹去腦海中的印象吧——酪農坐在擠乳凳上，擠壓牛隻的每個乳頭，心中暗自希望別被名為愛西的乳牛偶然踢上一腳，或被牛奶噴濺到眼睛。

擠乳場是一座機器運作的大型自動化工廠，牛隻整天大部分的時間都近距離站著，讓機器擠乳。擠出的牛乳不是裝進桶內，而是輸送到其他機器進行加工，這便是所謂的牧場新鮮牛奶。維生素、礦物質和蛋白質自然存在於牛奶中，還有一小部分的脂肪（全脂牛奶的脂肪占比為百分之四，低脂牛乳為百分之一或二，脫脂牛乳則完全為零）。各類牛奶的脂肪含量差異，真是出乎意料的小；然而脂肪含量愈低，蛋白質含量也愈少，相對的，糖分也愈高。因此，飲用低脂牛奶或許能減少些許（極少）熱量，但也會在不知不覺中，減少蛋白質的攝取，並喝下更多的糖。

此外，牛奶還含有天然存在的乳糖。許多人聲稱自己對牛奶或乳製品過敏，但其實是對乳糖不耐或敏感。乳糖為雙醣，意即它是一種複合糖，人體的消化系統含有乳糖酶，可將乳糖分解為單醣、葡萄糖和半乳糖，不含乳糖的牛奶已完成了此過程。葡萄糖和半乳糖比乳糖略甜，這便是不含乳糖的牛奶喝起來比普通牛乳更甜的原因。

牛奶含有天然的維生素 D 和鈣質，但含量高嗎？答案是肯定的。我向來是牛奶和乳製品的大力擁護者，過去十多年來，牛奶和乳製品變得臭名昭著。家長們矢言小孩在不吃乳製品後，耳朵感染症狀便減輕了。其實不是這麼回事，誤會大了！

小孩若在入睡前躺著喝奶、或用吸管杯喝奶，當然會導致蛀牙、鼻塞、甚至耳朵感染。喝牛奶時若維持平躺姿勢，嬰幼兒尤其容易如此，牛奶便易於流至喉嚨後頭或食道頂端，然後輕易從喉嚨流向鼻腔後方，此處是耳朵排液之處，而充滿鼻腔後方的牛奶會導致耳朵排液不良、鼻塞和耳朵感染。不論是透過奶瓶或吸管杯餵奶，牛奶中的糖分會引起所謂的奶瓶性齲齒，常見於年齡較大的嬰兒和幼兒，因時常連續幾小時吸奶而發生。而且不只是牙齒，牙齦也可能受到傷害。因此，睡前一瓶奶可能造成無牙的嬰兒未來出現蛀牙的風險。但是，乳製品本身與耳朵感染、鼻塞或齲齒無關。

此外，還有人認為乳製品是感冒的誘因或病因。我有許多病人都以為扁桃腺移除手術後，不能食用冰淇淋或其他乳製品。為何不行？目前毫無證據顯示，食用乳製品會減緩術後恢復的速度或引發任何問題。小孩喉嚨痛時，讓他吃點冰淇淋也無妨，他只會變得更快樂。

超市的中間走道：琳瑯滿目的標籤

超市中間走道或許是最標籤滿溢的一區。幾乎每項產品都宣稱擁有更多好處或更少壞處，或兩者兼具。諸如：「鈣質優良來源」、「低飽和脂肪」、「高纖」、「富含全麥益處」！

除了聲稱是特定營養的優質來源外，我們還看到「使用……製造」、「內含……」和「充滿……」等用語，只為了吹捧看似健康的產品，引誘消費者購買。其他話術還有「含糖量低」、「低脂」、「全麥」和「純天然」等。其中諸多用語並未受到太多規範，例如，若某項產品聲稱是特定成分的「優質來源」（當然是指益處），僅需含有消費用量參考值（reference amount customarily consumed, RACC）的每日營養素攝取量（daily value, DV）百分之十至十九，就可以了。雖然微不足道，但確實聽來不錯。而且，還有一點可以確定：若想在包裝上宣稱是特定營養的優質來源，規定至少需要百分之十的含量。所以啦，製造商想必是設法達到最低標準，而非最高標準。[21]

「使用……製造」或「加了一點……」等用語，幾近於毫無用處。我熱愛「泰舒（Tazo）有機綠茶」，這幾個字可真是充滿了衝擊力：健康品牌泰舒！有機！綠色！茶！多麼營養健康的一瓶好茶啊！

好戲還在後頭：「加了一點糖」。沒錯，每份含糖三十克，這「一點」可不少，但我欣賞標籤的誠實以告：「內含百分之十的純果汁！」（還加了驚嘆號喔！）一瓶裝滿 225 cc 的水，加三茶匙的糖，然後再加入約 23 cc 的果汁，這就是百分之十的純果汁。而且，果汁所獲得的「宣傳」都比它本身的價值還多。更精采的是殘酷的現實：「不含真正水果」—— 這下可就對了。

大多數的瓶裝果汁幾乎毫無營養價值，即便是百分之百純果汁也沒用。水果的營養價值在於果實本身，但被用來榨汁後，除去了最有價值的纖維。蘋果汁或柳橙汁含有些許維生素 C，但是大多時候，即便是百分之百的果汁，當中的高糖含量也遠超過任何維生素的益處。我的孩子還小時，他們知道生日聚會上會提供果汁，而且也知道我稱之為糖水，事實上也果真如此。他們會總是很有禮貌的對聚會主人說：「謝謝您的糖水！」主人經常先是表情困惑，然後才意會過來，一邊竊笑、一邊遞給我蛋糕。

過去幾年，愈來愈多人把糖稱為「萬惡元凶」。從許多方面看來，糖可謂當之無愧。糖成為低脂食品中日益重要的成分，大家誤以為低脂便等於低熱量，而低熱量就等於健康。1970 年代由於出現了「低脂」的健康意識，導致食品中含糖量愈來愈高，結果造成肥胖增加，而非減少。第二型糖尿病的病人不減反增，甚至連心臟病和肝臟疾病也增多了。

儘管如此，糖雖是罪魁禍首，也不盡然如此糟糕。雖然糖可能導致諸多可預防的慢性疾病，但並非如部分人士認為，是散布在細胞上滋養癌症的邪惡物質。少數癌症醫師相信癌細胞需要糖的滋養生長，因此無糖飲食應可治療甚或治癒癌症。儘管認為如此的醫師為數不多，但正日益增加，由於他們如此堅信，導致他們的病人也贊同此觀點。於是，低糖飲食和抗癌「排毒」自然療法中心，時常利用此一主張來牟利。

這種概念又稱為瓦氏效應（Warburg effect），但完全是誤解。瓦氏是一名科學家，證明了細胞需要糖分提供能量，以進行細胞增殖，尤其是快速增長的癌細胞。然而，此發現與個人飲食中的糖分並非直接相關。培養皿中的細胞需要糖分來成長，不代表會影響癌細胞在人體內的發展。植物為我們提供氧氣，但呼吸困難時，您會去嗅聞綠葉嗎？話雖如此，仍有眾多無良的醫師及絕望的病人，深信這種關於糖的謬論。

我認識的一名病人原本患有可治癒的舌癌，但他選擇了無糖飲食而非手術。結果，癌症迅速發展，入侵了重要器官，使得他無法再進行手術。當他意識到無糖飲食並無效果時，同意了進行化療和放射治療。但是在他進行無糖飲食又未接受治療的期間，癌症發展得實在太快，以致後來的救援性化療和放療毫無作用。他最終失去了進食和說話的能力，後來又由於腫瘤阻塞呼吸道而無法呼吸，最終接受了緩和性的氣切插管治療，數週後便逝世於安寧照護中心。

飲食中的糖還被錯誤連結到「與酵母菌感染有關」，但事實並非如此。我很喜歡某位醫師對此現象的看法：「糖分攝取和酵母菌的關連，儼然是都市傳說，多虧了許多立意良善但孤陋寡聞的醫療從業人員、以及那些蛇油大夫（就是那些試圖販售排毒療法、飲食法和書籍，來幫助身體擺脫酵母菌的商人）。」[22]

運動比節食更重要

在我們尋求有益健康的保健食品過程中，目標常是放在能否瘦身。事實上，我們一味追求變瘦的文化，很可能導致致命的危險，許多節食人士儘管出發點良好，但卻經常忽略此事。

健康的脂肪是健康飲食的一部分。部分低脂或脫脂產品由於損失了太多營養，就以糖代替脂肪，或使用假脂肪或假糖，很難說「節省」下來的熱量究竟值不值得。

《肥胖悖論》一書的作者拉維（Carl Lavie）博士證明，無論從短期或長期來看，採無脂飲食的人不見得比較健康。[23] 外表上看起來瘦，內臟脂肪可能仍然過高。所謂的內臟脂肪就是遍布腹部重要器官的不健康脂肪，會導致新陳代謝紊亂、或甚至死亡率的風險提高。所以，您或許無需減掉那最後五公斤的體重，尤其是若您已年屆五十、且罹患老年相關疾病的風險較高的話。

遺憾的是，專注於避開食物中特定成分的人（亦即出於節食目的，而不吃糖和脂肪之人），會用不健康的選擇來補充熱量。根據新近的研究指出，保持運動比單純節食更為重要。比起任何特殊飲食，持續運動可能對健康和新陳代謝更為有益。

健康資訊小提醒

- 多數食品標示未受任何團體或政府機關管制，而受管制的標示對於營養價值的影響極小。
- 有機不代表健康，部分有機產品可能有益健康，但是多數有機產品並非如此。
- 吃海裡捕的魚，別吃工廠水族箱的養殖魚類。
- 乳製品與耳朵感染、鼻塞、齲齒或長時間感冒，並無關聯。
- 單靠飲食，無法預防或治癒癌症。
- 閱讀食品標籤時，須瞭解各種用語的含義，如「高含量」、「……的豐富來源」、「不含糖」等。

第 7 章
補充營養的真實代價
——關於維生素，您所不知道的事

若沒有維生素和營養補給品，

如何保持健康活力？

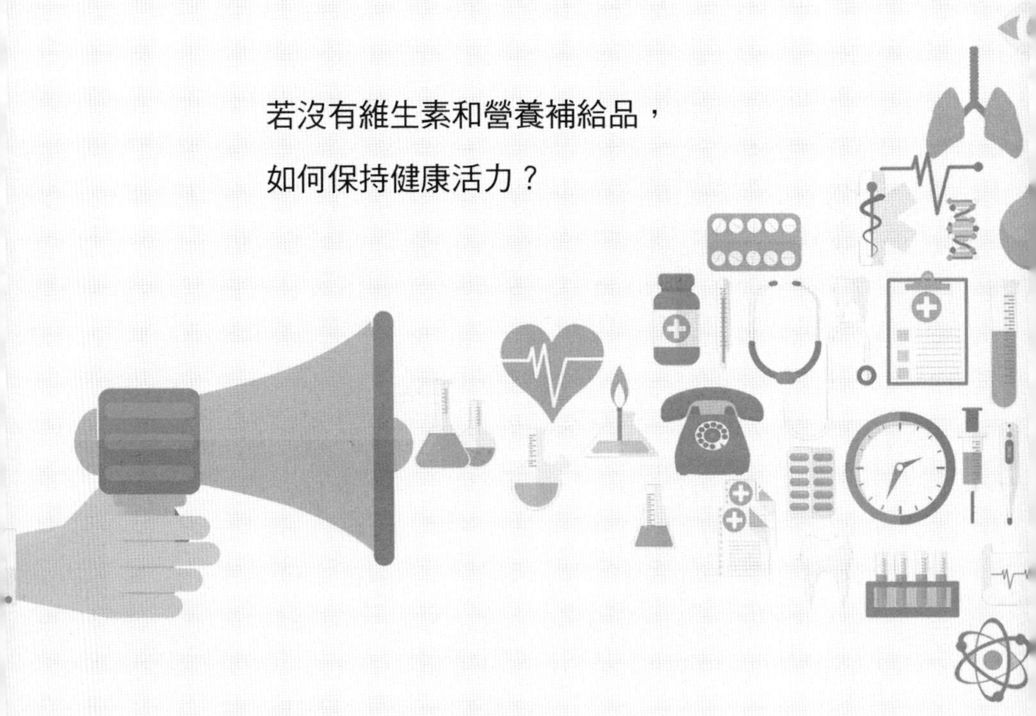

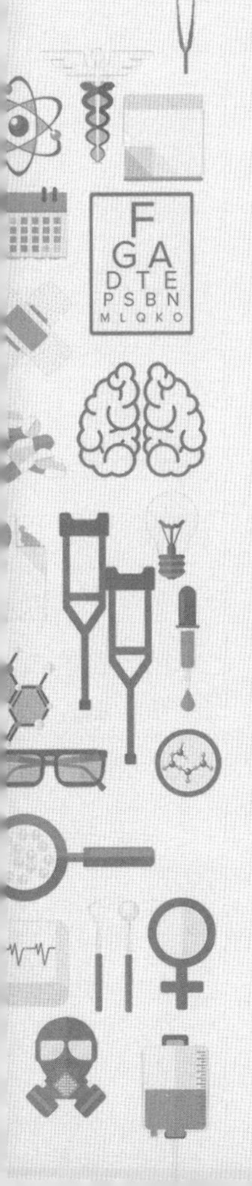

為何大家如此熱愛維生素？

哪種維生素會增加罹癌風險？

新生兒錯過維生素 K 注射，有何後果？

營養補給品是否該視為藥品？

我們熱愛維生素。美國有半數成年人定期服用綜合維生素或某種維生素、或礦物質補給品，六十五歲以上的長者中，有百分之七十會服用維生素或礦物質補給品，每年在此方面的消費總計超過一百二十億美元。

維生素多多益善？

根據約翰霍普金斯大學的說法，這筆錢最好花在維生素的真實來源上，如水果、蔬菜、健康的碳水化合物和乳製品等。2013年國際期刊《內科醫學年鑑》發表了一篇社論，標題為〈適可而止：別再浪費錢購買維生素和礦物質補給品〉，[1] 文中約翰霍普金斯大學研究人員回顧了三項特定研究的驚人數據。首先，研究人員針對一項涉及四十五萬人的研究進行分析，發現綜合維生素無助於降低罹患癌症或心臟病的風險。另一項研究追蹤了五千九百四十七名男性，在十二年間使用綜合維生素的情況及其心智功能，結果發現綜合維生素並未減低思考緩慢或記憶力衰退等心智衰弱的風險。第三項研究主要針對一千七百零八名心臟病發的倖存者，他們被隨機分為兩組，長達五年期間，一組服用高劑量的綜合維生素和礦物質，另一組則服用安慰劑。（病人、負責照護的醫師及研究人員，皆不曉得服用安慰劑或綜合維生素和礦物質的病人是哪些人。）後來發現，兩組人在心臟病發、心臟手術和死亡的發生率結果類似。

此外，另有兩項 1995 年完成的著名研究，橫跨十多年追蹤了數十萬人，結果顯示：補充 β-胡蘿蔔素和維生素 E 對人體尤其有害，會大幅提高罹癌風險。[2] 其中的研究引發了後來深具里程碑意義的美國「佛明罕心臟研究」(Framingham Heart Study)，該研究原先以為補充 β-胡蘿蔔素有助於防癌，後來研究人員發現：服用過多的 β-胡蘿蔔素，與癌症相關的死亡人數大幅增加有關，因而必須提早結束。

上述所有研究在媒體報導上時有所聞，但似乎並未改變大眾服用營養補品的習慣，甚至連我都動搖不了。我每天服用綜合維生素和維生素C。如果感冒了，還會狂吞兩顆維生素C；心情好時，我還會多補充維生素D和鈣片。我丈夫既是醫師又是研究人員，同樣也會服用營養補給品；還有，我的孩子每天早上都會吃兒童綜合維生素軟糖，直到牙醫懇請我們停止為止。

我之所以服用維生素，主要原因在於安慰劑作用。正如第9章〈輔助性另類療法〉中會進一步解釋，若人認為某項事物有所幫助，便確實會產生助益。服用維生素讓我感覺「更健康」；若我的孩子某天吃了口味很重的炸物而沒吃青豆，我感覺他們可能得從維生素補充一些必須的營養。

但是，我從不服用任何特大劑量的營養補給品（雙倍劑量、三倍劑量、或甚至高達一千毫克的維生素C，統統毫無用處，但若不常服用，就無安全疑慮），而且我從不仰賴維生素補給品來提供真正的營養和健康。加在飲料中的強化維生素粉，其實是浪費時間和金錢，但有危險嗎？或許不會。是否有證據顯示它們有助於改善健康狀況？並沒有！

我與科學界及醫學界一群受過高等教育、且十分注重健康的護理師和醫師共事，他們定期運動，並經常在鍛煉後，補充高劑量的蛋白質奶昔和富含維生素強化的果汁。這些飲品有助於肌肉增長嗎？不會。這些強化飲料會危害他們的健康嗎？也不會。他們的肌肉之所以壯大，是因為做重訓、游泳或跑步。但是，我又再次吃了這一套。身為一名忙碌不堪的外科醫師，我的當月主打午餐經常就是蛋白棒。

我常定期對醫務人員（包括外科醫師、護理師、住院醫師和醫師助理）進行完全未經科學驗證、但是趣味十足的民意測驗，調查大家的維生素攝取情況。我的問題很簡單：「您有在補充維生素嗎？」結果獲得了各異奇趣且截然不同的答案：

「我沒有，但應該要。」

「沒有，我該這麼做嗎？」

「沒有，但我母親是藥師，經常從亞馬遜會員網站訂購鈣片寄給我。」

「我吃完了，所以就停止服用綜合維生素了。」

「我會經常補充維生素 E、C、D、B_{12}、綜合維生素、葡萄糖胺、鈣片和魚油。」

「不太會，為什麼問我？好吧，不，我沒有。」

「每天都吃。」

「沒有，但我的孩子有。」

關於維生素和其他營養補給品的使用，爭辯永無休止，通常話題還會延伸至含維生素和礦物質的強化食品和飲品。冰沙加入高劑量維生素 C 等免疫強化營養品，是否有任何科學根據？上飛機前能否服用什麼補品，以避免在機上髒汙且重複循環的空氣中感冒？鋸棕櫚（saw palmetto）真的有益前列腺健康嗎？

回答這些問題時，涉及了服用維生素和營養補給品的心理。本人便是絕佳範例：我知道所有科學研究都說這些營養補給品並無益處，但我依然會服用。原因為何？為什麼比起美國食品藥物管理局核准的藥物，一般人更信賴維生素公司呢？

無論是傳統維生素、還是順勢療法的草本補給品，關於營養含量的規定極少，因此難以確定內容物的實際含量。2012 年，美國衛生及公共服務部（HHS）建議食品藥物管理局新增更多關於營養補給品含量的規定。儘管如此，食品藥物管理局依舊未做控管。2015 年一項針對連鎖藥局沃爾格林（Walgreens）和塔吉特（Target）等幾家大型零售商店的調查發現，銀杏和鋸棕櫚等草本補給品的內容物根本不含這些成分。大約同一期間，消費者實驗室（ConsumerLabs.com）網路公司分析了數種主要維生素的實際維生素含量，發現每種維生素的實際含量與標示所聲稱相比，差距甚遠。

因此，我們除了煩惱是否該補充維生素、礦物質或順勢療法草本補品外，還必須質疑吃下肚的營養補給品是否真如所想的那般營養？

維生素有脂溶性與水溶性之分

維生素是生命不可或缺的重要營養，且從定義而言，是生物生存所需的有機化合物。目前已知有十三種維生素，主要分為兩個子類別，一類為脂溶性（可溶於脂肪），一類為水溶性（可溶於水）。

脂溶性維生素包含了 A、D、E 和 K，可儲存於肝臟和脂肪組織中，需要時再使用，所以我們無需定期攝取也能生存；水溶性維生素為 B（具數種形式）和 C，兩者無法儲存於體內，所以我們必須定期攝取，這也是為何服用「超大劑量」或過量的維生素 B 和維生素 C，危險性較小的原因。數十億年前的遠古生物能夠自行產生維生素，但包括人類在內的大多數物種，皆因演化而喪失了這種能力。

我們之所以喪失維生素製造能力，可能源於數百代以來的基因變異。早期靈長類動物居住於熱帶地區，四處充斥了富含維生素的水果和蔬菜。人類先祖在飲食上易於取得這類食物，或許造成我們失去了早期生物生產維生素的部分基因活動。雖然維生素由活細胞製造，但十三種必需的維生素中，人類只能自行合成其中兩種：陽光可分解某種形式的膽固醇，讓我們的皮膚產生維生素 D；而維生素 K 可在肝臟製造。

除了這兩種維生素，我們必須從其他來源攝取維生素，如細菌、真菌和植物等。一億年前，我們的靈長類祖先能自行製造維生素 C，之後隨著人類基因編碼的變異，我們失去了此一能力，無法完成合成維生素 C 的所有步驟。[3] 時至今日，我們仰賴植物來獲取維生素 C，數十萬年前的狩獵採集者已是如此。[4]

缺乏維生素會罹患的病症

有人或許會說 limey（英國佬）這個英文字是對英國人的貶義詞，但英國人之所以獲得這個稱號，可謂名副其實。limey 在現代雖然有諸多涵義，但原本其實是一種稱讚。十七、十八世紀以前，甚至早在哥倫布西進之時，探險家和水手們在海上航行連續數週或數月時，常因不明原因而死亡。他們先是全身痠痛、皮膚出現紫斑、牙齦腫脹、牙齒壞爛，然後猝死。當時的人不曉得，水手是因嚴重缺乏維生素 C 而罹患了壞血病。

後來，十九世紀末，英國水手意識到長途航程中缺乏蔬果，導致了此種惡疾，因此他們會帶著萊姆和檸檬汁旅行，以預防此疾，結果奏效了（儘管當時無人知曉原因為何）。因此，英國人便有了 limey 的綽號。直到二十世紀，大家才知道預防和治癒壞血病的成分，名為維生素 C。1928 年，科學家發現人體需要名為維生胺（vital amine，即維生素）的特定有機物質，匈牙利生物化學家聖捷爾吉（Albert Szent-Györgyi）便是其中一位。維生胺稀少、缺乏或不足，都會引發各種疾病，例如壞血病。[5]

同樣的，十九世紀初，製造商開始在磨坊加工處理稻米，去除外部的米糠。此後不久，隨著白米的攝食愈趨普遍，逐漸出現了一種疾病——人們的雙腿開始失去知覺，然後無法行走。數十年後，被餵食白米的雞隻也發展出類似疾病。然而，若餵食未經加工的便宜穀米，雞就健康無虞。1880 年，荷蘭醫師艾克曼（Christiaan Eijkman）發現，食用加工白米的人類和禽類因硫胺素（thiamine）或維生素 B_1 缺乏，罹患了腳氣病。穀米外殼富含維生素 B_1，去除後會導致維生素缺乏。

生物課堂、甚至醫學院，通常會提及維生素缺乏的歷史。在小女的中學自然科學課程上，學生學到了佝僂症是因維生素 D 缺乏所引起的骨骼疾病。她瞭解到，十八世紀的兒童之所以缺乏維生素 D，並非由於太少服用維生素 D，而是因為他們陣日在工廠裡工作，缺乏日晒，然後短暫在室外的期間，空汙的廢氣瀰漫又遮蔽了陽光。

開發中國家及美國的部分貧困地區，仍存在著維生素缺乏的案例。但是基本上，我們堪稱營養過剩的社會，其實根本沒有維生素攝取不足的問題。既然如此，為何我們會認為「加強」補充維生素會讓自己更健康呢？絕大多數人從一般飲食（甚或不均衡的飲食）獲得的維生素，已遠超過維生與生長所需。既是如此，為何有半數以上的人執迷於每天補充維生素呢？

維生素C抗感冒神話

正如韋克菲爾德和女星麥卡錫等名號與引發疫苗之爭有關，鮑林（Linus Pauling）這個名號，則是與直至今日的維生素騙局相關。1931 年，鮑林剛滿三十，他在《美國化學學會期刊》發表了一篇論文，精深的解釋了化學鍵比我們以往所想的更為錯綜複雜，[6] 此篇論文讓他贏得 1954 年的諾貝爾化學獎。繼此篇重大研究之後，鮑林接著又發表了數篇關於蛋白質結構、演化生物學和分子生物學的重要論文。

此外，鮑林還是世界聞名的和平主義者，在第二次世界大戰期間曾經反對美國的日裔拘留營。他還嘲笑物理學家歐本海默（Robert Oppenheimer）的曼哈頓計畫（Manhattan Project，原子彈研發計畫），並拒絕參與計畫，而且大力反對核武。1962 年，鮑林獲頒第二座諾貝爾獎——諾貝爾和平獎。鮑林一生榮獲無數榮譽學位和殊榮，包含美國國家科學獎章，並於 1961 年登上《時代》雜誌「年度風雲人物」，為獲選的十五位科學家之一。鮑林是一名科學家、人道主義者與和平主義者，是諸多領域的英雄。[7] 但是，後來情況有些走樣。

1965 年，鮑林出席一場演講，聽到史東（Irwin Stone）博士的主張。史東是洛杉磯整脊學院的榮譽博士，他說維生素 C 是讓人延年益壽又生活健康的祕密武器。他建議當時在南加州享受美好生活的鮑林，每天服用高達三千毫克的維生素C，以促進健康與長壽。也許是被聞名於世的加州陽光晒昏了頭，鮑林對此深信不疑。他旋即宣稱自己服用每日建議劑量五十倍的維生素C，並感到精力充沛（成年人每天只需六十毫克的維生素C，即便是現今的維生素C補給品，含量也僅二百五十毫克到一千毫克）。而「維生素C抗感冒」的神話，也源於下列名言：「……我一年總會重感冒幾次，現在再也沒有發生了……我將維生素C攝取量提高到每日建議攝取量的十倍，再增加至二十倍……然後是三百倍：現在每天服用一萬八千毫克。」[8]

說鮑林是史上第一位超級劑量服用者，可謂當之無愧。而維生素將是世人對鮑林印象最深的記憶，而非蛋白質化學、分子生物學的誕生、或和平主義者。

也許是鮑林年屆高齡（儘管六十五歲在今日算不上高齡），也許是加州的暖陽，抑或是他另類的生活方式（此種生活方式似乎總是始於西岸）所帶來的正面影響，或者是他年少得志，年紀輕輕就成為科學界的超級巨星，總之，鮑林開始堅信自己對外的宣傳。無論出於任何原因，鮑林顯然為維生素C狂熱不已。

鮑林在1970年代極力鼓吹維生素C的好處，七十歲時撰寫了國際暢銷書《維生素C和普通感冒》，後來再版更名為《維生素C、普通感冒和流感》。鮑林在這兩本書中建議：每天至少攝取三千毫克的維生素C，以防止惱人的常見疾病。

之後，維生素C熱潮隨之興起，超過五千萬美國人開始服用維生素C來預防和治療感冒，包含我和我的家人在內。猶記小時候，我每天都要吃略帶白堊味的橘色口嚼錠，而且感冒時還吃兩顆。有時我不想吃，就偷偷塞給我的狗吃。

然而諷刺的是，美國、加拿大和其他國家的眾多醫學中心進行了無數大型研究，檢視了數千名受試者，結果發現：補充維生素 C 並未帶來好處，感冒或流感的發生率、嚴重性或持續時間並未因此減少。但是，直至今日，維生素 C 仍然是最暢銷的營養補給品之一，而且現在還做為強身健體的補品，添加在冰沙裡販售，或以小包形式出售，以防禦旅行中的惡疾。可是，目前毫無證據顯示這些超級補給品有助於改善感冒的發生頻率、嚴重性或持續時間。

鮑林後來聲稱，不僅維生素 C 可預防感冒，維生素 C、維生素 E 和 β - 胡蘿蔔素（維生素 A 的前驅物）以及硒（鮪魚、巴西堅果、大比目魚、火雞和牛肉等食物中所含的一種元素），還可治療癌症及其他多種疾病，包括心臟病、感染、糖尿病、骨折、高山症、憂鬱症和狂犬病——這些只是鮑林長不勝數的清單的一部分。

由於鮑林的名聲和先前的學術成就備受推崇，即便他發表了極端言論，約翰霍普金斯大學、克里夫蘭臨床醫學中心、美國國家癌症研究所（NCI）和明尼蘇達大學等學術機構，還是得認真看待。這些學術機構招募了數十萬名維生素受試者，並且特別關注癌症風險是否增減。所有研究共計有將近一百萬名受試者，各項研究皆發現：服用某些備受吹捧可預防惡疾的營養補給品，反而會增加罹癌風險。美國「佛明罕心臟研究」計畫原本預計進行多年，但由於服用高劑量 β - 胡蘿蔔素的受試者大量出現明顯且劇烈的害處，因此不得不提早打破雙盲守則，讓受害者停止服用 β - 胡蘿蔔素。

維生素K對於凝血很重要

許多關於營養補給品可預防和治療癌症的理論，都與抗氧化劑有關。抗氧化劑聽來絕不陌生，此一名詞至今依舊廣見於各大媒體、商店、抗老美容中心、甚至是果汁店。這種特殊物質被廣告宣傳為「可對抗漂浮於細胞內的自由基」的拮抗劑，而自由基又被認為是癌症發生的罪魁禍首。

然而，細胞內擁有一些流動的自由基，或許並非壞事，我們也許不該過量服用抗氧化劑來限制自由基。人體內具有些許自由基，其實可攻擊部分發展中的癌細胞，有益健康。雖然我們仍無法確定適度的自由基含量是多少，但我們已確知維生素無法預防感冒、流感、癌症或憂鬱症。即便如此，社會大眾依然會購買、服用、甚至推薦這些補給品。

儘管市面上充斥著「膠囊、藥錠、飲品或營養粉等形式的大量補充維生素」的不實資訊，但仍有部分維生素真正至關重要。例如新生兒出生後幾小時內，會被注射維生素 K。之所以有此做法，主要是為了預防出血性疾病，即現今所稱的維生素 K 缺乏性出血（vitamin K deficiency bleeding, VKDB）。新生兒若未注射維生素 K，每一百名新生兒將有一至二名在出生後幾週，出現維生素 K 缺乏性出血，最溫和的情況是流鼻血或腸道出血，更常見且更嚴重的則是腦部突發性出血。維生素 K 可促進血液中的凝血因子作用，而嬰兒出生時，維生素 K 不足，且母乳中含量甚少，得等到嬰兒三至六個月大，才能自行產生可儲存於體內的維生素 K。

不過，由於維生素 K 是透過注射給藥，因此維生素 K 注射也成為反疫苗接種人士荒謬聖戰的攻擊標的。他們鎖定任何注射藥物，認為既不自然也不必要，且會造成傷害或導致癌症。

維生素 K 對凝血的重要性，是在 1930 年代由丹麥生化學家達姆（Henrik Dam）發現的，K 源於丹麥文的 Koagulation（凝血）一詞。達姆發現，飲食中維生素 K 不足的雞隻，發生出血和瘀血的機率較高，此發現促使達姆開始研究維生素 K（或稱為凝血維生素）的存在，是否為血液凝結能力的重要關鍵。維生素 K 缺乏性出血在兒童或成人極為罕見，因為血液凝固所需的維生素 K 量甚少。但是，醫師對於防止新生兒致命出血十分關切，於是，美國兒科學會於 2003 年發表聲明，鼓勵醫師為所有新生兒注射維生素 K。[9]

數項小型研究指出，注射維生素 K 會增加小兒白血病的可能性。但後來發現這些研究既不準確又毫無根據。此種關於注射和其他受誤導的擔憂，導致美國的維生素 K 缺乏性出血病例增加了，由於資訊錯誤的父母拒絕接受注射，愈來愈多嬰兒死於維生素 K 缺乏性出血。[10] 女嬰奧莉薇（Olive）的故事，就是因此發生的悲劇。

奧莉薇出生剛滿四週的某天晚上，父母發現她毫無反應，雖然還有呼吸和心跳，但大腦顯然無法正常運作。他們急忙將奧莉薇送往醫院，奧莉薇接受了血液檢測以確定有無感染，然後進行了腰椎穿刺，以檢查脊髓液中是否有受感染的細胞或細菌。護理師和醫師談論著這些細小穿刺如何導致大量出血，還有本該是簡單的檢測，卻使女嬰出現諸多瘀傷。因此，醫師心生疑問，並提出了一個關鍵問題：「奧莉薇出生時，有注射維生素 K 嗎？」她的父母默不作聲，但醫師心知女嬰並未接受注射。

奧莉薇在分娩中心出生，雖然分娩中心有提供維生素 K 注射劑，但她的父母拒絕了。如今他們自然是傷心欲絕。奧莉薇被緊急送去做電腦斷層掃描，結果顯示半邊大腦大量出血。假使女嬰當初注射了維生素 K，此種自發性出血就不會變得如此嚴重。現在，由於血液無法正常凝結，加上針刺，奧莉薇陷入了很危急的情況。

當時有兩個選擇，一是讓奧莉薇緊急接受維生素 K 靜脈注射，然後靜待觀察腦出血是否會凝結，潛在風險是靜脈注射期間的出血可能加劇；另一是靜脈注射期間同時進行緊急腦部手術，但可能會有兩邊大腦進一步出血的危險。奧莉薇的父母決定進行高風險手術。手術期間，靜脈注射的維生素 K 開始發揮效用，奧莉薇的血液逐漸凝結。奧莉薇順利完成手術，而且術後結果良好，中樞神經系統並未出現長期缺損。可是，奧莉薇和父母都歷經了巨大的痛苦，而這一切只要當初選擇了注射維生素 K，便皆可避免。[11]

維生素D有助於強化骨骼

維生素 D 是另一種可適度加入飲食中，做為營養補給的維生素，這雖非誇大不實，但仍有疑義。

人類通常可透過飲食和日晒，獲取充足的維生素 D，因為肌膚會吸收紫外線，然後分解維生素 D 前驅物分子，將其轉化為活性形式，做為激素。新生兒和嬰兒可能會缺乏維生素 D，尤其是完全或部分親餵的嬰孩，因為母乳的維生素 D 含量不足。美國兒科學會建議：未喝配方奶（通常具有充足的維生素 D）的嬰兒，可服用維生素 D 補給品。

維生素 D 對於骨骼吸收鈣質至關重要，有助於長骨的強化與生長。補充維生素 D 也有益於年長女性。五十五歲以上的婦女罹患骨質疏鬆症或骨骼退化的機率會上升，因此骨折的風險也更高。許多醫師建議婦女補充維生素 D 和鈣質，以大幅減少骨質密度流失，降低骨折的發生。部分證據顯示，維生素 D 和鈣質這兩種營養素的結合，或許也有助於降低停經後的婦女罹患直腸癌的風險。然而，目前數據結果不一，也極有可能毫無防護作用。[12] 由於目前仍未有足夠的數據支持此論點，也無法確知是否有長期風險，美國預防醫學工作組（USPSTF）的指導方針並不建議停經前後的婦女，補充維生素 D 和鈣質來預防骨折。[13]

有一陣子的檢測發現，每位四十歲以上的女性都有缺乏維生素 D 的情況。[14] 維生素 D 以數種形式於血液中循環，但該項檢測並未針對所有類型的維生素 D 進行檢查。以非裔美籍婦女為主的部分族群，經血液檢測後發現：體內維生素 D 含量較低，但並無骨質流失的情況；反之，非裔美籍婦女的骨骼比白人女性更為強健，且骨質密度更高。

非裔美籍婦女的祖先是在赤道區域演化，比起在高海拔地區演化的白人女性，每年接觸更多陽光，因而發展出一種機制來減少結合日晒獲得的維生素 D，以防止維生素 D 中毒。因此，非裔美籍婦女接觸陽光時，身體結合的物質較少，但血液中其他形式的維生素 D 含量很正常，只是目前例行的血液檢測無法分析其他形式的維生素 D。如此說來，這些婦女需要補充維生素 D 嗎？有些醫師認為無妨，因此繼續推薦補充維生素 D，彷彿她們真的缺乏維生素 D 一樣；有些醫師則建議稍緩。對此，目前各方仍無共識。[15]

另一種對育齡婦女尤其重要的補給品就是葉酸（folic acid）。葉酸屬於維生素 B 的一種，體內含量若較低，將會導致特定類型的貧血（紅血球計數低），不過這很容易修復。最重要的是，研究發現懷孕期間服用葉酸，可大幅降低嬰兒「中線先天異常」（midline congenital defect）的發生，例如脊柱裂和無腦畸形（腦組織嚴重缺損）等神經管缺損疾病、心臟異常和唇顎裂等。

目前，美國公共衛生署（USPHS）、疾病管制暨預防中心、美國國家醫學院（NAM）、美國預防醫學工作組、以及美國婦產科醫學會，皆建議婦女在懷孕前和懷孕期間，每天補充 0.4 毫克至 0.8 毫克的葉酸。[16]

只要不服用超大劑量，維生素通常無害

某些維生素確實是不可或缺的維生關鍵，而且部分維生素還可預防疾病。儘管如此，大多數的營養補給品都是非必需的，雖說也不至於造成傷害。

不過，在此我得嚴正提醒：多數補給品都是以非處方藥的形式販售，相對於藥品而言，它們被視為食品，由美國食品藥物管理局監管。食品藥物管理局負責管制非處方藥和處方藥，而藥品核准的流程分為多種層級，藥物評估暨研究中心（CDER）也會要求所有藥物必須通過詳盡的「試驗中新藥」（Investigational New Drug, IND）申請流程，接著再進行臨床試驗，然後才能上市。

可是，營養補給品完全無需經過上述流程。[17] 若發現特定物質有害，食品藥物管理局可要求其下架，但營養補給品最初上市前，無須經由任何監理機關審核或臨床試驗。[18] 產品的成分標示

也不受管制，包括特定物質的劑量在內。此外，不屬於任何維生素種類的草本補給品，又更令人擔憂了，如聖約翰草、鋸棕櫚和銀杏葉等，這些看似安全的「天然」補給品可能具有嚴重的副作用，包括干擾處方藥的作用或稀釋血液等。相較於服用已知作用機制的處方藥病人，若病人習慣服用多種營養補給品，大多數的外科醫師會傾向取消手術。

舉例來說，維生素 E 和維生素 C 會增加出血風險，而許多草本補品會干擾麻醉劑的作用和傷口癒合。我時常聽到病人、朋友甚或同袍，十分肯定某些維生素或草本補品改善了他們的生活和健康，他們會說「維生素 B_{12} 讓我恢復活力」、「我兒子服用 omega-3 時，注意力改善許多」、「每天不吃維生素 C 的話，我無法度過寒冷的季節」。

您猜怎麼著，有鑑於我對營養補給品業的質疑，接下來我要說的話可能會讓您大吃一驚：他們或許所言不假！若您認為維生素 B_{12} 可增強活力，也許真有其事；若您兒子吃了 omega-3 似乎專注力更好，我們當然樂見其成；如果您每天補充維生素 C 而感冒次數減少，那就繼續服用吧。

只要不服用超大劑量，多數維生素都是無害的，但伴隨而來的安慰劑效應，卻比大多數人預料的還要強大。安慰劑效應並非假象，是人在感到自己做的事有助於改變現況時，所產生的真實生理反應，這已通過了無數藥物研究的驗證；而且，在更嚴格的人類受試者指導方針制定前，過去關於冒牌手術的研究也證明了此點。我並非因為人可透過自欺的信念來產生助益，就鼓勵您明知營養補給品無效，還毫無節制的補充營養。我想指出的是：大多情況下，適度服用營養補給品（譬如每天一顆綜合維生素，而非七顆），不太可能對身體造成傷害，也許還利大於弊。這是因為大家若將補充營養當成健康生活的一部分，想必也會更加注重飲食、運動和充足的睡眠，而營養補給只是其中之一。也許科學研究指出了某種維生素無法預防特定疾病，但是，若您覺得自己的維生素有幫助，便請放心服用吧。

請坦白告訴醫師，您吃了哪些補品

不過，更有可能的是，您所補充的維生素只會產生市面上最昂貴的尿液與糞便。維生素至關重要，我們也已確定人類飲食中需要攝取維生素，而無論是原始人飲食法、無麩質或純素飲食，絕大多數的人都能在日常飲食中獲得充足營養。驚人的是，即便是最挑食的幼兒，也能從飲食中獲得足夠的維生素。家長最常抱怨小孩是顏色挑食者，像是只吃白色食物（純義大利麵、牛奶、米飯和乾酪條）。然而，義大利麵裡含有維生素 B，包括葉酸和鐵質；米飯含維生素 B_1、B_2、B_3 和 B_5；牛奶和乾酪含有維生素 D 和鈣質、以及相當含量的蛋白質；再加點米香穀片吧，儘管不是最健康的選擇，畢竟糖分高，但難搞的挑食者仍能獲得些許維生素 C、E 和 A。

對於我們這些飲食色彩更豐富的人來說，維生素無處不在。相較於增強維生素的加工食品，水果和蔬菜中自然含有更多天然維生素。因此，任何日常飲食中包含了蔬果的人，都能獲得充足的維生素。

大家多少都會服用一些營養補給品，但我堅信，即便無需處方箋，也應該先徵詢醫師的意見。不能因為不需要醫師在一張紙上開立處方拿藥，就覺得這件事不值得揭露資訊和討論。

若病人有腎臟或肝臟問題，醫師必須建議病人應避免服用哪些維生素；若病人正在服用處方藥或非處方藥，醫師必須知情，才能建議病人應該避免使用哪些草本藥品；若病人要動手術，外科醫師便需要完整的清單，包括營養補給品和草本藥方在內。許多病人不認為維生素或草本補品是藥品，因此常常遺漏了諸多關鍵資訊，我已數不清自己問過多少次：「請問您目前正在服用的藥物有哪些？」

對方通常會回答：「沒有。」

我會追問：「沒吃維生素或其他補給品嗎？」

「有，我會吃綜合維生素、兩顆維生素 D、銀杏、魚油，還有全人醫療專家給我的營養粉，但我並未服用任何藥物。」

我聽了也只能深嘆一口氣。

健康資訊小提醒

- 維生素是當今健康界最被過度炒作的產品，即便您很少吃維生素補充品，維生素缺乏的情況也極為罕見。
- 額外補充維生素 C，無法預防感冒或縮短感冒時間。
- 部分維生素在某些生命階段至關重大。例如，注射維生素 K 是用於預防新生兒自發性出血的救命良方；葉酸對孕婦預防嬰兒神經管缺陷，極為重要。
- 維生素和營養保健品產業，絕大程度上未受管制，因此，我們難以得知購買的內容物成分和含量。
- 服用所有維生素和補給品，都應像服用真正的藥物一樣，與醫師先行討論。

第 8 章

問題不是該喝多少水

——而是該喝哪種水？

談談食物中的水分、

瓶裝水、還有咖啡、紅酒……

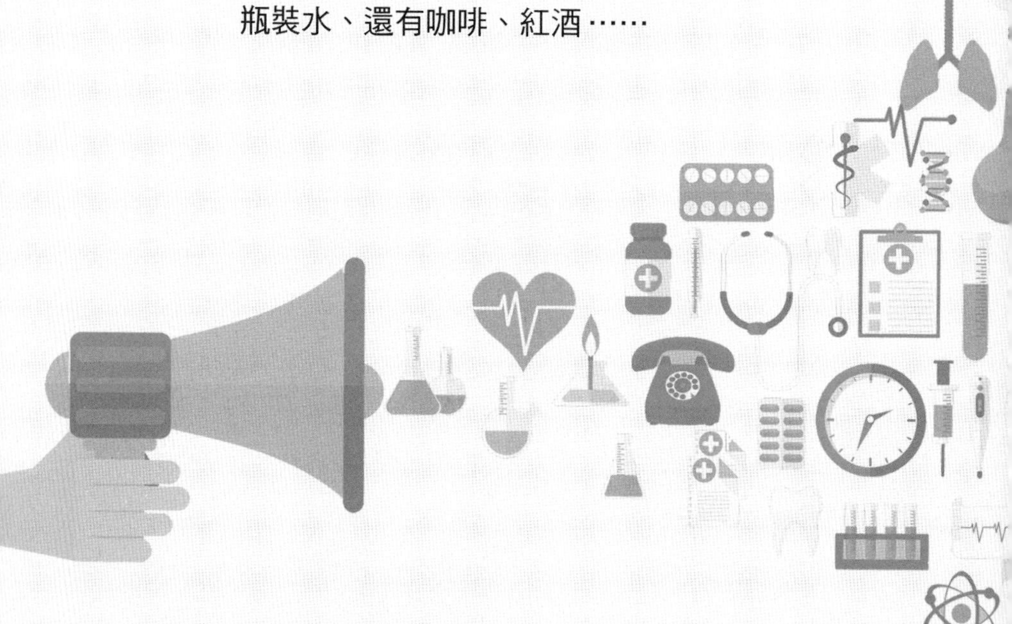

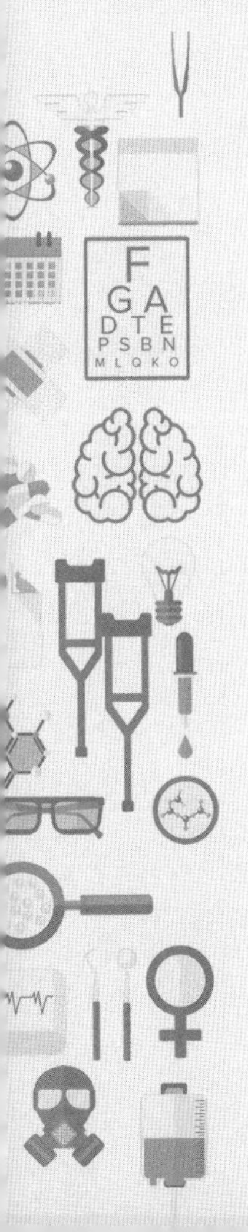

我們真的需要每天喝八杯水嗎？

喝水真的能讓肌膚變年輕？

為何男性外科醫師容易有腎結石？

瓶裝水與自來水，孰優孰劣？

咖啡因與酒精攝取多少，才算過量？

水不僅占地球表面近四分之三，在人體內亦是如此。水資源至關重要，不論對國家、城市或個人而言，皆攸關生死。韓裔美國作家帕克（Linda Sue Park）在暢銷書《尋水之心》中，講述了一名年輕的南蘇丹女孩每日跋涉四小時，為家人取水維生，使得社會大眾更加重視我們經常視為理所當然的珍貴資源。美國加州過去十年歷經嚴重乾旱，民生限水步步逼近。有句俗語說：「若是小便，先別沖水。」（When it's yellow, let it mellow.）我的孩子們學到每少沖一次廁所，可為我們荒旱的加州節省三加侖的水。

每天究竟該喝多少水？

無論是真實或比喻，水確實攸關存亡，不可或缺。但是，水的影響力也有限度。我們確實需要水才能存活，也需要水才能蓬勃發展；可是，水的滋養能力僅為表面，無法清除毒素或使肌膚煥發光采或防止皺紋。醫學上，粗略但很有效的以肌膚張力（skin turgor）來評估病人身體的保水狀況（肌膚鬆弛表示脫水，而皮膚緊實則代表保水良好），但肌膚張力絕大部分與膠原蛋白、彈性蛋白及皮下脂肪有關，而這些養分無關乎體內水分多寡，都會隨年紀而流失。因此，水雖然對人類生存關鍵重大，但並不會讓肌膚更年輕。[1]

2007 年，《英國醫學期刊》刊登了一份印第安納大學醫學院研究人員的報告，當中列出了一般大眾及醫師時常信奉的醫學觀念。[2] 這些觀念要不大錯特錯，要麼缺乏科學證據支持。[3] 排名第一的健康迷思是：人每天應該至少喝八杯水——對此，想必您已經聽了不下數百遍。研究人員魏曼（Rachel C. Vreeman）博士和卡羅（Aaron E. Carroll）博士後來撰寫了破除醫學迷思的書籍，據他們發現，根本毫無科學數據支持此建議。他們確實在部分熱門媒體找到了幾條毫無根據的建議，而他們試圖找出此建議源自何處時，一路追溯到了現今隸屬於美國國家科學院（NAS）的美國國家研究委員會（NRC）於 1945 年的某篇文章，文中指出：「大多情況下，成人每天適當的飲水量為二點五公升，有色人種的一般標準為每一卡路里的食物，搭配一毫升的水，其中大部分所需的水分已包含在食物裡。」

若您忽略了該建議最後一句話「其中大部分所需的水分已包含在食物裡」，或許會誤以為自己每天需要喝二點五公升的水。事實上，大可不必，您無需透過飲水，也能輕鬆獲得一天所需的大部分水分，只不過得注意飲食，這也不啻為好事一樁。水是完整的蔬果中最普遍的成分，例如：鳳梨、柳橙和覆盆子的重量中有百分之八十七為水；桃子含水量更高，為百分之八十八；哈密瓜為百分之九十，葡萄柚更高達百分之九十一；梅子和藍莓含有百分之八十五的水；蘋果和梨子含水量為百分之八十四；草莓和西瓜位居第一，每份約含百分之九十二的水；香蕉果肉看似綿密，但含水量也有百分之七十四。

所有蔬菜中，小黃瓜和萵苣的水分含量最高，為百分之九十六；再來是芹菜、番茄和櫛瓜，含水百分之九十五；第三是花椰菜、紫甘藍、茄子、菠菜和辣椒，為百分之九十二。綠花椰菜的重量中有百分之九十一為水分，而普通的白色馬鈴薯含水量也頗驚人，高達百分之七十九。

肉類、禽類和乳製品也含有水分。烤鮭魚含有百分之六十二的水，烤雞胸肉含水量為百分之六十五。甚至連切達和藍紋等乾酪也含有百分之四十的水。穀物、豆類和義大利麵食在烹煮時，也會吸收大量水分，這便是為何一杯北非小米（couscous）可提供半杯水，而一杯紅腰豆則含有百分之七十七的水。咖啡和茶等含咖啡因的飲料，會使身體脫水的觀念不見得正確，咖啡因確實利尿，但咖啡和茶中的水會彌補流失的水分。

既然如此，為何一天八杯水的迷思依舊歷久不衰？其實，我們只需循著「錢」這條線索探查即可：諸多鼓勵大眾過度飲水的宣傳，與瓶裝飲料業在財務上是掛鉤的。2016年，瓶裝水已超越汽水，成為美國銷量第一的飲料（可口可樂和百事可樂無疑仍為市場龍頭）。儘管瓶裝水比瓶裝汽水或果汁飲品更為健康，但這些受到強力推銷的飲品之間，界線日益模糊。美國礦泉水品牌「聰明水」（Smartwater）只是價格昂貴的水、加上不必要的成分、以及最終可能會散布於海洋破壞環境的塑膠容器，但它找來了美國女星安妮斯頓（Jennifer Aniston）代言，誰不想看起來像安妮斯頓呢？

雖然聰明水只是水，但許多瓶裝水產品愈來愈接近含糖汽水品項，尤其是汽水公司擁有的瓶裝水產品，例如氣泡水和加味形式的「水」，其中的含糖量可能和汽水不相上下。

喝水過少，百病叢生

在回答「每天究竟該喝多少水？」這個問題之前，請容我先分享飲水過少或過多，各有何致命影響。

我還是年輕的外科醫師時，在醫院的手術時間總是安排在週五。許多外科醫師會在週五為當週病況最嚴重的病人提供治療，以免延誤週末的護理；此外，從外部轉院進來的病人，通常也會安排在週五下午動手術；還有一般人經常會等到一週工作結束，才辦理住院。由於上述及種種其他原因，每到「手術星期五」，我總是出了名的晚下班。我在週五通常會進行八檯至十檯呼吸道手術，其中許多是重症病人。部分週五的日子，飲食和飲水都非優先要務，而且飲水總是比飲食更容易被輕忽，畢竟女人家可不能餓扁了！

搶在手術空擋之間吃下的零食，往往來自自動販賣機，如椒鹽脆餅、小餅乾或洋芋片。我永難忘懷某個冬日週五，我在一片漆黑之中開車返家，感覺有些異樣。我十分疲憊且飢餓難耐，但直到小便裡出現鮮紅色的血之前，我甚至不覺得口渴。我脫水如此嚴重，以致小解時根本沒有尿液。我曉得這聽來實在教人噁心，但的確是一大提醒，即便不覺得口渴，也萬萬不可整天不喝水。可惜的是，即便是曾經犯下的最大錯誤，時間也會教人淡忘教訓。

多年後，那天的恐懼逐漸成為遙遠的記憶，我晉升為週二外科醫師。某個星期一，那天我的門診時間特別長。猶記當晚我與丈夫一起吃飯，感覺特別疲倦。這次，除了當天工時長以外，我還懷孕二十八週，是我的第一個孩子。那天我早早就寢，但午夜時分，一種奇特的感覺讓我醒了過來——我感覺到宮縮，且十分驚慌，孩子現在出世還為時過早。當晚我們即刻趕至醫院，值班的產科醫師確認嬰兒無礙，而且我還沒要分娩。於是，丈夫和我馬上起身走往出口，隔天是手術日，我們可不能錯過手術。

結果，那位年齡只及我一半的值班醫師說：「先別走，您依然需要留院觀察。而且，這次宮縮是因為您極度脫水而引起的，記得要多喝水，這樣直到孩子出生前，應該都不會再發生這種情況。」天啊！我就知道自己忘了些什麼，原來我整天都沒喝水，晚餐時也幾乎未飲用多少液體。剩下的孕期，無論到哪，我都隨身攜帶水瓶，以補充水分。我的婦產科醫師獲知我深夜就診的消息，禁止我隔天進手術室。我與她爭論，告訴她有一名加護病房的新生兒有呼吸問題，必須進行氣切手術，而且情況緊急，無法等待。我的婦產科醫師說：「找其他人代替您動手術。」於是，我只好謹遵成命。

手術非常順利，這位患有多種先天慢性病的女孩依然是我的病人，如今已是亭亭玉立的青少女。見到她時，我仍會想起生命多麼脆弱，想到當初由於自己的愚蠢而無法替她動手術，至今仍覺得有些可笑。人若無法照顧好自己，對其他人也毫無用處。

不僅只有女性外科醫師受苦於嚴重脫水的血尿問題，男性外科醫師最眾所周知的其中一項職業傷害，便是腎結石。長時間缺水、久站、又在炙熱的照明底下工作，以及在手術空檔吃太鹹的點心，林林總總的原因最後導致腎臟沉澱物累積，長期下來逐漸形成腎結石。許多男性外科醫師五十歲之前，都至少有一顆腎結石。整體而言，無論職業為何，男性罹患腎結石的風險比女性還高。我的部門裡僅有少數五至六名男性，腎結石的發生率便高達百分之百。

飲水過量會致死

另一方面，飲水過量的問題或許比預期更為常見。我有位朋友是超級馬拉松運動員，這群自稱瘋子的獨特小團體，逼迫自己超越一般的馬拉松賽跑，特意前往海拔最高的崎嶇地形，比賽總在沙漠、山脈或叢林中舉行，距離從八十公里到一百六十公里不等，全是超乎常人的壯舉。因此也只有萬中選一的少數團體，才能參與如此了不起的賽事。

科學家精心研究過超馬成員的生理機能，包含他們如何適應海拔高度和氣候變化、如何鍛煉以及生存。我的超馬運動員友人持續關注的重點之一就是水的攝取量，不是關注少喝、而是關注喝太多水。她明確指出：「飲水過量會致死。」

所言甚是。姑且不論極限運動，從事任何運動時，人體內的液體和鈉、氯、鉀及碳酸氫鹽等電解質，必須維持完美平衡。流汗和呼吸不像小便和排便，較難感覺到水分流失，而且身體失去的並非純粹的水，因此補充水分時，必須將損失的物質也補充回來，其中也包含電解質。若再加上海拔變化、天氣和費力程度等因素，要達到所謂的微妙平衡，就變得更錯綜複雜了。

在耐力運動之前、期間和之後，水確實十分重要。但是鹽、其他電解質和複雜的碳水化合物，同樣不可或缺。運動中的超馬運動員若喝純水，也許會引發棘手的噁心或嘔吐問題，而且令人驚訝的是，還可能嚴重脫水，甚至致命。

我朋友永遠忘不了她在瑞士阿爾卑斯山參加超馬時，當時風非常大，她用來加在水裡以維生的電解質粉被風吹走，那是她最後一包電解質粉，當下她面臨兩種抉擇，一是喝純水，二是完全不喝水。她選擇了後者，可謂明智的選擇。她知道喝純水不會害死她，但會引發強烈的噁心和嘔吐，使她無法完成競賽。最後，由於其他參賽者有額外的電解質粉，所以一切問題迎刃而解，朋友也以優異的成績完賽。

少喝瓶裝水！

那麼，那些聲稱有益健康的瓶裝水品牌呢？如離子水、鹼性水、高含氧水、維生素水？或是聲稱來自青草地或山腳下潺潺溪流、純淨無瑕的礦泉水呢？

早在 1980 年代初、瓶裝水產業出現之前，若您告訴鄰居，他買水的錢很快會比汽油貴上許多，鄰居肯定哈哈大笑。快轉到數十年後的今天，由於媒體質疑自來水的安全性，加上為數不少的明星代言瓶裝水，現今瓶裝水產業市值高達一百二十億美元，可謂史上數一數二、非凡的行銷成就。

瓶裝水的成本是自來水的兩千倍。諷刺的是，大多數瓶裝水其實都是自來水，卻較不健康。據研究顯示，塑膠的有害化學物質會滲入瓶裝水中。二十世紀最後幾年至本世紀初，含 BPA（雙酚 A）的塑膠水瓶產量超過六十億磅，每年釋放至大氣的含量超過一百公噸。儘管瓶裝水不再使用含 BPA 的塑料包裝，但破壞已然形成。正如前幾章所述，BPS（雙酚 S）或 BPF（雙酚 F）等目前用來替代 BPA 的其他雙酚材料，也許同樣有害。[4] 遺憾的是新材料上市前，無需經過充分測試。

BPA 及其類似物是惡名昭彰的內分泌干擾物。BPA 於 1891 年首度問世，二十世紀上半被用來做為婦女和動物的人工合成雌激素藥物，直到後來因為會致癌，而被禁用於醫學領域。1950 年代後期，拜耳（Bayer）公和奇異電子（General Electric）公司的化學家發現 BPA 連接成為長鏈時（即聚合後），可形成硬塑膠。BPA 旋即見用於各大領域，從電子產品、汽車和食品容器、到牙科溝隙封填劑和收銀機收據。我們雖不會直接攝取這些物品，但是化學物質會從食品容器和瓶子裡滲出，進入我們食用的內容物裡。

BPA 在人體內會模擬雌激素，擾亂內分泌系統。部分研究也暗示 BPA 與女孩青春期提早發育、肥胖和及多種癌症有關。[5] 此外，瓶裝水也是環境夢魘。超過五兆個、總重達二十五萬噸的塑膠垃圾，漂浮於全球各地的海洋。熱度和侵蝕造成了塑膠降解，產生有害廢料，為野生動物帶來毀滅性的影響。海洋生物已受到負面衝擊，不是直接被纏至死，就是誤食塑膠垃圾而死。[6]

自來水的管制比瓶裝水更為嚴謹。瓶裝水由美國食品藥物管理局監管，而自來水由美國環境保護署（EPA）監管。監控瓶裝水時，食品藥物管理局無需揭露水源、處理過程或汙染物報告；然而監控自來水時，環保署需寄送年度水質報告給當地居民，並揭露相關資訊。[7]

1990 年代初期，瓶裝水日益風行，兒科牙醫發現孩童齲齒病例增加。自來水含有微量氟化物，含量適中的話，有助於減少幼兒蛀牙的情況。瓶裝水過濾掉了氟化物，因此，只喝瓶裝水的孩子並未得到與飲用自來水的同學相同的保護。但是，就算新興的瓶裝水有此缺失，業者也立刻找到了新的行銷角度，開始銷售「含氟瓶裝水」，彷彿這是額外的好處，還針對兒童加貼了兒童友善標籤。這些公司聲稱他們的水添加了氟化物後更為有益，可是他們只是沒有過濾掉氟化物而已。

話說回來，某些社區的自來水也可能有問題。2015 至 2016 年，美國密西根州佛林特鎮的水中驗出超標的鉛，引人矚目。接觸高含量的鉛，可能導致神經功能缺損或貧血，幼兒尤其嚴重。但是，密西根州佛林特鎮的鉛水事件是罕見的獨立事件。大多數情況下，美國和其他已開發國家的自來水供水十分安全，比瓶裝水受到更嚴密的監控。而且，在飲用供水中加裝濾水系統，或在水壺上加裝濾水器，並不會過濾掉氟化物。

許多人喜愛加味的、或其他種類的碳酸水。碳酸水並未標榜具有超能力，只是味道不錯、無糖、也沒有熱量。碳酸水比自來水差嗎？可能和其他瓶裝水不分軒輊，不特別好也不特別差。

碳酸水導致鈣質流失的傳言，時有所聞。然而，碳酸水並不會濾去骨頭的鈣質，也不會侵蝕牙齒。碳酸鹽化作用確實會產生名為碳酸的副產物，對牙齒琺瑯質略有影響，但遠不及含糖汽水的傷害。我還記得孩提時，有個威脅人的伎倆：將一顆乳牙放入可樂裡一夜，早晨時就會溶解殆盡。我認識的人裡，無人試過此種方式，畢竟大家還是比較偏好牙仙子的路線，所以，我沒有確切證據證明汽水會腐蝕牙齒。[8]

佳得樂（Gatorade）運動飲料是有史以來最受歡迎的營養強化水，不過，對普通運動員而言，佳得樂不比喝水有益。每 250 cc 的佳得樂，內含十五克的糖（瓶裝佳得樂多半為 500 cc，因此，每瓶含糖多達三十克）。如今，甚至連非運動員的孩童也愈來愈常飲用，佳得樂儼然成為兒童肥胖及早發性糖尿病增加的另一大元凶。

黑色礦泉水（blk Water）即水混合黃腐酸（fulvic acid）後，變成黑色的水，在「奇蹟般」治癒了發明者母親的癌症之後問世，然而黃腐酸不僅無益於改善健康，顯然味道也不怎麼好，亞馬遜網站其中一則精采的產品評論，將其比作猶如在吸吮哈肯薩克河的河底腐葉一般。

維生素水是另一種假象。我有位醫師友人在小學教授健康教育課，學生最愛她的維生素水課程：「大家好，今天我們要製作維生素水！」那些十二歲大的孩子聽到後，都高聲歡呼，然後，她在兩公升的瓶子裡加入十六茶匙的糖，再加水進去，最後添加幾滴食用色素，她宣告：「大功告成，來一杯吧！」令人訝異的是，還真有人就喝下了。

雖然維生素水確實含有維生素，但成分大多是糖和色素，即便是產品鼓吹的部分維生素，如維生素 A、D、E 和 K，也是脂溶性維生素，主要藉由我們所攝入的脂肪吸收至血液，不見得可以透過飲料攝取吸收；而維生素 B 或 C 等水溶性維生素攝取過量時，也只會從尿液中排出。我們從飲食中獲取的維生素，已遠超過美國衛生機構建議的每日營養素攝取量，其實大可不必再飲用維生素補充水。維生素水或其他營養強化水，的確比汽水健康，含糖量及熱量較低，但其實也相去無幾。

攝取不等於吸收

營養補充水的部分問題在於：大家將攝取（ingestion）與吸收（absorption）混為一談，但人體實際運作方式並非如此。攝取胺基酸，不代表它們會奇蹟似的結合成有用的蛋白質，即便果真如此，也不見得會直接被肌肉吸收（世上沒有所謂的增肌食物或健腦食品）。

身為外科醫師，我們親眼目睹內臟如何代謝（即所謂的無感性流失），因而相當重視精確的營養補充。有別於腹腔鏡手術，進行開腹手術時，為了維持病人身體裡的液體與電解質平衡，醫師的壓力有如跑超級馬拉松一般巨大。我們必須考量各種因素：

病人在手術前、中、後的禁食情況、手術時間長短、失血情況、開始進食及飲水前的恢復時間；病人接受手術前的健康狀況，包含心臟、肺臟、腎臟和肝臟功能。外科醫師、麻醉醫師、以及醫療專業人員已習於在術前和術後，根據事先得知的情況和當下即時發生的事件，進行全盤考量，為病人補充液體和電解質。

欲維持人體無比微妙的液體和電解質平衡，壓力之大超乎想像。不過，利用點滴和鹽分子幾乎就能達成任務，但得從血管內（intravascular）補充水分才行，意即所謂的靜脈注射輸液補充。人無法光靠喝水，來補充大手術中流失的液體，並期望這些液體會輸送至所需之處。不論是水或任何含有營養素、維生素或超能力的飲料，皆是如此。經過胃腸道的物質，多少都會被吸收至血管系統，但大多是透過腎臟做為尿液、或透過結腸做為糞便，排泄出體外。

咖啡因仍是一種藥物

在我來上一杯晨間咖啡之前，您絕不想與我互動。喝咖啡後的我，不會變得更和善，但少了咖啡，卻會讓我死氣沉沉。許多人也會如此形容自己。咖啡因約莫是市面上最廣為大眾接受的成癮藥物，而外科訓練只助長了我的癮頭，對於許多睡眠不足的人而言，亦是如此。喝咖啡並不會賦予我們超能力，但少了咖啡，我們會了無生氣。

咖啡因上癮有別於酒精或其他藥物成癮，依舊未被社會貼上負面標籤。儘管如此，咖啡因仍然是一種藥物，而我們也沉迷其中。話雖如此，咖啡因並非全然負面，儘管具有成癮性質，每天來杯咖啡，或許也會為我們帶來益處。部分研究顯示，每日飲用咖啡，有助於降低罹患阿茲海默症、帕金森氏症及部分癌症的機率，但可能會增加骨質疏鬆或高血壓的風險。研究也發現，懷孕期間咖啡因攝取過量（每日超過三百毫克），或許與流產有所關聯。[9]

儘管迄今已有為數不少的研究和諸多大型族群分析報告，各界對於含咖啡因飲品的攝取，依舊褒貶不一。有些說咖啡因有益健康，有些說咖啡因不好；有些認為咖啡因會阻礙發育，有些則說咖啡因有助於注意力集中；有的說懷孕時別喝含咖啡因的飲料，有的說懷孕時可以喝含咖啡因的飲料。

含咖啡因的飲料中，咖啡仍是最常見的一種。不過，咖啡因也存在於各類飲品中，如含糖的碳酸飲料、茶類、能量飲、焦糖瑪琪朵等含糖且高脂的飲品、以及巧克力產品。成人是咖啡和茶類飲料最大宗的消費者，但兒童和青少年也愈來愈常飲用其他含咖啡因的飲料。甚至帳面上看不出有咖啡因的產品，也可能含有咖啡因，含量有時甚至比具有「能量飲」標示的產品還高。頭有點痛嗎？服用一點益斯得寧（Excedrin）止痛藥，您將額外獲得六十五毫克的咖啡因，幾乎相當於喝下一杯濃烈的咖啡。

百分之八十五的美國人，每天至少會喝掉一種含咖啡因的飲料，其中甚至包括小至兩歲的兒童在內。您沒看錯，兩歲的孩子會飲用含咖啡因的汽水和巧克力飲品，有的甚至還喝咖啡。一杯普通咖啡含有約九十五毫克的咖啡因，成人每天至多可飲用含四百毫克咖啡因的咖啡，對健康不會產生負面影響（雖不見得有益，但也無害）。六歲至十二歲的孩子，每天可攝取四十五毫克至八十五毫克的咖啡因，孕婦則是兩百毫克以下——沒錯，孕婦每天可以喝一杯普通咖啡。上述建議皆來自美國食品藥物管理局，但是食品藥物管理局並未提及咖啡因的益處，只指出如此的攝取量無害。

一罐紅牛（Red Bull）能量飲料含有八十毫克的咖啡因，約莫等同於一杯咖啡。[10] 含咖啡因的汽水每 30 cc 約有五毫克的咖啡因，但由於每瓶汽水通常是 350 cc，因此每瓶汽水約含有六十毫克的咖啡因，幾乎等於一杯咖啡的含量。然而，對於我們這些在星巴克（Starbucks）或皮爺咖啡（Peet's）等連鎖店購買咖啡的人，除非點了大杯濃縮咖啡或兒童杯，否則鮮少會看見 350 cc 大小的杯子，大多是提供小杯、中杯或大杯咖啡，相當於 350 cc、470 cc 或 590 cc 的大小，過去餐館櫃檯販售的 230 cc 咖啡早已不復見。倘若大杯咖啡提供的三百三十毫克咖啡因，無法滿足您的需求（顯然無法滿足我），還有更好的選擇：您可以點一杯紅眼咖啡，即任何尺寸的咖啡、外加一小杯濃縮咖啡，抑或是來杯加了兩小杯濃縮咖啡的黑眼咖啡。因此，一杯星巴克大杯黑眼咖啡便含有五百四十毫克的咖啡因。

據食品藥物管理局指出，部分情況下，譬如需要長時間保持清醒的軍事人員，一天最多可攝取一千毫克的咖啡因，都還算安全。儘管如此，此種說法可能會釀成危險。新手父母真的需要更清醒，才能撐過照顧新生兒的睡眠不足嗎？長時間輪班的醫師真的需要額外刺激來保持清醒嗎？駕駛您乘坐的班機的飛行員呢？還有您那為了考試熬夜苦讀的孩子呢？一千毫克的咖啡因遠超過十杯普通咖啡，真的對健康毫無影響嗎？

咖啡因攝取過量至中毒，並不常見。當然，有人在短時間內喝了超過四、五杯咖啡後，會感覺很糟，也許還有些顫抖、胃部不適或頭痛情況。雖然得攝取相當大量的咖啡因才可能致命（大約得喝掉一萬四千毫克的咖啡因或一百四十杯咖啡），可是，即便是如此的天文數字，也不代表我們可以每小時豪飲三杯咖啡。對某些人而言，即便比這還低的咖啡因劑量，也可能導致心律不整、危險的心跳加速、高血壓或失眠，甚至還可能引發心臟病發作、中風或死亡，尤其是過去心血管系統未發現異常的人，更是危險。

能量飲料也含有咖啡因

更引人擔憂的是那些隱含咖啡因或其他類似興奮劑的飲料。如今，咖啡因廣泛存在於各類食品和飲品中，我們也許會一次攝取超高劑量的咖啡因，另外還加上其他化學物質的刺激，如酪胺酸（tyrosine）、牛磺酸（taurine）和苯丙胺酸（phenylalanine）。這些物質不僅會使您精力充沛，適當的劑量可能就足以讓您因為心跳過快，而被送進醫院。

然而，由於食品藥物管理局未強制規定，因此許多能量飲料並未公開其中的咖啡因含量。2012 年的《消費者報告》評核了二十七項熱門的能量飲料。[11] 毫不意外，這些能量飲的咖啡因含量範圍差異甚巨，有些每份最低至六毫克（約為一杯 230 cc 咖啡的百分之五），有些則含有一份以上的份量。另外，更不令人意外的是，低咖啡因五小時能量飲（Decaf 5-hour Energy）中，咖啡因含量最少；換句話說，喝它又是何苦來哉？更令人尷尬的是這二十七項產品中，有十一種的成分標籤上並未列出每份的咖啡因含量，即便它們明確標榜自己是有助於提神的咖啡因飲品；而部分標示了咖啡因含量的飲料，則提供了嚴重低估的含量。

飲用含咖啡因的飲料不再是需要在晨間醒腦、下午提神或在深夜保持清醒的人的專利。如今運動員也開始利用咖啡因來提升運動表現，利用這種興奮劑做為中樞神經系統的能量強化劑。咖啡因是世上最受歡迎（且合法）的精神藥物，根據世界運動禁藥管制組織（WADA）的規定，咖啡因在體育領域仍屬合法。愈來愈多運動員使用咖啡因，來提升跑步速度，甚至連網球或排球等非競速、時跑時停的間歇性運動，也利用咖啡因來提高整體表現。部分體育組織篩檢了兩萬多份尿液樣本，以確認運動員是否非法使用增強表現的藥物，結果發現其中多達百分之七十五的樣本內含咖啡因。

咖啡因雖不至於使非運動員成為撐竿跳冠軍，但適度使用確實可提供良好刺激。咖啡因如同任何藥物，療效和反效果之間的分野十分細微。如欲利用咖啡因促進運動表現，成效最佳的份量是每公斤體重攝取三毫克至六毫克。所以，以體重七十公斤的運動員來說，大約是兩百二十毫克的咖啡因或中杯星巴克咖啡。任何高於每公斤體重六毫克的量，都可能會引發顫抖、心跳加速、心律異常或高血壓等情況。另外，容我重申，雖然有悖於長久迷思，但咖啡因並不會使人脫水。[12]

只有人類會追求多多益善，但正如任何表現強化劑一般，這種觀念可能是危險的開端。世界運動禁藥管制組織並未將咖啡因列為非法的強化劑藥物，但是，若將來情況改變，我也不會感到驚訝。2004 年禁藥標準重新評估之前，咖啡因曾一度被列為禁藥。禁藥必須滿足下列三項條件的其中兩項：一是增強表現（咖啡因符合）；二是構成健康風險（世界運動禁藥管制組織取消了原本的認定，但我對此表示懷疑）；三是違背運動精神（絕不可能，咖啡可是一種社交飲品）。

含咖啡因的飲品看似有益，能使人在白天保持清醒與機警，但若太晚飲用且身體無法正常代謝的話，便容易導致睡眠不足，隔天筋疲力竭。青少年和年輕人愈來愈常熬夜滑手機或平板，他們利用含咖啡因的產品（不只是咖啡）來熬夜至凌晨。[13] 結果不出所料，隔天在工作場所或學校，自然表現不佳，有人會在課堂上打盹，或甚至更糟，在開車時打瞌睡。濫用咖啡因也會對人體產生負面的生理影響，如高血壓、心跳過快或心律不整，而且發生在青少年身上的機率，與成年人不相上下。

紅酒——流動的青春之泉？

我們時常聽聞葡萄酒含有「有益健康」的成分，尤其是紅酒，前提是飲用適量的話。但這「有益健康」是何意？

飲用葡萄酒的真實益處，與紅酒的化學成分無關，而是關乎葡萄酒使人放鬆的特性，有助於減輕壓力，不過飲用量必須有所節制。最近，研究人員檢視了肝癌的成因後，計算出每天得喝三杯酒，才有罹患肝癌的風險。這並非小型研究，研究人員統合分析了三十四項研究，涉及八百二十萬人、以及兩萬四千五百多例肝癌病例。[14] 研究人員還發現了更多讚揚咖啡的證據，咖啡似乎有助於防止肝癌。（但這不表示您可以喝三杯酒後，再喝三杯咖啡來抵消風險。鮮為人知的是，肝癌「更大」的罪魁禍首是體重過重。體重過重或肥胖，會導致肝癌及其他許多類型的癌症。）

葡萄酒必定有特異之處，才值得眾多研究機構和健康專家的推崇。它究竟內含了何種仙丹靈藥，才被認為有益健康，甚至可防止多種疾病的侵襲？其中一項歷時最長的研究是護理人員健康研究（NHS），研究期間自 1980 年至 2012 年，長達三十二年之久，主要在評估許多人多年來健康行為的影響。[15] 其中一項評估因素是飲酒的益處（或風險），以及飲酒對癌症、心血管疾病、骨折和精神疾病等長期健康風險的影響。該研究最初於 1976 年招募受試者，當時包含了十萬名護理人員。值得留意的是，最初護理人員健康研究起始的年代（之後數十年還有多項研究），護理人員主要指的是女性。與之相對的是醫師健康研究（PHS），也大約在同一期間招募男性受試者，但主要著重於評估阿斯匹靈和 β - 胡蘿蔔素的影響。

護理人員健康研究的特別之處，在於數十年來透過問卷調查追蹤研究對象，調查了吸菸、飲酒和運動習慣等因素，並將這些行為與罹患乳癌、心血管疾病、其他癌症、骨折和精神疾病的風險連結。此項研究自開始以來，已有近三十萬人參加，如今調查對象也包含男性。[16] 該研究並未事先提供任何健康建議，對於飲酒習慣亦是。結果發現：女性每次喝一杯葡萄酒（男性則為至多兩杯），一週三次以上，比起每次喝一杯以上的葡萄酒（男性喝兩杯以上）但一週少於三次，更為有益。換言之，研究發現適量飲酒較有益健康，也就是頻次提高、但飲用量減少。儘管適度飲酒會增加罹患乳癌和結腸癌及髖部骨折的機率，但有助於降低心血管疾病和神經認知異常的風險。

紅酒含有的白藜蘆醇（resveratrol）具有額外的健康益處，令大眾趨之若鶩。白藜蘆醇經研究證實具有神奇的保健功效，如今甚至被製成保健食品出售。[17]

但我們應該先探究，白藜蘆醇究竟是什麼？

白藜蘆醇是一種多酚，天然存在於紫葡萄、藍莓、蔓越莓、桑椹、越橘、花生和開心果。2012 年，國際學術期刊《細胞》刊登了一篇論文，從生化層面證實了白藜蘆醇可能有助於提升小鼠的粒線體功能、體力和葡萄糖耐受量；[18] 同時也證明可以改善飲食引起的肥胖，換句話說，白藜蘆醇這種化學物質或許是糖尿病、肥胖和老化相關疾病的解方。

儘管這些功效是體現在實驗室裡的小鼠身上，而且這些成果不一定完全適用於人類，但媒體依舊為之瘋狂。無論如何，如今紅酒已被奉為流動的青春之泉。但是，目前尚未有研究顯示白藜蘆醇對人體健康有直接益處。而且，如同多數根據行為（如葡萄酒飲用習慣）來評估健康結果的研究一般，要想獲得任何實用的資訊，必須仰賴大型人口長年的前瞻性數據，既無法在實驗室裡完成，當然也不可能從動物身上取得。動物研究為人類研究提供了有用的基礎資訊，但是兩者不可相提並論。

飲酒過量，死神降臨

除了尚待解答的白藜蘆醇效用之外，一般而言，飲酒有益健康，不過有個附帶的巨大警語：請適度飲酒！這意味著晚餐前或晚餐時，最多一杯酒。

無論有沒有含白藜蘆醇，經研究發現：平常適度飲酒與死亡率、心血管疾病、糖尿病、心臟衰竭和中風的風險較低相關。但是若您平常不喝酒，也無需覺得因此有必要開始飲酒。目前沒有證據顯示飲酒具有心臟保護作用。雖然研究指出，飲酒與降低某些慢性病的風險相關，但不代表就是心臟功能改善的直接原因。也許我們必須謹記更重要的一點，飲酒過量是美國第三大死亡主因，也是十五歲至五十九歲的人過早死亡的主因——由於肝病、肝癌等疾病、以及酒精相關的意外死亡。[19] 因此，當您考慮喝酒的好處時，請酌量飲酒。

目前並無研究顯示，飲用任何一種含酒精的飲料可直接促進健康，但卻有無數研究指出，酒精絕對是對健康產生負面影響的直接原因。過量攝取含酒精飲料，已證實是肥胖、肝病、意外死亡、甚或家暴的主因。

飲料業發展蒸蒸日上。問題不再是一個人該喝多少水，而是該喝哪種水：瓶裝水、自來水、調味水、營養強化水或氣泡水？想知道自己該喝多少水，無需再遵循曾經流行的「每日八杯水」迷思。請直接檢視尿液吧！若是淡黃色，便沒有疑慮。

關鍵還是在於水分的補充，但這或許根本不是以水的形式，水果和蔬菜都含有水分，還有我最信賴的好友——咖啡也是。人往往執著於求新求進步，但是坦白說，乾淨的自來水已經無需再做改進了，只可惜這道理似乎太過簡單而平常，以致我們難以接受。也許由電視名人來推銷自來水（每加侖僅一分錢！），效果會比任何醫師都好上許多。

健康資訊小提醒

- 只要飲食得宜，您可從食物中獲得充足水分。
- 氣泡水或加味水的含糖量，可能和汽水一樣多。
- 即便添加了維生素等看似健康的成分，瓶裝水也不比自來水好。
- 運動飲料對運動員來說，不一定比水更有益。
- 傳統咖啡的潛在益處比健康風險還多。然而，加糖或添加其他成分的含咖啡因飲料，卻不見得。
- 適度飲用含酒精的飲料，或許有益健康，但若您不喝酒，也無需覺得必須開始飲酒。

第 9 章
輔助性另類療法
──別忘了「輔助」這兩個字

「輔助醫學」的功用就只是輔助而已，
千萬別讓它喧賓奪主。

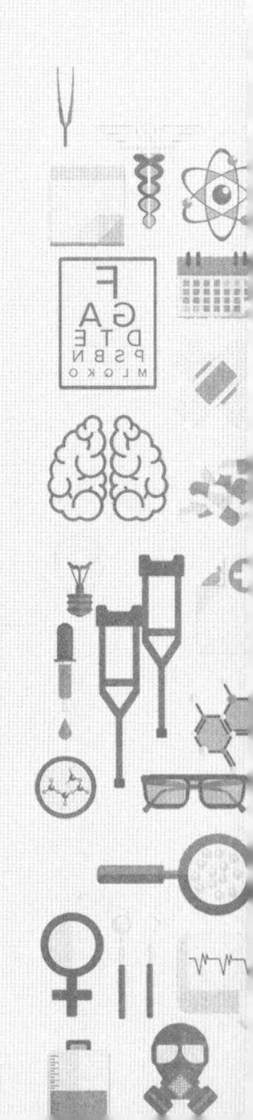

以另類療法治療癌症，真的有效嗎？

順勢療法有何缺點？

安慰劑效應為何如此強大？

何謂「反安慰劑」效應？

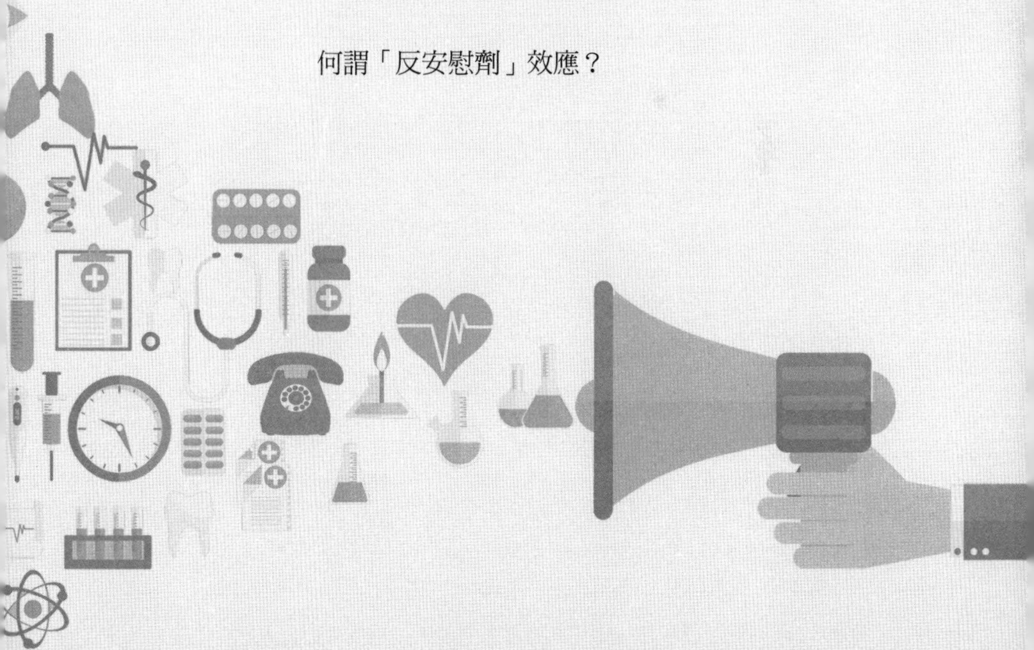

加州大學洛杉磯分校醫學中心距離好萊塢僅數公里之遙，但以我眼見或耳聞，病人的就醫原因總是五花八門，簡直足以讓任何編劇發上一筆大財。光在過去一年，我便看著一名病人失去喉頭，只因他不願為了可治癒的喉癌接受簡單的手術；我也親眼目睹一名幼兒差點死在手術室裡，只因家長為了「自然增強小孩的omega脂肪酸」而餵食他們堅果，卻因此噎著；我也碰過一名高教育程度的女性病人告訴我，她使用漂白水清潔耳道，不幸的是她整個耳朵和臉部因此灼傷。

放棄正統醫療，代價高昂

舉凡談到一般人聽從差勁的醫療建議所親嘗的後果，現實絕對比小說更荒謬絕倫。可是，在我聽聞的所有荒誕故事中，對我影響最深遠、位居心中首位的，是關於絕望的癌症替代療法的故事。讓我先從此道來，有兩則病例總在我腦海中揮之不去。

第一個案例是一名男性病人，我們姑且稱他為湯姆。湯姆診斷出患有高度可治癒的舌頭腫瘤，但他決定選擇高溫治療，而非傳統手術。高溫治療或稱熱療，是讓身體組織暴露於攝氏四十五度的高溫之下（但其實比傳統桑拿室的溫度還低）。據研究顯示高溫可破壞並殺死癌細胞，且對正常組織的傷害通常極小；不過這種療法基本上幾乎都是搭配手術、放療或化療一起進行。因此以湯姆的案例來說，他原本可接受身體足以耐受的手術，而且短期和長期術後結果看好，最後卻變成了一場災難性的絕命故事。

湯姆的舌頭腫瘤後來持續增長，而且癌細胞轉移，在頸部淋巴結處出現繼發性腫瘤（secondary tumor）。大塊腫瘤阻塞了口腔和喉部，使他無法吞嚥和言語。然後，腫瘤侵襲了負責舌頭活動的神經，導致他全是肌肉的舌頭癱瘓；接著腫瘤侵入了負責舌頭感官的神經，因此他會不慎咬到自己的舌頭，並且無法察覺舌頭在流血。由於他喪失了感覺和吞嚥能力，因此經常被自己的唾液嗆到，最後發展出慢性吸入性肺炎，且需要動手術在胃部置入胃造瘻管，進行灌食。

異常腫大的頸部淋巴結和麻痺的舌頭，共同干擾了湯姆的呼吸和口腔分泌能力，必須在脖子上進行氣切造口。然而，腫瘤持續生長且無法切除，繼續侵襲重要的部位。頸部淋巴結可入侵主要血管，特別是頸動脈和頸靜脈。湯姆並未失血或窒息而亡，但「癌症重擔」實在讓他太不堪負荷，儘管以管灌進食，他體重愈來愈輕，身體也疲弱不堪，而且由於長期營養不良和多種癌症，免疫系統也變得衰弱。最終，他死於相對屬於輕症的呼吸系統疾病——我們通常稱為感冒。

我手術室的護理師也有類似經歷。珍妮年約四十多歲，是一名經驗豐富、技術嫻熟的護理師，同時也是一位單親媽媽，家中有兩名青少年。當她診斷出患有乳癌時，休了病假，約六個月後重返工作崗位。她看起來健康狀態極佳，活力四射，身材瘦了下來，肌膚也煥發光采。我告訴她，她的治療似乎進行得挺順利，結果珍妮回答：「我採用替代療法，像是生機飲食、喝茶，冥想和運動，感覺很棒。」

我印象深刻，但也感到憂心，因為從我的角度來看，她並未治療她的癌症，可是從外觀上看來，卻又是另一回事。為何如此？癌症通常不會在一夜之間致死，幾乎人人都曾遇過看來狀況不錯的癌末病人，不久後突然過世的情況，這就是癌症陰險狡猾之處：一開始發展緩慢，然後到了某個臨界點，突然迅速伸出惡爪。珍妮的病例就是如此。她的身體對飲食、運動和生活放鬆的反應良好，若這是整體治療方案的其中一部分，也就是她若能接受正統醫療，效果可能比大多數人好上許多；但是珍妮並未接受正統醫療，很快便付出慘痛代價。

珍妮重返工作崗位後，僅工作了大約兩星期，數月後便痛苦死去，乳癌大幅轉移至全身各處，連骨頭和大腦都無法倖免。假使她當初選擇正統療法，或以結合替代療法的方式進行治療，她會更長壽嗎？大有可能。輔助醫學（complementary medicine）對於強化標準醫學實務大有助益，但無法獨立發揮作用。

「輔助醫學」的功用在於輔助

癌症醫學上諸多出色研究，皆證明了輔助醫學做為正統癌症療法（如化療、放療和外科手術）的佐劑（adjuvant），具有短期和長期益處。[1] 經常運動、冥想、打太極、飲食營養充足、或擁有良好情感支持網絡的病人，比沒有的人情況好上許多。但是，輔助醫學之所以成功，關鍵在於做為「佐劑」或「輔助」。輔助醫學顛覆了數千名癌症治療和慢性疼痛控制病人的治療耐受性與臨床結果，所以我們不該抨擊或嘲笑輔助醫學，而是將其納入整合性醫療方案。輔助醫學不該單獨用來進行治療。

梅約醫學中心（Mayo Clinic）指出，有將近百分之四十的成年人曾經使用輔助性另類療法（complementary alternative medicine, CAM）。[2] 遺憾的是，太多人都忘記了「輔助」二字。當大家忽略了輔助性另類療法的「輔助」一詞時，最終選擇的療法常常是五花八門，缺乏科學證據證實其功效和安全性。有時雖然不會產生任何危害，但若是罹患癌症等重症疾病，後果可能不堪設想。

美國亞利桑納州和墨西哥下加利福尼亞州等地，有一些輔助性另類療法中心，營造出有如高級度假勝地的形象，彷彿打造出「行醫」的神奇場域。讓人不禁心想，若它們位於密西根州佛林特鎮或紐澤西州康姆登市，能否招攬到眾多客戶？他們收費高達數萬美元，迫使許多人將畢生積蓄浪費在庸醫身上。

其中一所機構位於亞利桑納州的吉爾伯特鎮，[3] 由三名醫務人員（只有一人擁有醫學學位）治療不下二十種疾病，其中包括「癌症全天然療法」。它的官網讀來就像是當代偽科學熱門大全，警告大家遠離調味鹽、非有機糖果、疫苗、螢光照明、手機和美容產品。官網宣傳的機構設施，有專為隆重迎接外地病人的「紅地毯待遇」，還有「五十五吋大螢幕電視」和「全新超舒適診療椅」。整個網站充斥著激勵人心的基督教語彙。諷刺的是，離它最近的高速公路卻名為「迷信公路」。

距其不遠的梅薩市，有另一間名為「療癒綠洲」的機構，[4] 僅針對癌症提供治療，療法包括果汁排毒、高劑量維生素C、灌腸水療、咖啡灌腸、按摩、紅外線桑拿等，但這些方法均未獲得證實對癌症有任何效果。儘管如此，他們宣稱「如同手指被刀割會自然痊癒一般，我們的身體也能從癌症中復原」。這間療癒綠洲，便是我的手術室護理師試圖治癒她的乳癌之地，她被灌輸的想法是：他們可在不對她造成傷害的情況下，鎖定癌細胞並消滅癌症，同時「刺激、平衡、並強化」她的免疫系統，讓她的身體「停止製造癌細胞」。

博金斯基（Stanislaw Burzynski）醫師在德州的診所，是最具爭議的診所之一。[5]《富比士》雜誌的一篇調查文章指出：「博金斯基療法的核心是他稱為『抗新普拉通』（antineoplaston）的藥物，但食品藥物管理局從未核准將此藥用於治療癌症，因此，博金斯基銷售和使用此藥的唯一方法，就是藉由『臨床試驗』的支持……儘管數十年來，博金斯基一直為病人提供抗新普拉通，但卻從未公布任何人體臨床試驗數據……除此之外，參加臨床試驗卻向病人收取數萬美元的費用，也有違常理。正如您所思，這似乎會形成某種利益衝突。」[6]

位於墨西哥下加利福尼亞州的阿奎洛（Frank Arguello）癌症診所，在加拿大和美國大打廣告，推銷自己的療法。[7]阿奎洛醫師編造了自己的科學理論，透過所謂的「返祖（atavism）化療」來「治癒」癌症。何謂返祖化療？此療法源於這項假設：癌症與返祖現象有關。

返祖現象是指：數百萬年前人類祖先所擁有的常見特徵或特性，後來因為基因重組而消失，但如今再度重現（鯨的後肢便是在動物中觀察到的例子）。但是，科學證據並不支持「癌症與返祖現象有關」的假設，因此，基於有缺陷的假設所設計的癌症療法，注定會失敗。阿奎洛「返祖化療」的立論是：若癌細胞的運作類似於身為人類遠祖的單細胞生物，那麼抗菌劑（抗生素）之類的藥物應可攻擊並殺死癌細胞。阿奎洛的網站提供了治療前後天差地別的照片，並提及自己如今符合資格，可取得美國醫療執照（但他目前並未持有執照）。[8]

也許自遠古以來，人類便易於受到抗拒正統的另類療法或另類觀點誘騙。我們希望自己與眾不同，希望自己異於常人，能戰勝機率與統計數據，尤其是涉及癌症這類可怕又嚴重的疾病時，更是如此。作家畢斯（Eula Biss）在《疫苗：兩種恐懼的拔河》書中寫道：「另類醫學的吸引力，不僅在於提供了另類哲學或另類療法，還提供了另類語言。若我們感覺到受到汙染，便有『淨化』方法出現；若感到不足、有所匱乏，便有『補給品』出現；若恐懼毒素，就有了『排毒』方法；若擔心自己隨年歲增長而身體鈍化或發生氧化作用，便可使用『抗氧化劑』來讓自己安心。這些都是解決人類根本焦慮的某種類比，而另類醫學語彙所掌握到的精髓，就是人在感覺難受時，自然而然會想獲得無庸置疑的好東西。」[9]

我們很容易被假訊息催眠

畢斯很精闢的指出了要點，讓我想起許久以前讀過一位德國醫師的故事，他在十八世紀下半創造了一個新詞，並建立了自己的另類療法。這個新詞迄今在我們的日常用語中仍會使用，雖然並非用於醫學領域。這位醫師在維也納就學，對所謂的動物磁性說（animal magnetism）產生興趣後，在當地成立了一家診所。動物磁性說的信念認為：包含人類在內的動物，會產生一種無形的自然力量，可用於治療。他利用催眠術，將此概念發展成一套催眠療法，並以自己的姓氏梅斯梅爾（Franz Anton Mesmer）創立了沿用至今的催眠術別字 mesmerism。

梅斯梅爾醫師宣稱：自己可透過磁性，治療神經系統問題。他認為，人體仰賴「微妙流體」的適度平衡來維持健康，所謂的微妙流體，與負責熱能、光能和重力的流體相同。他說，此微妙流體在整個宇宙中浮動。梅斯梅爾假設人體跟磁鐵一樣具有兩個磁極，可幫助引導微妙流體，因此他聚焦於此，希望能製造動物磁性。根據他的理論，人體的兩個磁極必須確實對齊，才能運作，並維持正確、流暢且和諧的液體流動。倘若流體的流動失衡，人可能會發展出神經疾病，因而需要施以催眠術來校正這兩個磁極，使流體重新平衡。

雖然現今聽來似乎荒謬至極，但梅斯梅爾的方法在當時廣受歡迎。他雖備受矚目，卻也聲名狼藉。所有民眾不分教育程度高低，都對梅斯梅爾的主張感到好奇，醫學界和科學界則對他感到戒慎戒懼，而政府則是擔憂他日益壯大的祕密組織會帶來破壞。1777 年，梅斯梅爾嘗試治癒失明病人失敗一事曝光後，便被驅逐出維也納，於是他前往巴黎，捲土重來。

到了 1780 年代，梅斯梅爾累積了不少新的追隨者，並與他們一同在巴黎開店。這些信徒為人施行催眠，聲稱自己找到他們的磁極並控制其體液。他們使用精細的設備和工具，包括據稱帶有無形流體的鐵棒，他們稱之為催眠棒或催眠水。梅斯梅爾之所以走紅，部分因為神祕，部分由於流行，當時體驗他在隱蔽之地進行的催眠術，成為時下潮流。

梅斯梅爾也未能在巴黎久待。1784 年，路易十六任命法國皇家委員會開始進行調查，試圖尋找科學證據支持梅斯梅爾的磁流理論，委員會成員包括現代化學之父拉瓦節（Antoine-Laurent Lavoisier）和富蘭克林（Benjamin Franklin）。1785 年，梅斯梅爾離開巴黎前往倫敦，然後前往奧地利、義大利、瑞士，最後返回故鄉德國，他回到出生地附近的村落，並於 1815 年去世。自創療法的梅斯梅爾所到之處，都企圖獲得自認應得的讚譽。

以當今說法來形容的話，梅斯梅爾治療的是身心失調疾病，即由壓力或焦慮等精神因素，所引發或加重的疾病與症狀。身心（psychosomatic）一詞指的是心理（psyche）和身體（soma）。身心失調的疾病涉及精神和生理，有時只有症狀，沒有潛在的身體疾病。眾所皆知，人的精神狀態可能會加劇實際生理疾病的嚴重程度。梅斯梅爾利用容易上當的人來斂財，但是他的故事也反映了現代人的處境——每天都有許多大肆行銷但全是幌子的產品、療程或健康主張，但依然有人對此深信不疑；每小時都有健康相關的消息流傳，其中許多資訊可能相互矛盾；即便是抱持懷疑態度的人，也很容易被催眠。

辨別真偽、區分何謂健康或有害，絕非易事，尤其是錯誤資訊來自我們認為的權威，或是比自己聰明的人。

許多藥來自天然產物

下加利福尼亞州的阿奎洛醫師創意十足，我幾乎可以像對梅斯梅爾一樣，給予他肯定。但是，阿奎洛的過錯實在罪大惡極，他欺騙的是真正具有生命危險、脆弱的癌症病人，我們說的可不是目前沒有正統治療方式的身心疾病。

這便是為何這些療養中心如此令我惱火的緣故。它們在病人診斷出罹癌、最脆弱的時刻誆騙他人。病人誤以為這些另類療法是可行的選擇，而拒絕接受放療或外科手術。然而，這些另類療法的成效都無法再現，這本身就是巨大的危險信號，其他人的推薦證言說穿了只是些傳聞軼事，根本提不出真實數據。

我從不排拒病人將治療成功歸功於另類療法，許多疾病某種程度上是因情感因素引發，以放鬆為主的治療技術可能是部分或全部的解答。誰的偏頭痛不會因睡眠改善、冥想或紓壓而平息？醫用大麻具有止吐和血管收縮功效，這些是真正的生理效用，而非單純心理作用。我雖不願開立大麻處方，但也不反對其他醫師或病人使用大麻來治療病況。甚至像加州大學洛杉磯分校如此主流之處，都設有東西醫學（East-West Medicine）中心。

中藥含有某部分較為先進的藥劑，具有真正的生理功效。大蒜、亞麻籽和天然大豆食品，確實也有助於某些人降低膽固醇，omega-3 脂肪酸、纖維和植物性化合物等植物固醇，也有這種效用。這些都是降膽固醇化合物的天然來源，但無人稱其為藥物或甚至是另類療法，也不會將其視為治療膽固醇過高的主流方案。儘管部分優質但小型的研究，證實了這些天然物質的益處，但大多時候，它們仍被認為是非正統的保健預防方法，我們最好將其視為治療膽固醇過高的附帶選擇，不需處方即可從飲食中輕鬆獲得。事實上，沒有任何另類療法能夠代替經證實的治療藥物，例如，功效強大的斯他汀類藥物。

2015 年諾貝爾生理醫學獎的三位得主，都曾因為使用「天然藥物」而遭受訕笑——美國德魯大學教授坎貝爾（William C. Campbell）和日本北里大學榮譽教授大村智（Satoshi Omura）共享了一半的諾貝爾獎榮耀，因為他們發現一種新型藥物療法，可以對抗蛔蟲寄生所致的感染；而中國中醫科學院的屠呦呦，因發現抗瘧疾的新藥而獲頒另一半的諾貝爾獎。這些傳染病影響了全世界半數人口，而兩種藥物的主要成分皆不是來自實驗室製造的合成產物，這兩者皆為「天然產物化學」（natural products chemistry）的絕佳範例：兩種新藥的有效化合物，皆由自然產生它們的生物或類似分子中，提取而來。

若現在要您上街詢問路人，請他們定義何謂天然產物化學，至少會有一兩個人向您推薦順勢療法。但是，我很懷疑您能否找到可明確說明順勢療法定義的人。接下來，讓我們來談談二十一世紀最登峰造極的催眠術——順勢療法。[10]

順勢療法催眠術

催眠術至今依舊十分活躍，不僅磁場療法使用，順勢療法中也有其蹤跡。若讓您猜猜順勢療法的定義，您可能會說些像是無需處方的「天然」藥物之類的話。

另類醫學時常與順勢療法混為一談，使得一般大眾心中認為順勢療法安全無虞。然而，所有被認定為「另類」醫學的治療與療方中，順勢療法最不可信。在順勢療法精心設計的安慰劑體系中，所謂的「療方」欠缺實際藥物。順勢療法是十九世紀初，由赫尼曼（Samuel Hahnemann）於德國創立，主要是基於「以同治同」（like cures like）和「無窮小定律」兩大原則。換言之，即「原始形式經過高度稀釋的產品，可能導致了類似所討論疾病的症狀，並以高度個人化的方式，用於病人身上」。[11]

儘管有現代醫學（以及反對順勢療法的科學案例），順勢療法依舊廣受歡迎。根據 2012 年「國民健康訪問調查」（NHIS），美國有近五百萬名成人和一百萬名兒童，在過去一年使用了順勢療法。[12] 雖然順勢療法藥物經過高度稀釋至幾乎毫無原始有效成分存在的痕跡，而且一般認為安全無虞，但許多醫師（包括我在內）都擔心順勢療法製劑即便不具化學活性，但可能會誤導病人遠離有效的正統治療。

目前，已有相關危險後果的例子。例如，Zicam 感冒鼻腔藥被發現含有高劑量的葡萄糖酸鋅（zinc gluconate）。[13] 葡萄糖酸鋅是一種葡萄糖酸的鋅鹽，使用於鼻腔可能導致嗅覺喪失症，2009 年該產品已從市場下架。

順勢療法藥物有別於對抗療法藥物（透過對症狀產生反作用而見效的藥物），無需經過美國食品藥物管理局的嚴格審查。這些「天然」藥物可能會引發不良副作用、或是與病人正在服用的藥物相互作用、或引發過敏反應，而且可能還含有無用或更糟的有害物質，例如砷、汞或鉛。喝洋甘菊茶或許可緩解胃部不適，但在吞服小白菊、鋸棕櫚、銀杏、紫錐花和人蔘等其他暢銷的草本濃縮精華藥品時，最好三思而後行。

技術上而言，這類營養補給品並非順勢療方，但因其天然屬性而備受推崇。我們曾在第 7 章〈補充營養的真實代價〉，詳盡介紹了營養補給品和維生素，其中許多草本營養品會導致出血、瘀血或延緩療效，尤其是對接受外科手術的病人而言。若病人長期服用草本營養品，比起會吸菸且在候診室偷喝威士忌的病人，我或其他醫師更可能取消前者的手術。

順勢療法發展簡史

讓我們再回到最近備受抨擊的順勢療法，所謂事出必有因，接下來您很快就會讀到前因後果。

1830 年代和 1840 年代，順勢療法首度受到正統醫師的嚴厲批判。所有批評者中，最直言不諱的可能是十九世紀位於波士頓的醫師暨詩人老霍姆斯（Oliver Wendell Holmes Sr.），他抨擊順勢療法為「混合了邪惡奸巧、浮誇學問、愚蠢欺騙、狡猾歪曲的主張」。老霍姆斯也否定順勢療法對病人的潛在療效，認為那只是「用新穎且非比尋常的治療方法，在病人心中留下深刻印象。」[14] 顯然，老霍姆斯指的是順勢療法對身心具有安慰劑效應的成分。老霍姆斯當然也沒放過擁護放血和催吐的主流醫學。不過，順勢療法並未消失，甚至連部分正統醫師也對它信奉不已。

十九世紀，順勢療法醫師建立了醫學院和醫院，使得正統醫學與順勢療法之間的關係更加密切。他們稱正統醫師為「對抗療法（allopath）醫師」，意指正統醫師著重於使用對症狀有相反影響的藥物。在那個時代，正如對抗療法醫師進行治療時可使用順勢療法一般，順勢療法醫師也可執行某些對抗療法醫師採用的醫術，包含手術在內。

直到二十世紀初，順勢療法才從學術角度受到質疑。當時，醫學日益以實驗科學做為根基，因而改變了對順勢療法的支持。正統醫師從業時，不再擁護順勢療法，於是「外行」的從業者接手了該領域，並繼續推廣順勢療法。到了 1960 年代，反主流文化成為趨勢，順勢療法更是廣受非醫學界人士的歡迎。當時的人對既定權威充滿敵意，又因正統醫學並非無所不能而夢想破滅。

1990 年代，另類治療師主導了順勢療法領域，醫療機構困惑不安，只能將順勢療法視為可能會傷害無辜者的詐欺行為。著名的演化生物學家暨另類療法評論家道金斯（Richard Dawkins，《自私的基因》作者）指出：「世上沒有所謂的另類療法，只存在有效和無效的醫療。」道金斯將另類療法定義為「無法測試、拒絕測試、或持續無法通過測試的治療方式。若一項治療技術能在妥善控制的雙盲試驗中，證明本身的療癒特性，那它便不會被歸類為另類療法，而是隸屬於醫學」。[15]

美國食品藥物管理局對順勢療法的監督不全，可追溯至數十年前。1994 年，食品藥物管理局針對順勢療法藥品市場，頒布了〈遵守政策指南〉（Compliance Policy Guide），根據順勢療法產品的使用成分和指示，制定了製造規範和成分標示的相關標準，並規定只有順勢療法醫師，能開立用於嚴重症狀的順勢療法藥物，但是無需醫師治療就能解決症狀的順勢療法藥品，可用非處方藥的形式出售。這種做法不僅讓食品藥物管理局有藉口不去評估順勢療法處方藥的功效，還為非處方藥開啟了市場大門，打著「具療效」的旗幟大肆行銷。

但是 1994 年的〈遵守政策指南〉至少開始了管制順勢療法藥物的第一步：除了被食品藥物管理局明確排除的膳食補充品，標示為具療效的順勢療法藥物也可以受到管制，以避免消費者被行銷手法及其潛在效用迷惑。2015 年，食品藥物管理局欲加強管制順勢療法藥物的消息，登上頭條新聞，同年 3 月，食品藥物管理局調查了社會大眾和醫師對順勢療法藥物的看法，同時也想瞭解當局對順勢療法產品有限的監督，是否「適度保護並促進了公共衛生」。之後，食品藥物管理局舉行了為期兩天的公聽會，廣邀藥物安全專家、順勢療法提供者及產業代表參加。

同年 9 月，美國聯邦交易委員會自行針對順勢療法產品的廣告宣傳活動，舉辦了公聽會，旨在釐清順勢療法產業是否違反《聯邦交易委員會法》第五條的規定，其中禁止商業欺騙行為；隔年，聯邦交易委員會發表了〈非處方（OTC）順勢療法藥物之行銷主張執行政策聲明〉，指出未來非處方順勢療法藥物的功效和安全性聲明，將和其他非處方藥物採取相同的標準。[16] 此舉或許意味著：順勢療法做為地方藥局核心銷售商品的時日無多了。

據我推測，未來將會出現更多研究，揭穿順勢療法的神話光環。例如 2016 年 2 月，澳洲龐德大學實證醫學領域的傑出英國學者格拉席歐（Paul Glasziou），統合分析了一百七十六項試驗，主要針對六十八種不同健康狀況。格拉席歐宣稱順勢療法為「治療的死路」，總結此種深具爭議的療法不比安慰劑藥物更有效。格拉席歐在《英國醫學期刊》的部落格寫道：「我理解為何順勢療法創辦人赫尼曼對十八世紀的醫療做法（如放血和淨化）不甚滿意，並試圖找尋更好的選擇。」[17]

然而，利用順勢療法的安慰劑效應是一回事，但若因此拒絕或延後經證實安全有效的正規療法，而危及自身健康，顯然又另當別論了。

安慰劑效應是什麼？

可是，針對那些自稱使用非科學方法而痊癒的人，我們該怎麼看待？銅質手鍊可緩解關節炎嗎？脊骨按摩治療有助於改善耳部感染和偏頭痛嗎？果汁排毒能阻止癌症擴散嗎？

自稱透過非常規方法康復或改善病情的人，這得歸功於安慰劑效應發揮良好。安慰劑效應是一種非比尋常的現象，使用蒸餾水、糖水或鹽水等惰性物質假冒藥物，有時真能改善病人狀況，只因病人預期或相信其療效。

安慰劑效應有別於一般人所想，並非偶然的精神勝利物質而已，也並非身心醫學。安慰劑效應如今已成為一種統稱，用以解釋無法歸因於藥物或治療的健康好轉情況。此種變化可能由諸多因素引起，從自發性的改善紓壓，到誤診、古典制約、或迄今仍無法以科學解釋的原因，都有可能。安慰劑效應是當今科學研究的重點領域，我們已知：涉及情緒、激素、神經傳遞物質和記憶的複雜神經迴路，會產生安慰劑效應。

自打人類出現在地球以來，安慰劑效應便一直存在。十八世紀時，醫師若庫房中缺乏真正藥物，便會使用非活性藥丸。十九世紀下半，醫學界開始從純粹的物理化學角度看待疾病，因此，到了 1900 年，安慰劑失寵，不再用於治療，直到萊特先生（Mr. Wright）的特例出現，重啟了各界對安慰劑現象的興趣，也促使我們進入安慰劑效應的科學探索新時代，並一直延續至今。[18]

1950 年代中期，一名被醫師稱為萊特先生的病人，因淋巴瘤而性命垂危。淋巴瘤即免疫系統重要部位「淋巴結」的癌症。萊特先生的頸部、鼠蹊、胸部和腹部皆充斥了棒球大小的腫瘤。醫師們試盡了各種方法都無濟於事。請注意，當時的醫學發展與現今不可同日而語，如今強大的化療可大幅改善許多癌症病人的生活和壽命，但當時癌症療法並不多。根據加州大學洛杉磯分校心理學家克羅布佛（Bruno Klopfer）1957 年提出的報告，當時萊特先生很樂觀，認為名為克瑞拜贊（Krebiozen）的抗癌新藥將可拯救他的生命。萊特先生首次注射新藥時，已臥病在床，且呼吸困難；三天後，他四處走動，還和護理師有說有笑，此時腫瘤已縮小了一半；又經過十天的治療後，醫院讓他出院。

但是，另一名同院的淋巴瘤病人，也接受克瑞拜贊的治療，病情卻毫無起色。

儘管有些令人難以置信，但故事若能就此圓滿結束，便真是皆大歡喜了。可惜的是，接下來兩個月，萊特先生閱讀了質疑克瑞拜贊功效的新聞報導後，日益憂心忡忡，結果癌症復發。他的醫師群如何反應呢？他們對他撒謊，告訴萊特先生隔天將有功效加倍的改良版藥物到院。用激動來形容萊特先生的反應，可說是太過輕描淡寫。當「新藥」抵達時，醫師馬上幫他進行注射，當中其實不含任何克瑞拜贊的成分，但萊特先生的病情大為好轉，甚至比上一次改善更多，出院時一點症狀都沒有。然而，新聞又出現了克瑞拜贊無效的報導，萊特先生很健康的生活了兩個月，讀到這則壞消息後，沒幾天就去世了。

萊特先生的經驗清楚顯示，一個人的期望和信念，可能對疾病病程影響甚巨。但是，我們如何從生物學角度對此作出解釋？為何人體內會發生此種情況？肯定不僅僅是與非活性物質有關的心理因素所致，對嗎？究竟是怎麼一回事？

安慰劑效應千真萬確

過去數十年的研究，反覆證明了此種偽治療的功效。安慰劑不僅可以緩解心理因素的疾病，如疼痛、憂鬱和焦慮，還有助於減輕發炎性疾病和帕金森氏症等疾病的生理症狀。有時，安慰劑效應也能讓腫瘤縮小，如同萊特先生的例子一樣。

部分最新研究證實，安慰劑效應並不總是來自對藥物有意識的信念，也可能源於康復與治療經驗之間的潛意識聯繫，包括打針的感覺、醫師的白袍、以及檢查室的氣息。所以，有些人無需相信治療本身的效果，就能體驗安慰劑效應的好處。沒錯，即便您知道自己服用的是安慰劑（或稱糖錠），仍可從中獲益。

儘管不見得適用於所有疾病，但安慰劑效應確實適用於許多以症狀為主的病，如頭痛、腸躁症、焦慮症等。[19] 此種下意識的制約，可控制生理機能，包含激素的釋放和免疫反應。部分針對實驗室大鼠的傑出研究，凸顯了安慰劑效應的生物學限制：動物顯然無法懷抱著相信某種藥物有效的信念。

研究人員也揭露了安慰劑反應的部分生物學現象：安慰劑的反應源於大腦的活動過程。例如，一組研究人員透過注射環孢素（cyclosporine A）來制約大鼠，同時餵大鼠喝下以人工糖精增加甜味的水。環孢素能抑制免疫系統，通常用於防止移植器官受到人體排斥。實驗室的大鼠顯然將環孢素與甜水聯想在一起，因此，之後只餵牠們水的話，受試大鼠的免疫系統也會部分停止運作。科學家推測，喝甜水時，大鼠的大腦會向免疫系統發送訊息。請注意，大鼠與人類不同，無法有意識的認知甜水具有療效，因此必須藉由無意識的聯想學習來導致此種效果。言下之意即為：安慰劑效應並非取決於個人希望或相信正面結果。

此外，也有針對人類進行的大量研究，以幫助我們理解大腦的生物學和大腦活動的過程。例如，研究顯示，帕金森氏症病人使用安慰劑，有助於增加大腦部分區域的多巴胺結合。多巴胺結合程度與病人認知病情改善相關。其他研究進一步顯示，安慰劑可增加帕金森氏症相關大腦部位的神經元觸發，而這些作用與活動能力的改善相關。（帕金森氏症為至今仍無藥可醫的漸進性神經系統疾病，會影響身體動作，最終使人無法活動。）

假裝痊癒（flight into health）一詞在精神病學領域時有所聞，有點類似安慰劑效應。據說，假裝痊癒通常發生在病人感覺治療有效、或有望解決特定問題時，似乎就會自主痊癒。例如，抱怨自己憂鬱的人，可能只與心理諮商師會晤一次，離開諮商室後，就突然宣告自己沒事了；有時候，光是預約掛號，就能減輕病人的沮喪心情。

關於安慰劑效應的神經生物學，依舊有待我們持續發掘與學習。沒有單一反應可描述或定義安慰劑效應發生的所有情境。安慰劑效應並非由源於普遍情況的固定結果，而是依情境而異，變化多端，正如頭痛一樣。每種頭痛都大不相同，每個人的感覺也迴然各異，而且可能是各種歧異的情況下，所產生的獨特生物反應。

話雖如此，有一點毫無疑義，那就是安慰劑效應確實存在。所以，像梅斯梅爾這種人（無心插柳運用了安慰劑效應）也許不全然就是壞人，雖然欠缺真正的治療，但畢竟還是獲得了正面結果。未來的研究肯定會幫助我們理解「安慰劑之類的效應有助於治療」的原因。2014 年的研究指出，手術侵入性愈高，安慰劑效應益發重要，甚至遠勝於藥物。[20]

我引用一段卡普楚克（Ted J. Kaptchuk）和米勒（Franklin G. Miller）在《新英格蘭醫學期刊》發表的論文：

長久以來，醫學使用安慰劑做為方法工具，來挑戰、駁斥或摒棄無效的療法或有害的療法。然而，安慰劑效應又是另一回事，並非假造。在適度控制「自然緩解」（spontaneous remission）和「均值迴歸」（regression to the mean）之下，安慰劑研究利用安慰劑來闡明及量化沉浸於臨床環境的臨床、心理和生理影響。換言之，安慰劑效應研究有助於解釋「臨床醫師如何透過與病人的互動關係成為治劑」的機轉，不論是否結合了有效的治療介入方案。

不過，比起救命的手術或強大的標靶性藥物所能達到的卓著成效，安慰劑效應自然是影響有限。儘管如此，我們認為，此種效應也是處在「醫學之所以成為治療專業」的核心。[21]

我曾親身經歷過安慰劑的「反效果」，或者該說，也許這表示藥物不是永遠的解決之道，但安慰劑可能如此。

外科醫師和麻醉師一直極力尋找方法，來大幅減少甦醒期躁動（emergence agitation）現象，六個月至六歲的孩童，至少有百分之五十在接受短暫手術和麻醉後，會經歷此種絕對的痛苦和煩躁不安，即便手術僅維持九十秒的時間，也難以避免，尤其以嬰兒而言，很難分辨那究竟是疼痛還是錯亂（通常兩者皆是）。

最近，我們在加州大學洛杉磯分校進行了一項研究，觀察進行中耳通氣管手術前二十分鐘提供口服乙醯胺酚，即「泰諾」止痛藥，能否減少甦醒期躁動情況（實驗假設孩子躁動的部分原因是因耳道手術感到疼痛）。我們將孩子分為三組：服用非藥物糖漿的安慰劑組、低劑量泰諾組和高劑量泰諾組。哪一組表現最差？誰疼痛加劇、甦醒期躁動更嚴重且更易怒？

答案是高劑量泰諾組！低劑量泰諾組和安慰劑組的表現大致相同。目前的研究雖然還無法歸納出結論，但高劑量組或許是由於體內的藥量增加，而感到胃部不適；更有可能的是，有些孩子就是比其他人（不管是低劑量組、高劑量組或安慰劑組）醒來時更加躁動不安。

我時常在病人家屬提出側面諮詢時，目睹安慰劑效應：「我再過十七天就要參加三鐵競賽了，但覺得自己好像得了鼻竇炎。醫師，您能快速幫我看看嗎？」他們已坐在我診間的診療椅上，而小孩就在他們腿上，所以我做了許多醫師發誓絕不做的事——我幫這名家長匆匆做了身體診察。迅速診察過後，我說：「只是感冒而已，稍事休息，多喝水，一切就沒事了，您絕對不需要吃抗生素。」

我發誓，他們離開診間時，腳步更輕盈了些，告訴他們沒有生病這件事，是否使他們感覺好轉？某種程度上而言，也許確實如此。

健康資訊小提醒

- 輔助性另類療法搭配正統醫學的常規治療，成效最佳。
- 順勢療法的「天然」藥物有別於正統藥物，並未經過食品藥物管理局的嚴格審查。
- 順勢療法可能引發不良副作用、與您服用的藥物產生相互作用、引發過敏反應，或是可能含有無效用、甚至更糟的有害物質。
- 安慰劑效應千真萬確，有時效果比任何藥物更佳。我們已確知：涉及情緒、激素、神經傳遞物質和記憶的複雜神經迴路，會產生安慰劑效應。

第 10 章
群體免疫
——施打疫苗，利己利人

疫苗如何拯救了社會、家庭、
以及您的健康。

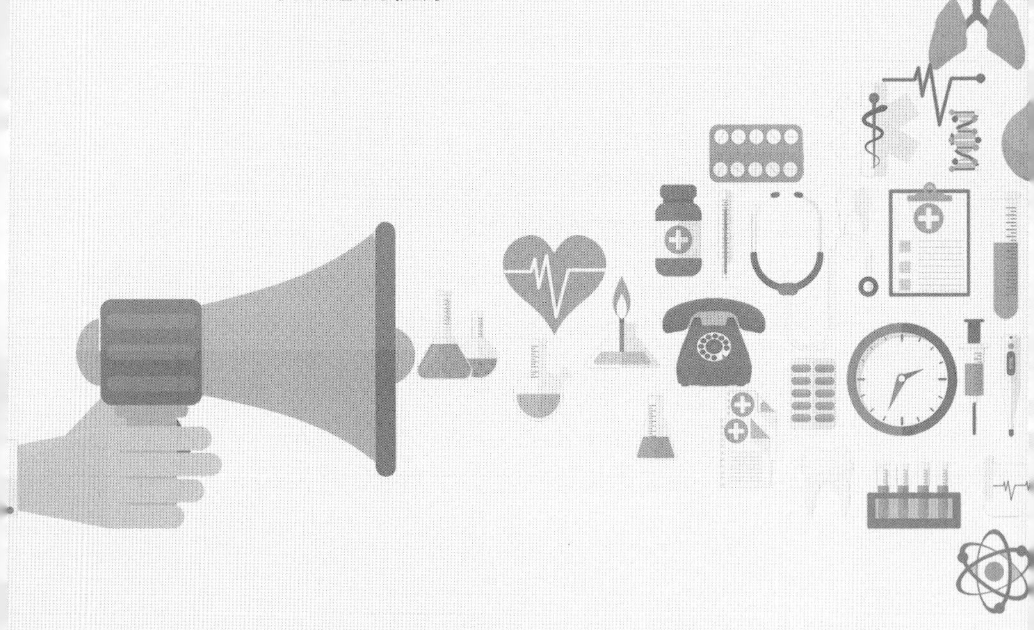

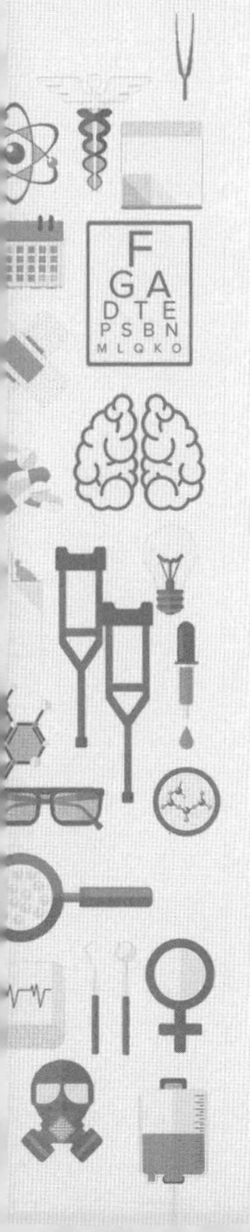

為何現今反疫苗運動如此熱烈？

群體免疫的概念為何？

疫苗會將毒素導入人體嗎？

有些人接種疫苗是否較容易出現副作用？

哪種新疫苗可以抗癌？

我很喜愛《紐約客》雜誌上，插畫家佛雷克（Emily Flake）所繪的一幅漫畫：一名男孩坐在醫師診間的檢查床上，全身遍布麻疹的紅斑，漫畫的文字寫著：「用麻疹玩個連連看，會拼出『我父母愚蠢至極』。」這句話很寫實，尤其在今時今日。

過去幾年，「疫苗」一詞備受矚目，且登上無數新聞頭條，令我們深陷於疫苗攻防戰，難以脫身。[1] 不久前，據報導我所在的城市，免疫接種率驚人的低，尤其是最為富裕的洛杉磯社區。支持與反對疫苗的戰爭一觸即發，伴隨而來的是 2015 年假期，從迪士尼樂園爆發的麻疹病例。2017 年，明尼蘇達州也爆發麻疹大流行，是該州近三十年來最嚴重的一次疫情。

在我所處的城市和世界各地，麻疹及其他疫苗可預防的疾病依舊持續爆發。身為學齡兒童的家長、醫師和統計學家，我在居住地洛杉磯見證了諸多對 2015 年麻疹流行及之後許多傳染病爆發的反應。大多數人從未目睹過麻疹病例（或其他流行病，如腮腺炎、德國麻疹、百日咳、小兒麻痺），因此，我們深懼這微小的怪獸會入侵我們的社區、學區、家園和候診室；然而，另一方面，也有些人誤以為這些傳染病已從世上消失，或者不在他們關心的健康生活領域。

瀏覽孩童在 1950 年代排隊接種小兒麻痺疫苗的照片時，可以看到朝氣蓬勃的小臉，無聲且熱切等待著。當攝影師捕捉到針頭刺穿兒童肌膚的照片時，孩子可扮不出鬼臉。我在 1960、1970 年代還是個孩子時，自然不若父母輩堅強，但是，疫苗接種無疑是必經的成年禮，而非生活方式的選擇。而且，接種各種疫苗的時程皆已排定，沒有商量餘地，每位有幸接受醫療照護的人，都遵循著免疫接種時間表。但現在，您若找出過去十多年的疫苗接種照片，就會發現：人們再也無需排隊等待，至少在美國不用，尤其是我居住的城市。

時至今日的疫苗照片，描繪的又是截然不同的故事，照片中總是出現嚎啕大哭、傷心的孩子，和畏怯的母親緊抱著愛子。如此兩極的照片，反映了美國社會大眾對疫苗接種的看法轉變。如今，很多人懼怕的不再是病毒，而是保護我們遠離疾病的疫苗！

除此之外，無論何種疫苗或原因為何，大家都誤以為孩子不該感覺疼痛。還有，很遺憾的是，有時立意良善的父母，會以打針恐嚇小孩，但是打針並非懲罰，也絕不該如此形容。打針確實略疼，但是，膝蓋擦傷也會有點疼，激烈運動後也會肌肉痠痛，分娩時更會感覺疼痛；儘管如此，大家依然繼續騎車、爬山、生小孩。短暫的疼痛沒道理讓疫苗成為萬惡淵藪。

話說回來，疫苗是否有可能造成真正的危害？當前的疫苗大戰與任何一場浴血戰爭一樣真實，所以，沒有一方全對或全錯，對嗎？

打疫苗既能保護自己、也能保護他人

有別於許多醫療做法僅能造福個人，疫苗不僅有益於個人，也對社會全體大有助益。疫苗主要是注射廣泛用於全球的物質，以預防傳染病。雖然疫苗最初是為了對抗病毒而發明，例如天花疫苗，但目前許多疫苗不僅可以抵禦流感、麻疹、德國麻疹等病毒，還可預防百日咳、腦膜炎、白喉等細菌性疾病。疫苗不僅僅針對兒童，無論幾歲皆可接種疫苗，而且，諸多現代疫苗都適用於成年人和老人，包含帶狀皰疹疫苗和部分肺炎病毒株的疫苗。

這些疾病絕對不是您會想得的病，您也絕不想經受這些疾病的折騰。

第一種疫苗的設計，主要是使用微量的病毒（天花病毒）來引起極小的感染，讓接種疫苗的人因微量的病毒接觸，而產生抗體，日後若碰到全面性的病毒傳染，便能預防感染。

隨著疫苗科學日新月異，如今疫苗不再需要含有完整的病毒（或細菌）來產生特定的抗體（或形成免疫力）。現今多數疫苗僅含病毒或細菌的一小部分，例如病毒或細菌的部分 DNA 或蛋白質，讓接種者能藉此產生抗體。疫苗科學此種轉變的最大益處，在於疫苗的副作用日益降低，但缺點是某些疫苗的效力也許會減弱，可能需要追加注射次數或劑量，而且有些人或許無法從效力較弱但安全性高的疫苗接種，產生足夠的抗體。

您沒看錯，有些人就算接種了所有建議的疫苗，仍無法對疫苗所預防的疾病免疫，他們的免疫系統正常，只是接種疫苗後，抗體並未發揮作用，此時就得靠群體免疫（herd immunity）來保護他們。若大多數群體（即人口）接種了疫苗，未免疫的個人便可從免疫的群體中，獲得一定程度的保護。如若群體（至少百分之九十至九十五的人口）未獲得保護，感染便會逐漸侵襲。過去一、二十年，全球各地爆發愈來愈多疫情，主要就是由於疫苗雖安全但效力較弱，加上群體免疫減弱的雙重打擊。

接種疫苗不只是個人決定，甚至也不僅關乎家庭，而是因為群體免疫的重要性（本章稍後將進一步詳盡說明）。免疫接種對周遭所有人的影響超乎想像，不僅是保護自己、您的孩子和直系親屬，也保護了周圍其他人，包含鄰居、友人和社區所有人，無論您認識他們與否。這就像您之所以選擇清醒駕車，不僅為了保護自己，也是為了保護路途中的其他駕駛、乘客和行人；您選擇（或被規定）不在特定區域吸菸，這可避免影響他人的健康、甚至危及他們的生命。

別聽信錯誤的疫苗流言

如今很值得關切的問題是：許多父母延後了孩子接種疫苗的時間，或自行安排疫苗接種時間表。這些父母以為這樣做是在保護孩子，但根本是徹頭徹尾的謬想。更加謬誤的是，某些觀念認為早產、氣喘或過敏等具有其他疾病的孩童，對疫苗產生不良反應的風險更高；然而，實際情況恰恰相反。身體較脆弱的孩子，比健康的孩童更需按時接種疫苗。比起擁有健康肺部的兒童，有氣喘的孩子更可能因為疫苗可預防的疾病（如流感或肺炎鏈球菌感染）而併發肺炎等其他併發症。[2]

相較於我們日常生活常接觸到的細菌或病毒，疫苗對人體的毒性或對免疫系統造成的負擔，並沒有比較多。儘管有人聲稱疫苗是將汙染物注射至兒童清新原始的體內，但全都是一派胡言。嬰兒自出生開始，每天便暴露於數十億個細菌和病毒之中，陰道分娩讓嬰兒在人生首度嚎哭之前，就從母親的產道和腸道接觸到數百萬個細菌。[3] 一個吻含有八千萬個細菌。[4] 母乳中也含有數百種細菌，不僅來自母親肌膚，也來自乳房組織本身。[5]

比起整天在「媽媽與我」親子課程所接觸的病毒量，疫苗中的病毒含量微乎其微，而且並不會壓垮健康人士的免疫系統。我這一代人接種的天花疫苗對免疫系統的負擔，比現代兒童兩歲前接種的所有疫苗更大得多。

關於疫苗添加劑的爭論，也時常是誇大其辭或毫無根據。以汞為例，汞是已知的神經毒素，也是反疫苗戰爭中最受詆毀的添加劑之一。

毛氈工廠工人的汞暴露事件，說明了作家卡羅的《愛麗絲夢遊仙境》一書中，瘋帽匠為何「瘋癲」的原因。「瘋瘋癲癲」（mad as a hatter）此種用語可追溯到十八、十九世紀，當時製帽工廠用汞來硬化毛氈，工人接觸了大量的汞，結果出現精神疾病和失智。

1950 年代和 1960 年代，日本的水俁灣受到嚴重的工業汞汙染，導致當地魚類體內的汞含量極高。定期食用魚類的許多新生兒和孩童，竟然出現了腦性麻痺、發育遲緩、癲癇發作、失明和耳聾等情況。不過，引發製帽工人和日本兒童中樞神經系統疾病的汞是甲基汞，[6] 二十世紀末，含有乙基汞的疫苗防腐劑硫柳汞（thimerosal）卻被認為可能是引起瘋帽匠症狀的新元凶。

儘管接觸乙基汞與中樞神經系統疾病之間並無關聯，但社會大眾高度關切任何形式的汞暴露，使得疫苗成分移除了硫柳汞。2002 年之後，幾乎所有疫苗都不含硫柳汞，但是泛自閉症障礙確診率卻持續上升，為何有人能繼續指稱硫柳汞與自閉症有所關聯呢？

硫柳汞無疑是以汞為基礎的抗菌劑和抗黴劑，同時也做為防腐劑之用。部分流感疫苗仍含有硫柳汞（每劑 0.025 毫克），不過，現今連含有防腐劑的流感疫苗也鮮少生產了。我們不妨關切一下其他甲基汞含量更高且更危險的食物：一百六十公克的鮪魚含有 0.115 毫克的甲基汞，一公升的母乳含有 0.015 毫克的甲基汞（孕婦食用的任何魚類多少都含有一些汞，而汞會進入母體血液，再流至胎兒。分娩後，母乳中也含有母體飲食中的汞，只是低於血液的汞含量）。[7]

疫苗中的鋁和甲醛含量很低

疫苗中的鋁和甲醛也登上頭條新聞，大錯特錯的報導嚇壞了眾人。比起我們在自然界接觸的量，這些物質在疫苗中的含量無足輕重。鋁是自然界最常見的金屬，自然存在於空氣中、以及人類飲食中。嬰兒透過母乳或配方奶獲得的鋁，比疫苗含量更高，進入人體的鋁多半會迅速被消除。甲醛在日常環境也無所不在，而且多數活體生物正常新陳代謝時，多少都會製造少量甲醛。一顆梨的甲醛含量是一劑疫苗的六十倍之高。[8]

不願接種流感疫苗的成年人，以及熱中舉辦水痘棒棒糖聚會的家長，讓這場永無休止的疫苗接種辯論，更是甚囂塵上，百轉千迴。我們之中許多人雖然可能從未得過流感，但流感並非容易痊癒的小病，而且會嚴重影響長期的健康狀況，不論年紀大小，盡皆如此。

每個流感季節，都會有原本健康的人死於流感併發症，包含嬰兒、孩童、老人、以及原本健康且免疫系統健全的成年人。過於強大的免疫系統通常是導致死亡的原因：許多健康年輕人的免疫系統中，都有高含量抗體可抵禦病毒，這通常是好事，但在罹患流感等嚴重感染時，抗體不僅會對抗病毒，還會傷害人體，攻擊肺部組織，進而導致呼吸完全終止，甚至可能致命。這是病人的身體感到措手不及，而對病毒過度反應了。因此，若有人死於流感，其實是死於自己的免疫系統對肺部造成的損害。[9]

現今許多成年人就算罹患水痘，也不會有意外發生，儘管如此，這種疾病依舊不容小覷。水痘感染具有導致肺炎、乃至腦膜炎（致命的神經系統疾病）的重大風險。水痘疫苗甚少會引發輕度水痘，比疾病本身安全許多。

從歷史中學習

天花是十八世紀以前常見的流行病。還記得美國作家懷德（Laura Ingalls Wilder）的《草原上的小木屋》系列叢書嗎？主人翁一家人憂心感染天花，不過，他們在系列首部曲中，便已免疫了（否則這可能是該系列最初和最終的一本書）。

天花的歷史可追溯至數萬年前，當時天花經常侵襲非洲、中國大陸和歐洲，大舉折損各地區人口；而且天花也可能是埃及法老王拉美西斯五世的死因，因為他的木乃伊頭部留有經典的天花疤痕。後來，天花席捲西歐，並與歐洲拓荒者一起登陸美國。在疫苗概念出現之前的一個世紀左右，即十七世紀時，醫師發現從天花膿皰取出一點新鮮物質或膿液，再透過尖銳的刺胳針注入未感染之人的皮膚，或可提供些許天花的防護。此舉被稱為預防接種（inoculation），英文源於拉丁語的 inoculare，原意為「移植」。

十八世紀初，英國貴族孟塔古夫人飽受天花折磨，嚴重毀容之外，她的兄弟也因為受傳染而過世；於是孟塔古夫人下令讓自己的孩子進行預防接種。貴族家庭使用此種技術的消息傳開後，預防接種逐漸廣為流行。約半個世紀之後，才出現疫苗接種的科學概念。

正如諸多革命性的發現，所有疫苗中的首支、且數一數二強大的天花疫苗，也是偶然觀察而得。十八世紀末，英國鄉村小鎮醫師金納（Edward Jenner）發現，接觸牛痘的農民和擠乳女工，似乎從未在天花頻仍之時深受其擾。而且短暫發病後，他們依舊膚況良好，不像那些死於天花、或飽受天花痛苦折磨且臉上疤痕斑斑的人。

金納醫師著手調查這些工人是否由於接觸牛痘病毒，而自然接種了疫苗（vaccinated；vacca 在拉丁語指牛），在某種程度上提供了針對天花病毒的防護力。根據金納醫師的觀察，牛痘是牛隻的常見疾病，症狀比天花輕得多，天花是近似牛痘、但更致命的同類疾病。

1796 年，金納碰到了年輕的擠乳女工娜姆斯（Sarah Nelms），發現她手上有牛痘的病灶，金納從這些病灶取得內容物，並將其注射到手下的一名牧場小工人菲普斯（James Phipps）手臂上。當時自然毫無「知情同意」（informed consent）這回事，而且肯定也未取得菲普斯父母的同意。大約一週後，八歲的菲普斯出現了發燒、發冷、些許全身不適和食慾不振等症狀，但是這些症狀很快就消失。兩個月後，金納為菲普斯注射了天花物質，男孩的健康竟毫無異狀。金納認為：自己的受試對象是因為種了牛痘，才防止了致命的天花。

然而，金納為健康人士注射少量牛痘病毒的疫苗接種想法，在當時並未被廣大群眾接受。但是最終，人們還是伸出了手臂，接種疫苗。

我們這些出生於 1972 年以前的人，上臂都有接種天花疫苗的疤痕。有別於更現代的疫苗，過去的天花疫苗含有相當高的病毒量，僅在皮膚表面下注射，就會發生局部的天花感染，然後出現難以遮掩的巨大疤痕，有時直徑長達二點五公分。

全球經過多年疫苗接種之後，1972 年，美國宣布根除天花。1977 年，索馬利亞發生全球最後一例天花；1980 年，世界衛生組織（WHO）認定天花已經根除絕跡了。[10]

常見疫苗分為三大類

最初的疫苗是大約兩百年前偶然的發明，結果使得人身上先出現了彷彿疾病本身的微弱版本；但由於現代傳染病研究和免疫學領域的進展，情況已不再如此。

反疫苗人士之所以不願接種疫苗，大多源於下述想法：唯一能保護自己免受疾病侵害的方式，就是染上一點病。許多人擔心疫苗會引起它們所預防的疾病，我已數不清有多少我認識的成年人，因為擔心疫苗會引發流感而不願接種流感疫苗。此種傳言屬實的成分極小，而且從懷德和她書中主人翁染疫的年代至今，我們也已經取得長足的進展。

常見的疫苗分為三大類：非活性（inactivated）疫苗、活性減毒（live attenuated）疫苗和類毒素（toxoid）疫苗。

最常見的是非活性疫苗，此類疫苗不含病毒或細菌，僅含致病微生物的局部組成，如 DNA、蛋白質、或病毒表面的特定分子，使免疫系統可將其「視為」病毒或細菌，而獲得預警。接著，人體會產生抵禦病毒或細菌的抗體，若後來接觸到真正的病毒或細菌，抗體已經存在，身體在疾病侵襲前早已準備就緒。抗體通常無法一輩子存在，或者僅接種一次疫苗也許不足以防護疾病，所以，加重劑量或增加接種次數，至關重要，甚至連免疫系統功能不健全的人，也可接種。

活性減毒疫苗與天花疫苗最類似，但是濃度比原始天花疫苗低上許多。大多數活性減毒疫苗在接種一劑到二劑後，便可終生免疫。免疫系統功能不健全的人無法接種此類疫苗。活性減毒疫苗包括：口服小兒麻痺疫苗（口服的沙賓疫苗為活性減毒疫苗，目前主要採用注射用的沙克疫苗，為非活性疫苗）、麻疹疫苗、輪狀病毒疫苗和黃熱病疫苗。全球廣泛使用的結核病疫苗，稱為卡介苗（BCG），也是活性減毒疫苗，但免疫系統功能不健全的人不能接種。這便是群體免疫如此重要的另一大原因。[11]

最後一類是類毒素疫苗，其實只是活性細菌製造的非活性細菌毒素。此類疫苗包含破傷風疫苗和白喉疫苗。類毒素可讓人體提前產生防禦反應，在真正的細菌出現時，發揮防禦功能。比起疫苗所能防止的可怕疾病，接種類毒素疫苗付出的代價可說微不足道。生於過去一個世紀以來的醫師，鮮少（甚至從未）見過破傷風病例。美國每年僅有不到三十個病例。破傷風與人傳人的傳染病不同，主要為受汙染的土壤進入開放性傷口的細菌感染，這完全可藉由疫苗來預防。過去破傷風更常見時，常被稱為牙關鎖閉症，因為它會使下頜關節緊閉，全身肌肉變得僵硬且無法活動，導致呼吸困難、血壓不穩、心臟出問題和死亡。[12]

大規模的疫苗接種使得白喉在美國也極為罕見，每年僅有少數病例。但是，全世界每年有數千人罹患白喉。白喉細菌有別於破傷風，可在人際之間傳播，並導致發燒、嚴重喉嚨感染、呼吸道阻塞和死亡。

大多數人幾乎從未接觸過疫苗可以預防的疾病，正因如此，對疫苗的抗拒才日益增加。無知確實是一種幸福。

在我父母輩一代，時常眼見鄰居和朋友相繼感染小兒麻痺。1955 年，沙克（Jonas Salk）博士研發出小兒麻痺疫苗；1961 年，沙賓（Albert Sabin）博士研發了口服小兒麻痺疫苗。他們那一代人當中，任何神智清明的人，絕不會考慮拒絕此種可怕疾病的免疫接種，當然也毫不猶豫，讓自己的孩子接受疫苗保護。

自然免疫不是良策

在我童年時期，水痘是長大的必經儀式。我三年級時得了水痘，是班上最後一個病例。許多父母迄今仍然認為，小孩不該接種疫苗，應該感染真實疾病並忍受折磨，他們稱此為「自然免疫」。雖然許多情況下，水痘相對良性，但良性通常意味著至少得讓孩子忍受一星期奇癢難耐的痛苦、發燒、身體痠痛、以及缺課和父母的工作損失。就讀醫學院時，我們曾為一名十八歲的水痘住院病人治療，他小時候沒得過水痘，結果感染病毒併發了腦膜炎；我大學一名友人在二十三歲時罹患水痘，使得她臥床兩週，還併發肺炎。儘管這些都是極少見的特例，但即便看似良性的情況，也一點都稱不上有趣。若要我在忍受一下針刺的痛接種疫苗，和臥病在家一週之間做選擇，我寧可打一針了事。

水痘疫苗於 1990 年代中期就已問世，儘管如此，許多千禧世代的父母依舊認為，接種水痘疫苗破壞了成長的必經儀式。那些自然免疫擁護人士，極力反對水痘疫苗，彷彿有人告訴他們的孩子「牙仙子是假的！」一樣，認為疫苗接種奪走了某種特殊的童年經驗。隨之而來的流行是，讓罹患水痘的孩子舔拭棒棒糖，再將舔過的棒棒糖送至其他家庭！

時至今日，這種歪風依然可見。家長舉辦所謂的水痘棒棒糖聚會，以更「自然」的方式讓所有小孩接觸病毒，然後，最後被舔過的棒棒糖會被包裝好，再郵寄至另一個等候的家庭，甚至傳遍全國各地。毫不意外，多數孩子會在一週內患病。此種自然免疫比預防接種效果更佳的想法，全然是胡說八道。接種疫苗最糟的情況，充其量是我們得增加劑量或注射次數來加強防護力，但根本無需冒險讓自己生病一週以上，而且還可能出現各種併發症。

水痘疫苗的另一個遭忽視的好處是：可以保護從未染上此種疾病的成人。我們可能都還記得那些少數未感染過水痘的孩子，該說他們幸運嗎？恰恰相反，尤其是對女性更是如此。那些處於生育年齡但從未得過水痘或未接種疫苗的女性，其實極為脆弱。孕婦若在懷孕期間得了水痘，胎兒可能產生危及生命的併發症。孕婦感染水痘的情況很容易發生，譬如，若一名幼兒未接種疫苗而水痘發作，而他的母親（也從未得過水痘）正好懷孕，後果可能不堪設想。但是，普遍的預防接種，就可以預防這種情況。

我猶記一名醫學院同學，輪值到小兒科實習，碰到了水痘病人。當時她十分恐慌，我們全都不知所以，畢竟大家都年過二十五，而且她小時候肯定得過水痘吧？但是，她並未得過水痘，加上我們這個年齡層的人錯過了 1990 年代中期才開始的預防接種機會，所以她並沒有抗體保護。不過，她之所以如此害怕，不僅是因為她沒有免疫抗體，還因為她懷孕了，若得了水痘，她很可能罹患危及生命的疾病，並且失去孩子。值得慶幸的是，她並未得病，孩子也很健康，但她在寶寶出生後不久，就趕緊接種了疫苗。

令人驚悚的會厭炎治療演習

無數的雜誌報導、電視特輯、甚或專題紀錄片，都針對疫苗的爭議，進行了詳盡討論。坊間也有許多書籍專門針對疫苗爭議進行探討，其中不乏優質書籍，有些內容甚至可說是精采絕倫，但也有些內容錯得離譜。可是，所有形式的媒體無論多有價值和說服力，都只是紙上談兵。唯有我們這些經歷過疫苗可預防疾病的人，才能深刻體會疫苗的重要性。雖然我無法帶您穿越時空回到上個千禧年的病房，但我會盡力說明，讓您有如身歷其境。

當我還是醫學院學生以及後來成為住院醫師時，我們會例行性的進行一項演習（沒錯，如同消防演習一樣），主要針對急性會厭炎（epiglottitis）兒童病人的治療。會厭是由軟骨組成的葉狀結構，位於氣管頂端。吞嚥時，它會關閉氣管，以免食物誤入錯誤通道。除此之外，會厭總是開啟的。倘若會厭因感染而腫脹，便會形成會厭炎，可能令人窒息而死。會厭炎是由流感嗜血桿菌（*Haemophilus influenza*）所引起，如今已有疫苗問世。

會厭猶如橋梁的收費站。若收費站關閉，便無法過橋。會厭炎的演習情況如下：一名孩童因呼吸窘迫被送往急診室，年紀通常在四歲左右。他坐姿端正，流著口水，且試圖咳嗽。他會處於類似嗅探的姿勢，不妨想像傾身嗅聞一鍋香氣四溢的湯的模樣。他不能躺下，否則便會停止呼吸，因此必須維持坐姿。家長會報告說他得了輕度感冒，但在半夜醒來，咳嗽咳得厲害、流口水、十分驚慌，而且還在發燒。

治療演習的進行方式如下：千萬不能觸碰孩子！以任何方式接近、觸碰孩子會使他煩躁不安，小孩可能會更加焦慮而開始哭泣，使得呼吸更急促、費力，然後會厭變得更加腫脹，導致孩子呼吸道完全阻塞。觸碰孩子也許會致死！若孩子很幸運沒死在您面前，下一步就是讓家長帶著孩子去進行頸部側邊 X 光檢查。我們會在上呼吸道尋找顯示會厭腫大的「拇指狀」徵象。放射科醫師稱其為拇指狀，是因為腫脹的會厭看來如同拇指豎起，就像您豎起拇指一樣。諷刺的是，拇指豎起的徵象對家長來說，可意味著大事不妙，因為這表示孩子的氣管已嚴重阻塞。這時候，我們必須盡快讓孩子起身坐著，連同父母一起帶到手術室，打開插管車和氣管切開器，在手術檯上讓孩子坐在父母腿上，在驚慌失措的家長眼前，試著以氧氣罩為孩子提供氧氣和麻醉。

切記：請勿觸碰孩子！

若您能讓孩子戴上氧氣罩，而他可透過氧氣罩稍微呼吸，但由於麻醉氣體而開始昏昏欲睡，請人伴隨家長至候診室等待。然後，請麻醉師迅速建立靜脈通路，不過，這之後便會失去氧氣罩的供氧能力，無法再將空氣從腫脹的會厭送入。心率監測器會隨著孩子的心跳加速呈上升趨勢，而氧氣監測器則呈現下降。不論是音樂家與否，呼吸道外科醫師都能聽出百分之百和百分之九十九的血氧濃度之間的差異；但您從監測器上眼見耳聞的是百分之八十，而且數值持續下降。孩子的臉色從紅潤轉為發紫，然後呈現灰白。然後，最糟的情況發生了：心率減慢，心搏徐緩，這是氧氣耗盡的跡象以及心跳停止的前兆。根據演練計畫，您一把抓起氣切刀，在頸部垂直劃開兩公分的切口，繼續切開第二節至第四節氣管環，用氣管撐開器將軟骨撐開，然後將四釐米的氣切套管插入劃開的切口，總共歷時四十五秒。

我們很懼怕會厭炎治療演習，但是演習能讓我們為真實情況做好準備。可惜的是，實際情況鮮少會像演習那般順利。討人厭的 B 型流感嗜血桿菌，每年都會侵襲三歲至五歲的兒童，而感染的病童中，有百分之六會死亡，不論我們勤於演習或不演練都無力回天。流感嗜血桿菌還經常引起名為眼窩蜂窩組織炎（periorbital cellulitis）的眼部感染。前來就診的孩子，因兩邊眼瞼發紅腫脹，而緊閉一隻眼。流感嗜血桿菌傳染力極強，我們會以強力抗生素治療孩子及全部家屬，而他們必須至少隔離一週。有時，流感嗜血桿菌會引發細菌性腦膜炎，且具有永久的副作用，包含神經系統異常、耳聾或腦部損傷。

上述內容是否聽來不太熟悉？B 型流感嗜血桿菌（Hib）疫苗於 1980 年代推出，約從 1999 年開始普遍施打，從此我再也沒見過會厭炎病例。我的住院醫師和學生幾乎從未聽聞，會厭炎走入歷史了。Hib 疫苗的大規模施打，使得相關疾病的發病率降低了百分之九十五。反疫苗人士或許會心存僥倖而不接種，但是疫苗普遍施打所帶來的群體免疫效果，已足以讓 B 型流感嗜血桿菌遠離我的手術室。

白喉－破傷風－百日咳混合疫苗

我六週大時，家父當時在新英格蘭地區的兒童住宿營，擔任營地醫師。那年夏天，一名十二歲的露營者感染了百日咳。儘管她旋即被隔離，但我很可能已經受到感染。百日咳由百日咳嗜血桿菌（*Bordetella pertussis*）引起，最不嚴重的發病情況通常是導致所謂的百日咳—— 這種細菌會引發一陣咳嗽或陣發性咳嗽，使人咳到跪地、甚至昏厥，長達百日。最糟的是，它同樣會引發嬰兒一陣咳嗽，但嬰兒通常無法產生足夠力量，來咳嗽排除疾病所產生的阻塞分泌物，可能因此窒息而死。

家父和家母不希望窒息的情況發生在我身上，我父親身為醫師，手上自然有百日咳疫苗 DTP（白喉－破傷風－百日咳混合疫苗），得知女孩的診斷後，雖然比建議兩個月大接種的時間早了兩週，仍立即為我施打。後來，我並未染上這種可能致死的傳染病。不過，逃過感染其實與我當下提前接種疫苗無關（不好意思，老爸，但還是很謝謝您），而是我幸運避免了接觸。

為了充分保護兒童避免感染百日咳，嬰兒必須在兩個月大、四個月大和六個月大時，分別接種疫苗，以強化防護力。我不曉得為何那名女孩會感染百日咳，或許她未接受預防接種，抑或她並未持續接種強化疫苗。DTP 現稱為 DTaP，其中的 D 代表白喉（diphtheria），T 是破傷風（tetanus），a 代表非細胞性（acellular），P 代表百日咳（pertussis），是一款相當出色的混合疫苗，但是與許多免疫接種一樣，並非百分之百有效，必須連續接種三劑才能完全免疫，而且免疫力得等到接種完最後一劑數月後，才會完全發揮作用。DTaP 是數一數二安全的疫苗，但功效相對較低，約為百分之六十至七十，這表示完全接種的人當中，有相當大的比例不見得能製造足夠抗體來抵抗疾病，這再度凸顯了群體免疫的重要性。如果群體中有超過百分之九十的人獲得免疫，即便有人對疫苗毫無反應或未完全免疫，全體族群都將受到保護。然而，若受到保護的人少於百分之九十，疾病便可能在群體之中擴散，爆發流行病。

幾年前，我在診間為一名嬰兒看診，她約莫是我當年夏天在新英格蘭時的大小。嬰兒咳嗽聲相當刺耳，似乎因為無法清除唾液而被噎著了一般，聽來十分痛苦。她母親向我保證，寶寶直到上週才出現這種情況。我為她看診那天，是洛杉磯郡爆發有史以來最大型百日咳疫情的高峰日，許多嬰兒性命垂危。這名嬰兒上有四位姊姊，母親擔任教職。我幫嬰兒做了檢查，除了聽來很嚴重的咳嗽以外，她的上呼吸道完全正常。我問家長，其他年紀較大的孩子是否已接種過疫苗，她信誓旦旦說，四個孩子皆按時接種了疫苗。我向她表示十分擔憂她的新生兒，建議她直接前往兒科醫師診間做進一步檢查，也許還能讓孩子住院治療。我向她保證嬰兒沒有動手術的需要，但可能患有肺炎或支氣管炎。嬰兒的母親離開我的診間後，我打電話給她的兒科醫師，告知嬰兒和家長正在前去途中，並告訴兒科醫師，我很欣慰他們家所有成員都接受了預防接種。

兒科醫師聽到後說：「你在開玩笑嗎？我認識他們許多年，那家人從未接種過一次疫苗。相信我，我盡力說服他們了，但是家長堅決拒絕。她對你撒謊了。」

說謊？病人確實會向醫師謊報吸菸量、飲酒量、按時服藥與否、性取向、飲食或運動習慣，但是，連孩子的免疫接種狀況都撒謊？

顯然相當沮喪的兒科醫師繼續說道：「她大概知道你可能會拒絕看診或對她生氣，所以給出了你想聽的答案。」顯而易見，兒科醫師時常得面對家長拒絕讓孩子接種疫苗的情況。從醫三十多年，看到眾多孩童死於如今可預防的疾病，這位兒科醫師對這些問題父母的耐心可說是少之又少。當下，我意識到疫苗議題已成為社會、政治和造成分歧的問題。我們反對他們，他們排斥我們，大家對抗的不再是疾病，而是彼此。

疫苗爭議歷久不衰

我兒子七歲時，想做一項學校作業：為開發中國家的兒童募捐，讓他們可接種小兒麻痺疫苗。兒子認為一劑疫苗只要一美元真是棒極了，而且理想情況下，他應該能輕鬆募集足夠的錢，來保護近五百名兒童。此外，他也覺得免疫接種後，孩童指尖會染成紫色，十分美妙（這是在偏鄉唯一可行的記錄方式）。所有這些都是簡單的算術，複雜的部分在於向他解釋：他好意想幫助地球另一端有需要的群體加強免疫，但在他自己所處的國家，整個群體卻四分五裂！我該如何向他說明，這個看似可救人命的作業其實是個棘手難題，可能會冒犯他學校裡百分之二十的成員，而這項計畫也許會因為可能觸犯他人而遭擱置？我試圖講明，但兒子不明白，我也不明白。

拒絕接種疫苗並非新鮮事，不是源於 Google、好萊塢或推特推文。拒絕注射疫苗的歷史，幾乎和疫苗史一樣久遠。疫苗先驅金納醫師當時試圖說服牧場拓荒者接受少量牛痘病毒，以保護他們免受更致命的天花侵害，金納可說是面臨了重重困難。雖是出於保護目的，但牧場拓荒者害怕即便接觸極少量，也會引發這種可怕疾病，他們的恐懼理所當然。

1855 年，美國麻薩諸塞州開始規定學童接種疫苗。英格蘭更加強硬，1853 年已頒布了〈接種疫苗法〉：除非醫學上判定健康狀況不適合，否則所有嬰兒都必須強制接種天花疫苗，因此也首度開啟了疫苗接種的醫療豁免，而針對〈接種疫苗法〉的反對聲浪也形成最早的反疫苗運動，比社群媒體、甚或是疫苗與自閉症相關的假說，早了一百五十年之久。1898 年，〈接種疫苗法〉

新增了一條「良心拒絕者」條款，形成了法律漏洞，讓人可選擇拒絕接種疫苗。等於在一百多年前，「個人信仰豁免權」就已經誕生，遠早於美國國內關於新世代坐享特權和果汁吧的熱議爭論。十九世紀的英國，光是在良心拒絕者條款制定的第一年，就有近二十萬拒絕疫苗的良心豁免案例，核准通過。

美國社會學家葛拉斯納（Barry Glassner）在 1999 年的重要著作《恐懼的文化》中，提及 1982 年一部名為《DPT：疫苗輪盤》的電視節目，此專題節目播出後，全美出現恐慌。該節目涉及令人心痛的傳聞，主要關於有些兒童接種 DPT 疫苗（白喉－百日咳－破傷風混合疫苗）後，嚴重殘障或甚至死亡。毋庸置疑，節目播出後，其他媒體隨即大肆報導，引發社會大眾恐慌。醫師和食品藥物管理局提出了大型長期研究結果、超過一百萬名兒童的抽樣調查資料、以及 1949 年 DPT 疫苗問世以來的數據，結果顯示：疫苗出現之前，每年有二十六萬五千名兒童因百日咳病倒，七千五百人死亡。

儘管如此，對疫苗的恐懼早已蔓延開來，而且早在 YouTube 出現前，就已傳遍大街小巷。接著，出現了一個縮寫同為 DPT（Dissatisfied Parents Together，不滿家長群組）的強大團體，領導人是費雪（Barbara Loe Fisher）。費雪聲稱她的兒子因 DPT 疫苗而出現急性神經系統破壞。媒體大肆宣傳，兩年之內，多家 DPT 疫苗製造廠退出市場，疫苗旋即出現短缺。

美國並非特例。十多年前，日本的疫苗恐慌導致 DPT 疫苗禁用，結果百日咳病例增加了十倍，百日咳相關死亡人數也上升三倍。即便在英國可使用疫苗，當時的社會恐慌也導致預防接種率下降了百分之四十，以及後來幾年的百日咳病例激增了十萬例。

為了消弭社會大眾的歇斯底里、避免無止盡的訴訟、抑制傳聞軼事成為頭條新聞並引起普遍恐慌，美國國會補助成立了「疫苗受害補償制度」（VICP），為那些認為自己小孩因疫苗接種受到相關傷害的父母提供補償。由於不追究接種過失，此舉還可防止全美國（甚至全球）的公共衛生危機，使法院免於審理一堆沒完沒了、因疫苗相關不良反應而引起的訴訟。但是，就算拿出世上所有資料數據、製藥公司的法律保障、以及關於疫苗安全性和功效的所有證據，也無法動搖熟諳媒體和陷入文化焦慮的反疫苗人士，對疫苗的憂心忡忡。

從來不缺陰謀論

對某些拒絕接種疫苗的人來說，主要關乎「控制」：出於為人父母的本能，我很清楚對我和家人最好的選擇是什麼；若我認為適合或時機正確，我們便會選擇接種（或不接種）疫苗。

席爾斯（Bob Sears）博士在我辦公室不遠處的高速公路旁執業，他一直是「另類疫苗接種時間表」的支持者。全國各地都有家長把「席爾斯博士的時間表」奉為圭臬。[13] 這些家長的孩子並未按照美國疾病管制暨預防中心和美國兒科學會建議的時間表，接受麻疹－腮腺炎－德國麻疹混合疫苗、水痘疫苗、A型或B型肝炎疫苗的保護。[14] 席爾斯博士甚至聲稱：「我提出的時間表並無任何研究根據，從未有人使用過我的時間表進行大規模的兒童研究，確定它是否安全或有任何益處。」[15]

事實上，2010年和2013年的研究顯示，依循衛生機關建議時間表接種疫苗的兒童，與採延後接種方法的兒童相比，發育結果毫無差異。[16] 對有些人來說，疫苗接種關乎陰謀論：製藥公司、醫療團體和政府試圖控制我們；有些人則是無知：這些病哪有那麼嚴重？或者，若世上已不存在這些疾病，我們何須注射疫苗？而許多人則是源於對化學物質和所謂毒素的錯誤看法：太早接種過多疫苗會傷害嬰兒身體健康。還有，難道製藥公司、科學家、企業和醫師不是為了錢嗎？

最後一個問題如今已成為疫苗爭論的重點。我可以直接代表醫師發言：施打疫苗在財務上只剛好達到收支平衡，通常甚至會有輕微的財務損失，試想診所得購買疫苗、針筒和針頭、支付護理人員薪水和診所租金，疫苗費用實際的利潤空間並不大，不管您信或不信，疫苗接種可謂純健康照護的最後遺跡，單純是為了預防疾病。我不認識任何樂見麻疹或腮腺炎病例的醫師，疫苗接種絕對是我們職業中為數不多的非生財工具，現下流行的肉毒桿菌注射當然就另當別論了。

疫苗在經過認可確定可安全用於人體前，必須經過各式各樣的醫學測試。典型的疫苗公開問世前，在安全性和功效上得經過長達十五年的嚴謹研究，時程遠遠超過了絕大多數的非處方藥物和處方藥物，而且肯定比任何順勢療法產品更加周延。順勢療法產品在您家附近的天然食品店上架前，通常未經過食品藥物管理局及任何外部機構的研究或評估。

儘管如此，仍有許多人認為食品藥物管理局並未對公眾公正公開，而且認為政府隱藏了危險或別有居心的動機。廣為流傳的疫苗陰謀論認為，食品藥物管理局、大型藥廠、甚或兒科醫師，共謀利用疫苗牟取豐厚利潤，經常為了賺錢而在安全性檢驗上放水或抄近路。

這點絕非事實。疫苗生產管理的利潤是藥品中最低的。[17] 過去幾年，為了平息社會大眾的擔憂，美國醫學研究所（現稱為美國國家醫學院）負責進一步的審核工作，確保食品藥物管理局審核的所有研究資料都對外公開，而美國國家學術院（NASEM）健康與醫學部門每年也會發布這些資訊。[18]

疫苗引起的不良反應，該作何解釋？

儘管在安全性管制和確認上具有層層機制，但疫苗相關傷害確實難以避免。多數疫苗施打後出現的副作用，其實相當輕微且短暫，並不會形成真正的傷害。最常見的是打針的部位出現些許疼痛，甚至有些腫脹。有些人會發燒、肌肉痠痛或皮膚局部出疹。例如兒童五歲時追加的第五劑 DTaP 疫苗有點疼，而且打針部位可能出現令人疼痛的大腫塊或泛紅。這些反應可能在疫苗接種後二十四小時內或數天後發生。皮膚出疹有時會看起來像痲疹或水痘。

但是，上述的輕微反應並非阻止大家注射疫苗或拒絕讓小孩接種疫苗的原因，而是真實或想像中的更大損傷。接種疫苗後，的確可能出現高燒，甚至是癲癇大發作；即便如此，疫苗也不會引起自閉症。言盡於此，沒有二話。我聽聞也讀過關於疫苗導致嬰兒猝死症、多發性硬化症、氣喘和第一型糖尿病的故事，這又是典型「您對，他也對，但兩者無關」的例子。

請記住，嬰兒出生後頭幾年，疫苗的接種次數最高，上述疾病確實存在，其中許多疾病也都是在出生後頭幾月或幾年出現，尤其是嬰兒猝死症、氣喘、自閉症、甚或是第一型糖尿病。自閉症通常在一歲至兩歲時確診，此時正好也是 MMR 疫苗（麻疹－腮腺炎－德國麻疹混合疫苗）接種的時間點。自閉症在 MMR 接種前後確診，純屬巧合，我聽過家長之所以拒絕或延遲小孩接種疫苗，是因為他們堅信疫苗會導致所要預防的疾病或是自閉症。關於疫苗引發自閉症的推測，源於韋克菲爾德 1998 年發表於國際醫學期刊《刺胳針》的論文，正如我在第 3 章已說明過，該文後來被發現具欺詐性質，已從《刺胳針》電子期刊中撤除。

疫苗當然有可能引發真正可怕的不良反應。與施打疫苗相關的死亡，確實可能發生且難以預料。疫苗可能會引發腦炎和嚴重過敏性反應（危及生命的過敏反應），美國疫苗不良事件報告系統（VAERS）記錄了相關事件。自 1988 年以來，該系統共收到約一萬五千份理賠申請。

數字即真相。我們先看看下列其他數據：美國每年大約有四百萬名嬰兒出生；嬰兒出生第一年，會接受十八次至二十二次個別的預防接種，其中許多免疫接種至多含三種疫苗（如 DTaP 包含了白喉、破傷風和百日咳三種疫苗）。所以一年內，零歲至十二個月大的嬰兒共接受八千萬次疫苗注射，十二個月大至二十四個月大的幼兒則接受了二千四百萬次注射；另外，二歲至十歲的兒童接受了一千六百萬次注射，這當中還不包括每年的流感疫苗。因此，從 1988 年到 2016 年，每一年的零歲至十歲嬰幼兒，一年內共接受了一億兩千萬次疫苗接種。總結下來，1988 年至 2016 年出生的孩子，共接受了三十三億六千萬次疫苗注射，而這段期間的疫苗不良事件理賠申請共一萬五千件。假設所有申請皆真實無誤，則在所有施打的疫苗中，不良事件申報率僅為 0.00045%。[19]

疫苗也能預防疣與癌症

有一天的門診特別忙碌，值班的住院醫師緊急來電。一名四歲男童診斷出患有氣喘，且過去兩年持續接受呼吸治療（即住院接受吸入性類固醇治療），而且醫師建議不要讓他與朋友一同玩耍或奔跑。男童到院時已出現急性呼吸窘迫的情況，且呼吸聲十分嘈雜。彎曲式內視鏡檢查顯示，男童的整個喉頭充斥了大型肉疣組織。他發不出聲音，幾乎無法呼吸。我們匆匆將他送往手術室。若他發得出聲音，肯定哭泣不停。男童已瀕臨垂死邊緣，在麻醉團隊協助下，我們進行了靜脈注射，同時讓他透過氧氣罩，以他那微乎其微的呼吸道，吸著氧氣緩緩入睡。

當我以精密的喉頭鏡和腹腔鏡檢查男童的呼吸道時，只看到一團粉紅色腫塊，毫無可辨識的結構。我將細小的氣切套管擠進這坨血淋淋的腫塊，以溼毛巾覆蓋男童臉部，這是所有呼吸道雷射手術的標準預防措施，以防止雷射失火。接著，我使用雷射消除了所有腫塊。約莫經過一、兩個小時，我們終於看到類似聲帶的結構，並將他安全送往恢復室，回到他的父母身邊。男童嗓子嘶啞，但呼吸順暢，聽來很棒，對嗎？

可惜的是，他兩週後便又回院進行相同手術，此後過了兩週又回來接受手術。後來幾年，間隔時間愈拉愈長，但他永遠無法從這種疾病康復。對於任何呼吸道疾病科的醫師而言，診斷結果簡單明瞭、但是訊息卻十分沉重：呼吸道乳突瘤（respiratory papillomatosis），這是一種慢性呼吸道腫瘤疾病，最常見於幼兒，治療方法很多，但都無法根治，每年確診病例約有兩千五百名。儘管治療方法已有大幅進展，但許多兒童在童年時期每年多半需要進行四次至十次手術，成年後亦是如此。許多人需要置入氣切管來協助呼吸，每年也有不少人因此死亡。這名男童如今已經長大成人，依然與呼吸道乳突瘤共存。

男童是在 1999 年成為我的病人。為何我會在關於疫苗的這一章提及此病例呢？因為男童的病是由一種廣泛流行的病毒 HPV（人類乳突病毒）所引起。這種病毒普遍存在於美國百分之八十成年人口的生殖道中，傳播途徑通常透過生殖器與生殖器接觸、口腔與生殖器接觸、生殖器與肛門接觸、口腔與肛門接觸、以及口腔與口腔接觸。無庸贅言，HPV 已四處傳播。大多數人都聽說過因 HPV 引起的生殖器疣或肛門疣，但是少有人知道 HPV 會導致子宮頸癌，也少有人曉得 HPV 會導致阻塞呼吸道的乳突瘤。

雖然育齡婦女生殖道中帶有 HPV 的比例相當高（即便沒有可見的疣），極小比例的人（每年約三千人左右）會將病毒傳播給子宮內未出生的胎兒。然後，病毒會在嬰兒的呼吸道中繁殖，直到形成堵塞兒童呼吸道的疣，通常會發生於幼兒期。目前尚未釐清哪些族群的婦女較易將 HPV 傳染給孩子，過去許多人曾以為子宮頸疣和陰道疣為直接原因，但後來發現剖腹產也無法防止此種疾病傳播，傳播途徑是在子宮內。

好消息是，若我的病人晚點出生，或許可避免此病，因為現在已有針對 HPV 的疫苗，最常見的是嘉喜疫苗（Gardasil）。由於實際接種嘉喜疫苗的目標族群占比相當低，疫苗的短期益處（減少生殖器疣發生）和長期益處（減少或消除呼吸道乳突瘤、以及減少子宮頸癌病例）仍有待評估。目前，嘉喜疫苗依舊深陷爭議的泥淖。

全球每年新增五十萬例子宮頸癌確診病例，且每年有二十五萬多人因此死亡。[20] 美國每年治療子宮頸癌的費用為三億五千萬美元，通常是由 HPV 引起；口腔癌治療需要另外花費三千八百萬美元；肛門及生殖器疣需要花費兩億兩千萬美元，呼吸道乳突瘤花費一億五千一百萬美元。

美國好萊塢影星麥克·道格拉斯（Michael Douglas）戲稱自己的咽喉癌為「口交癌」，就是 HPV 造成的。極大比例的口腔癌源於 HPV，尤其是扁桃腺癌，因此道格拉斯並非特例。施打 HPV 疫苗的成本雖然將近十七億美元，然而每年 HPV 相關疾病的治療費用總共高達六十五億美元以上。不過，讓人卻步的不是成本問題。

反疫苗族群同樣反對 HPV 疫苗，原因並非他們認為會導致自閉症，而是他們覺得 HPV 疫苗可能會導致癌症、或其他讓人虛弱的副作用。也有人聲稱讓女孩接種 HPV 疫苗的話，某種程度上會讓她們覺得自己可以自由發生性行為，這等於鼓勵青少年及早發生性活動。但是關於此點，早已被駁斥。[21] 而且，宣稱疫苗會引發癌症的說法荒謬至極，HPV 疫苗不會引起癌症，而是可以預防子宮頸癌、以及諸多駭人的疾病。

話雖如此，由於 HPV 疫苗尚未普遍施打（只有百分之二十至四十的人符合接種資格），因此，目前仍無法評估疫苗施打效益。HPV 疫苗至少需有百分之八十的人接種，才能達到所需的群體免疫，而這至少得經過一個或多個穩健免疫的世代，才能顯現出對後世的效益。但是，由於目前離目標仍有一段距離，我們尚無法確知成果。

有些人不適合接種疫苗

部分族群的成人及兒童，的確不能也不該接種疫苗。例如，因疾病或化療而免疫系統受損的人，無法施打許多種疫苗；若病人已得過水痘等疾病，也無需接種疫苗（但就算多打一次疫苗也無害）；若病人對某種疫苗的內容物過敏，如卵蛋白質等，或許不能接種部分批次的疫苗（即便如此，此類疫苗也有替換內容物的批次可供選擇，所以過敏人士亦可接種）。

俗語說，養育一個孩子需要全村的力量。但是，保護村莊繁榮發展，更需要群體的力量。群體免疫概念已從免疫學實驗室，擴及社群媒體，甚至近年來連喜劇節目《潘恩與泰勒》裡也時常出現。此概念錯綜複雜，群體免疫沒有特定的神奇百分比可通用於各族群或各種疫苗可預防的疾病。群體免疫概念指的是：若一定數量或一定比例的人口，獲得特定疾病的保護（意即免疫），則未受保護的個人，將因群體受到防護而獲得某種程度的保護。

大多數群體免疫的比例落在百分之九十到九十五之間。我和家人都接種了應該接種的疫苗——歡迎共襄盛舉。

健康資訊小提醒

- 疫苗對人體的毒性和對免疫系統的負擔，不比日常生活中接觸的細菌或病毒多。例如在自然界中，透過空氣、食物和飲料所接觸到的鋁和甲醛，比接種的疫苗還多。
- 疫苗在進步：比起現代兒童兩歲前接種的所有疫苗，與我同輩的人所接種的天花疫苗，對免疫系統的挑戰更大。而且關於添加劑的爭論，經常是誇大其辭或毫無根據。
- 製藥公司、科學家、企業和醫師，都不是為了錢而從事疫苗事業，他們是為了拯救生命。疫苗生產和管理在製藥界淨利最低。
- 疫苗不會導致自閉症。有些人可能會發生疫苗相關損害，但是機率很低，極為罕見，比感染疫苗要預防的疾病更加少見。
- HPV疫苗（人類乳突病毒疫苗）可預防某些形式的癌症，例如子宮頸癌和喉癌。
- 預防接種永不嫌晚，其實許多現代疫苗都是針對成年人和老年人而設計的。

第 11 章
健康檢查的利弊

——儀器愈貴，效果愈好？

何時該接受抽血檢驗、X光檢查、

電腦斷層掃描、甚至基因檢測？

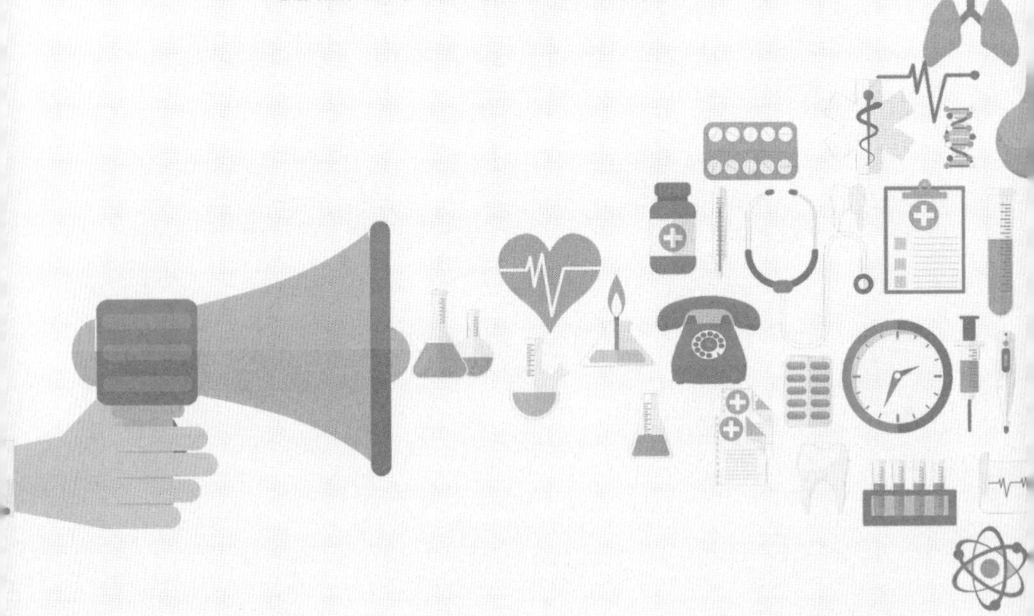

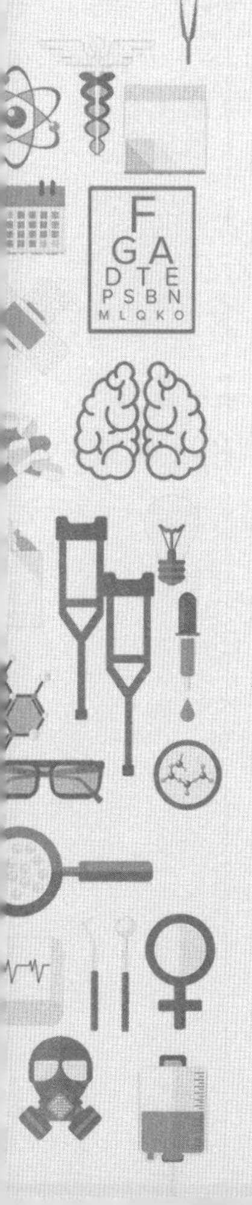

乳房 X 光攝影和大腸鏡檢查，
能否分別降低死於乳癌和大腸癌的可能性？

攝護腺篩檢（PSA）測試的偽陽性結果，
是否造成病人歷經不必要且具風險的手術？

全身掃描檢查有益或有害？

我們每人每天平均會做出三萬五千個有意識的決定，[1] 約莫是每兩秒半鐘就做一次決定（相較之下，幼兒每天只做出約三千個決定）。雖然我們無需思考便能做出許多決斷，但數量著實相當龐大。光是開車每秒鐘便涉及諸多選擇。然而我發現，思忖健康相關的選項時，即使是最具健康意識、教育程度良好的消費者也會被生活中最簡單的選擇，搞得頭昏眼花，原因就在於媒體充斥著大量彼此衝突的資訊。

現在，您能否肯定而自信的回答本章開頭的問題？答案若是否定的，請勿感到驚慌或難過（先別用 Google 搜尋答案）。上述所有問題對於當今醫學檢測的利弊，都有令人出乎意料的答案和啟示，其中部分檢測及其價值受到大肆炒作。病人通常不會獲得偽陰性或偽陽性結果的解釋，也不曉得身體掃描等檢查儘管有助於顯現身體內部的真實情況，但同時也會發現所謂的偶見瘤，即偶然發現的腫瘤，可能導致進一步非必要的檢測、甚至手術。這類腫瘤可能永遠不會引發疾病，有時發現它們可以救命，但有時也會讓人丟了性命。

DNA 檢測亦是同理，可以發現與嚴重疾病相關的變異，但並不代表你會罹患這些疾病。這類檢測有助於發現潛在風險，而非疾病。於是，問題變成：你想知道自己是否擁有與特定疾病具關聯性的特定基因嗎？我們究竟需要多少健康資訊？而資訊何時會變成傷害？

談到這個主題，讓我有幸能與各位分享醫療和健康照護的細微差異，以及運用個人的獨特狀況和風險來評估數據的重要性。醫療必須依照病人的個別情況，絕無放諸四海皆準的方法。醫學倫理也深具影響，如今我們擁有鑑別遺傳因素的技術，使得現代醫學面臨愈來愈多艱難抉擇。例如第 2 章〈健康風險管理〉提到我同事的丈夫罹患亨丁頓舞蹈症的現實情況，換作是你，該如何是好？

基因檢測的陰影

1872 年，亨丁頓（George Huntington）研究了居住在紐約長島東漢普頓村的一個家族數代人口，他們有類似的神經退行症狀，像是情緒異常和活動障礙，隨後漸進發展為嚴重的神經系統破壞和早死。早在現今主導遺傳定律的孟德爾遺傳學問世之前，亨丁頓便確立了體染色體顯性遺傳（autosomal dominant inheritance）的概念。[2] 亨丁頓舞蹈症病人不僅有百分之五十的機率會將基因遺傳給下一代，而且孩子還有百分之五十的機率會發病。亨丁頓舞蹈症的基因為體染色體顯性，表示一個人只需要該基因的一個複本，便可顯現疾病。大多數的遺傳性狀若不是體染色體隱性（即需要該基因的兩個複本，來表達性狀），便是與性別相關——由於性別相關的性狀位在 X 染色體上，意味著男性需要一個複本來具有性狀，而女性則需要兩個複本（男性為 XY，女性為 XX）。

亨丁頓舞蹈症等體染色體顯性遺傳疾病，在基因庫的影響舉足輕重，就算父母只有一方擁有，也有百分之五十的機率會遺傳給小孩；其他體染色體隱性的家族疾病，遺傳給後代的機率通常會降至百分之二十五。

體染色體顯性遺傳模式為人所知，已將近一個世紀了，然而直到 1993 年，我們才發現四號染色體上的基因座（gene locus）。亨丁頓舞蹈症基因的位置是第一個被發現的染色體基因座。

我同事的婆婆確診亨丁頓舞蹈症後，同事的家庭頓時有了陰影，此種情形在家中有亨丁頓舞蹈症病人的家庭，並不算少見。同事的丈夫旋即決定接受基因檢測。雖然他尚未出現任何徵兆或症狀，但他就是想知道。基因檢測結果出來為陽性時，他和妻子流下了眼淚，不僅因為他獲知了確診的消息，還因為我同事正懷上他們的第一個孩子。

儘管知道了亨丁頓舞蹈症這顆定時炸彈的存在，症狀肯定會在某個時間點發作，但他們生活依舊如常，夫妻倆很快有了三名健康的孩子。但他們最大的孩子十歲時，同事的丈夫開始顯現出亨丁頓舞蹈症的徵兆，不是大家熟知的活動功能問題，而是焦慮和情緒波動，這是此種疾病常見的現象，卻鮮為人知。隨著家庭氣氛日益緊張，我同事決定告訴孩子們真相。她告訴小孩，她寧可讓他們知道父親正嘗試治病，而不願讓他們誤會父親是情緒低落且個性苛刻。我同事至今仍會談論孩子們多有韌性，面對父親的病情，他們表現得多麼通情達理又深具同情心。

孩子們是否知道自己也有百分之五十的機會帶有亨丁頓舞蹈症基因，而且還可能發病？隨著他們逐漸進入或正處於青春期，他們確實知情。他們想知道自己身上是否帶有此基因嗎？暫且不要，而父母也尊重孩子選擇等待的決定。現在，他們決定把重心先放在父親身上。未來他們將會決定去哪裡上大學、主修哪項專業、結婚或不婚、或何時結婚，他們也將各自決定自己是否要接受亨丁頓舞蹈症的基因檢測。也許，屆時會出現更有效的治療方法吧。

每每和同事討論到此事時，我總是深感敬佩。她和家人看待健康診斷重大決定的方式，已將基因檢測或任何檢測提升至全新境界。我們所提到的機率都是真實數字，而且機率可說相當大，對誰來說都十分不利。我們談論的並非罹病風險，或是面對多種治療選項，我們說的可是目前無藥可醫、且長期預後結果不甚理想的疾病。

我為許多先天性聽力喪失的孩子家庭提供治療，先天性聽力喪失表示孩子出生時已有此種症狀。正如先前在第 2 章提及，現今已找到了一個基因，可辨識出許多類聽力問題的原因。若我們檢測出一名嬰兒具有這個基因，是否也該為他聽力正常、但可能帶有基因的兄弟姊妹做檢測？聽力喪失應被視為是真正缺陷，還是許多人可以接受的性狀變異？若嬰兒的兄弟姊妹未滿十八歲，他們是否有權選擇接受基因檢測，或等之後再說？

面對這些醫學倫理難題，沒有單一的解決方案。人們可能被此類檢測所宣稱的益處（也可能就是陷阱）所騙。但是，憑藉我在這一章提供的資訊，相信各位將獲得力量和啟發。

先考量風險，再考量利益

有個問題問得好：如何計算及判定醫療對人造成傷害的機率大小？舉例來說，並非每位服用特定藥物的人都會出現副作用，但也不是每個人都會從中受益。回答這個問題之前，我們必須先說明何謂「益－需治數」（number needed to treat, NNT），也就是需要治療的個案數。相對的，我們也會有「害－需治數」（number needed to harm, NNH），也就是需要傷害的個案數。

「益－需治數」的完整意思是：需要多少人接受藥物治療，才能使一人受益。我們以卡羅（Aaron E. Carroll）和弗拉克（Austin

Frakt）在《紐約時報》撰文說明的阿斯匹靈為例。[3] 阿斯匹靈在兩年期間預防一次心臟病發作意外的益－需治數為兩千，換句話說，每兩千名服用阿斯匹靈的人當中，可預防一人心臟病發作。除了有助於降低心臟病發作的風險外，有鑑於阿斯匹靈廣受吹捧的好處（例如抗炎，因此也有益於抗癌），有些人或許會認為值得一試，大不了就是毫無作用。然而，我們得再考量另一種可能性，即阿斯匹靈對部分人士造成傷害的能力，也許您可能就是其中一名受害者。

阿斯匹靈的潛在副作用，包括增加胃部或腦部自發性出血的機率。因此，頭部輕微受傷有可能變成致命出血，頭上的小腫包或許會成為一場浴血的洗禮；若你有未診斷出的輕微胃潰瘍，服用阿斯匹靈可能會引發嚴重的腸道出血。當然，不是每個服用阿斯匹靈的人，都會發生出血情況；而且，不管有沒有服用阿斯匹靈，每天也都有人流血或內出血。既然如此，我們如何決定是否該服用阿斯匹靈？

據指出，每天服用低劑量的嬰兒阿斯匹靈（八十一毫克），不僅可預防心臟病，還能預防癌症。2011 年國際醫學期刊《刺胳針》發表了一篇開創性研究，其中回顧了超過兩萬五千名病人，發現每天服用阿斯匹靈五年以上，可大幅降低二十年內罹患大腸癌、肺癌、腦癌和胰臟癌的風險。[4] 目前的推論是，阿斯匹靈之所以具抗癌特性，部分原因在於它具有阻斷腫瘤細胞傳遞訊號的能力，可抑制發炎和腫瘤細胞生長。不過，該研究的發現，僅限於每天服用、且持續五年以上的人，而且風險下降的主要族群為六十五歲以上的人。

另一項針對多項研究進行的統合分析，也顯示長期服用阿斯匹靈的益處，但阿斯匹靈必須每天服用、持續至少三到五年，才能降低罹癌風險。此外，隨著阿斯匹靈劑量增加（提高劑量不等於防癌效果更好）或年紀增長，出血的風險也隨之上升。研究發現，五十歲至六十五歲人士每天服用阿斯匹靈十年（每天七十毫克至三百二十五毫克，約相當於一顆嬰兒阿斯匹靈至一顆正常藥效的成人阿斯匹靈），在十五年內，數種類型的癌症、心肌梗塞和中風的發生機率，相對減少了百分之七（女性）和百分之十五（男性）。二十年內，整體死亡率也下降了百分之四。老年人長期每天服用低劑量的阿斯匹靈，以整體利害關係來衡量，實屬有利，但也存在已知風險，而且未來必須辨識哪些人是出血的高風險族群，以降低風險。[5]

這篇論文的寫作和推論是很嚴謹的，可是，新聞標題可能會簡化寫成：〈阿斯匹靈可預防癌症！〉但卻未提及每天服用、僅限特定癌症、而且僅限老年人等資訊，關於服用阿斯匹靈的相關風險自然也隻字未提，像是危及生命的出血情況等。

我符合使用阿斯匹靈防癌的標準，即便沒有任何已知風險，我也會擔心出血的問題，因為我有可能在晨間慢跑時，於一片漆黑中絆倒自己、摔破頭。由於存在此種風險，身為一個具統計頭腦的人，我深知再漂亮的數據有天都可能會翻盤，於是做了以統計思考的人會做的決定：我每兩天服用一次嬰兒阿斯匹靈。

該不該做乳房 X 光攝影檢查？

現在，讓我們考慮一下是否該接受乳房 X 光攝影檢查，這項檢查主要用來篩檢女性是否罹患乳癌。

根據美國癌症協會（ACS）截至 2016 年的指南：四十歲至四十四歲的女性，可考慮進行乳房 X 光攝影檢查；四十五歲至五十四歲的婦女，應每年接受乳房 X 光攝影檢查；五十五歲以上的婦女，可考慮維持每年進行乳房 X 光攝影檢查，或改成每兩年進行一次檢查。上述建議可配合其他因素來考量，例如：是否有醫療保險可給付，個人的乳癌基因變異和家族病史，以及已知的癌症遺傳風險因子等。[6]

但是，根據乳癌篩檢的隨機對照試驗數據，乳房 X 光攝影檢查的「益－需治數」或許會讓人大吃一驚：一千四百七十七。換句話說，歷經十三年的追蹤後，為了防止一名女性死於乳癌，需要一千四百七十七名婦女進行乳房 X 光攝影檢查；然而，此名婦女最後的死因可能根本是其他疾病，譬如另一種癌症或心臟病發作。

有鑑於此，乳房 X 光攝影檢查在預防所有潛在死因上，可能全然無益；另一方面，乳房 X 光攝影檢查確實有缺點——可能有不小的「害－需治數」。乳房 X 光攝影檢查可能出現誤診或過度診斷（overdiagnosis），以及隨之而來的化療、放療及（或）外科手術治療，絲毫沒有好處，卻有實際造成損害的風險。若沒罹癌，難道您會想接受癌症治療嗎？

再者，2015 年 2 月《美國醫學會期刊》刊出一項令人震驚的研究，指出切片檢查專家經常誤判乳房組織檢驗結果，[7] 此種錯誤診斷經常導致部分女性的治療過於積極、而部分婦女的治療不足。顯而易見，病理學家善於判定乳房組織中是否存在侵襲性癌細胞，但碰到病情較不嚴重或切片組織正常時，便較難以給出正確的判斷結果。

討論至此，讓我們來看一些相關數據。根據資料顯示，十年來每一千五百名接受乳房 X 光攝影檢查的婦女，有一名女性也許能避免死於乳癌。但是，難處就在於她無法避免其他死因。然而，相同一群接受乳房 X 光攝影檢查的婦女，大約有五人將會進行手術，約有四人將接受具有不良副作用的放療。女性要如何權衡利弊得失，尤其當這些問題與自己獨一無二的身體及個人風險相關時？婦女該如何與醫師針對療法潛在的優劣，進行完整的討論？

身為醫師，我們當然希望每種療法都能有所裨益，但是實話實說，通常正面結果出現的機率和影響比預期小得多。容我補充一點，所謂的「益－需治數」和「害－需治數」僅僅是臨床醫學研究和科學界使用的統計概念，你不會在醫師診間或處方箋上發現這些資訊。（欲瞭解「益－需治數」和「害－需治數」的資訊，請前往 www.thennt.com，網站提供了臨床試驗資料庫的資訊。）儘管坐擁各種數據，然而，無論來自乳房 X 光攝影等重要篩檢工具的結果是正面、負面，還是好壞參半，你、你的母親、妻子、姊妹或朋友，終歸不是那一千五百名婦女，而是獨一無二的人。

雖然我們仰賴大型研究數據，來協助篩檢與治療的決策，但是當談到自己、家人或朋友時，無論「害－需治數」為何，治療會受到傷害的，就只有你或你的親朋好友一人。所幸，好消息是這些選擇並非單靠一個人來決定，您不會平白無故現身乳房 X 光攝影檢查室，讓乳房像鐵板三明治一樣被擠壓。篩檢涉及了諸多個人因素與選擇：年齡、家族史、懷孕史（孕婦和哺乳中的婦女通常不進行乳房 X 光攝影）、以及其他可能的篩檢工具，如乳房診察、乳房超音波檢查、乳房磁振造影和 3D 乳房 X 光攝影。

每種檢查都各有優劣。無論最大型研究的結果為何，每位病人的乳房都是自己擁有且最重要的，因此，最佳做法就是徵詢深知您及您風險因子的醫師，再決定何時進行乳房 X 光攝影檢查。

被遺忘的病史及身體診察

你是否曾在離開醫師診間時，感到不解並心想：「他們好像什麼事都沒做？」如果醫師沒有安排 X 光檢查、血液檢測或開藥，你大概會懷疑自己此趟就醫的價值（而且那該死的外科醫師居然沒有建議要動手術？！）信不信由你，傾聽病人、以及不用高科技檢測技術為病人檢查，有時可能比使用最新精密的人體影像掃描儀器更可貴。

病史和身體診察（history and physical examination, H&P）是最古老、且某部分而言仍是最準確的診斷方式。但是，由於這種診斷方式的科技成分較低，許多人會認為它無關緊要。醫師就是最早將這種病人照護技術拋諸腦後的人。如今，醫師為病人看診時，平均不超過十五秒就會打斷病人說話。醫師如今面臨盡可能在短時間內看愈多病人的壓力，加上日益依賴實驗室檢測和放射檢查等技術，通常少有或根本毫無時間，仔細聆聽病人敘述病況、提出正確的問題、以及運用技巧嫻熟的眼耳和雙手，仔細為病人進行身體診察。但是，醫師最該做的就是這些。所以，可能情況下，我會提醒自己盡量閉嘴，只負責聽，而我每每都能從中獲得十分驚人的資訊。然而為了效率，醫師時常安排各種儀器檢測，來取代與病人的實際接觸，有時甚至連看都沒看病人一眼。

說到儀器檢測取代傳統病史和身體診察的巨變，其中一個絕佳的例子，便是急診室最常見的診斷問題之一：急性腹痛。急診醫師的首要之務是排除闌尾炎的可能性，或確定這個位於小腸和大腸交界的退化器官是否有發炎。

二十五年前，我在書寫病史與身體診察的大師席倫（William Silen）博士麾下，完成了一般外科手術訓練。席倫博士當時任職於波士頓的貝斯以色列醫院——現為貝斯以色列女執事醫學中心（Beth Israel Deaconess Medical Center）。席倫接受外科手術訓練的年代，以及從事臨床治療多年的期間，根本沒有現今習慣使用的電腦斷層掃描、磁振造影、可攜式超音波和實驗室檢測等技術（現今許多檢查甚至在醫師見到病人前，就預先進行了）。席倫因更新及修訂《腹部急症早期診斷》（*Cope's Early Diagnosis of the Acute Abdomen*）一書而聞名全球，該書最早是在 1921 年由寇普（Zachary Cope）博士撰寫，距席倫出生的時間早了六年。寇普逝世後幾年，自 1980 年以來，席倫一直負責每一版的更新修訂，第二十二版於 2010 年編訂出版。[8]

自寇普一個世紀前發行《腹部急症早期診斷》第一版以來，人體腹部解剖學和病理生理學並未發生顯著變化，但此方面的評估診斷和處置方式卻已是天淵之別。接觸新藥或新食物可能會引起急性腸胃炎（即所謂的食物中毒），但是急性腹痛鑑別診斷檢查表的演變，微乎其微。比起世上所有急診室最常見的闌尾炎問題的儀器檢測，急性腹痛鑑別診斷檢查表的些微變化，更加相形失色。

席倫博士是一位偉大的外科醫師，也是醫術精湛的醫師。他有諸多名言，至今我和其他曾受過他訓練的人都還謹記在心。他是傾聽大師，而且讓病史與身體診察技術更臻完善。席倫的教學也聞名遐邇：「若你聆聽病人的時間夠久，他們自會告訴你問題在哪。」我們巡房時若找不著答案，他會說：「請撥打 1-800- 詢問病史。」無數次情況是他走進病房，詢問病人看來顯而易見、但我們全都遺漏的問題後，便迅速做出診斷。

我腦海裡依然能聽到他的高聲提醒：「注意聽！」他厲聲斥責我們這群看上去膽怯、醫師袍還因前一晚沒睡而皺巴巴的醫學生：「你們從不注意聽！」他總是對的，因為假使我們能多注意聽病人說的話，病人就會把診斷結果雙手奉上。

身體診察技術尤其適用於急性腹痛病人。時間決定一切——席倫博士堅信這個簡單的教條。許多嚴重腹痛的人，會試圖咬牙撐過白天，直到傍晚或晚上，才前來急診室。席倫會提醒我們，因為病人在晚上才就診，所以我們毫無理由暫緩治療並等待觀察隔天一早的情況。若病人的症狀在到院前已經持續六小時以上，我們便得立即做出決定，並採取行動。正如他所警告：「把問題留到隔天再解決」可能會有生命危險。

從前「提出正確問題、適度傾聽、及時處置」的日子，已經一去不復返了。闌尾炎的診斷不再藉由仔細詢問病史、一絲不苟的身體診察，還有留意相關的細微徵兆，如腰大肌徵象——觸摸腹部會導致肌肉抽搐，使右腿突然伸展抬高。另一種診斷闌尾炎的老方法是尋找右下腹的壓痛加反彈痛（rebound tenderness）或敲擊壓痛（percussion tenderness），主要不是壓腹部會痛，而是觸診力道的釋放或觸碰的傳遞，引發了疼痛，這是腹膜發炎的徵兆，儘管無法明確提供診斷，但也暗示了闌尾炎的可能性。腹膜是包裹腹部器官（含闌尾在內）的一層組織。通常，這些器官會漂浮於些許液體中，然後完全被腹膜包覆。假使器官發炎或破裂，腹膜就會受到刺激，會讓人感覺痛苦萬分；若是腹膜進一步被戳、捅，就會導致腹部肌肉僵硬和發炎。腹膜受刺激是腹腔器官損傷最典型的徵象之一。

不過，現在我們無需評估腹膜徵象，因為我們有電腦斷層掃描！病人因急性腹痛前來急診室時，我們便會立即安排電腦斷層掃描，還談什麼病史和身體診察？電腦斷層掃描這項昂貴的檢查通常在外科團隊得知病人姓名前，就已完成了。

適當運用儀器檢測

在電腦斷層掃描例行用於檢查腹痛之前，我們時常的擔憂是等太久才將闌尾炎病人送至手術室，尤其是在病史和身體診察無法定論的情況下，更易發生。晚進手術室會讓病人處於高度危險狀態，如闌尾破裂及相關腸部損傷併發症、大面積腹部感染或敗血症等。另一種憂慮是對病人進行了不必要的手術，例如摘除了健康的闌尾，但之後發現：實際引發症狀的原因是腸胃炎或卵巢濾泡囊腫破裂（經期女性正常排卵的一種變異現象），或是排卵痛（即排卵後，月經週期中間發生的疼痛），也會使腹膜受到刺激，看起來就像急性闌尾炎的疼痛一般。

電腦斷層掃描的目的，是為了讓我們能避免上述誤診或因誤判產生的陰性闌尾切除手術（negative appendectomy，即摘除了正常闌尾）。理論上，若腹部電腦斷層掃描顯示闌尾異常、腸阻塞或腹膜發炎，則必須摘除闌尾；若無這些情況，便會保留闌尾。話雖如此，但萬一是在闌尾發炎前，太早進行了電腦斷層掃描，怎麼辦？再做一次或兩次電腦斷層掃描嗎？

2010年發表的一項研究，回顧了過去十年一千三百名成人闌尾切除手術病例，結果顯示：術前電腦斷層掃描用於診斷的比例，增加了五倍——從1988年的百分之十八，上升至2007年的百分之九十四。[9] 儘管電腦斷層掃描的使用次數大幅增加，但病人的陰性闌尾切除率（NAR）幾乎沒有減少。雖說電腦斷層掃描風險極小，但進行此項額外檢查究竟值不值得？任何臨床建議都不該僅基於一項研究的結果，無論規模多大，都是如此。所以，我們也來看看另一項分析了陰性闌尾切除率的研究，結果發現：十八年來，隨著電腦斷層掃描用於診斷的比例大幅增加（從百分之一增加至百分之九十七），陰性闌尾切除率自百分之二十三，減少至百分之二以下。每年的闌尾切除手術數量減少了一半！[10]

結果似乎不言自明，對吧？電腦斷層掃描檢查確實有必要，看看我們避免了多少不必要的手術！但是，於此同時，其他研究也在評估闌尾炎確診後，是否真的需要動手術？大多時候，甚至超過半數情況下，闌尾炎可透過抗生素治療，也省去了動手術的需要。[11]

我並非在暗示，醫師不知道如何妥善評估和處理腹痛；也絕非含沙射影的指涉醫院在評估和處理如此常見的問題上，毫無進步。事實上，正好相反，現今的檢測已達到前所未見的水準。席倫博士聽到大概會十分灰心，畢竟他在本書撰寫時仍在世，而且很可能極力主張盡量減少不必要的檢測；但是，他應該會很樂意聽到，這當中並未涉及任何必須遵循的演算法（席倫博士以厭惡演算法著稱）。

電腦斷層掃描對於急診室診斷急性腹痛，大有助益；即便如此，電腦斷層掃描顯然不是評估或治療的終點。許多優秀醫師仍仰賴病史和身體診察來進行診斷，而且診療成果也相當出色。

其他的儀器檢測依舊屬於評估的一部分，例如，每一位腹部劇痛的女性病人，若處於生育年齡（UCLA 醫學中心訂定的年齡是十歲至五十三歲），都得要先接受血液檢查或尿液檢查，來確認是否懷孕。

卵管妊娠又稱為子宮外孕，症狀看似闌尾炎，但是會出現白血球數升高的現象（雖然無確切數值），儀器檢測能顯示出急性感染的情況。部分醫院的急診室有配置超音波設備，因為不具輻射，所以某種程度上比電腦斷層掃描安全。超音波檢查的準確性雖然不如電腦斷層掃描，但依然可顯示出闌尾腫大、或確認囊腫或腹部積水的情況。

該定期做大腸鏡篩檢嗎？

大腸直腸癌是美國僅次於肺癌的第二大癌症死因，每年約有十三萬人確診，近五萬人因此死亡。[12] 大腸癌如同許多癌症，透過早期診斷和介入措施可治療，且有機會康復。早期大腸癌多半毫無症狀，所以篩檢至為關鍵。因此，顯而易見的建議就是大家應該及早並定期篩檢。大多情況下，「及早篩檢」這項建議至少是成立的；然而值得注意的是，隨著年齡增長，加上可能有心臟病、高血壓、糖尿病或呼吸系統疾病等其他醫療問題，大腸鏡檢查的風險可能會讓這項篩檢的價值畫上問號。

一項研究回顧了 2006 年至 2009 年美國三大州（加州、佛羅里達州和紐約州）的大腸鏡檢查不良事件。[13] 該研究調查了超過四百萬名十九歲至五十八歲成年人的大腸鏡檢查紀錄，發現隨著病人年齡增長和（或）有其他醫療問題時，腸損傷或出血的情況會增加。除非強烈懷疑是癌症，否則較謹慎的做法是最好不進行大腸鏡篩檢。

2016年，美國預防醫學工作組更新了建議：所有年屆五十的無症狀人士，都應該進行大腸鏡檢查；若結果正常，六十歲時應進行第二次大腸鏡檢查；七十歲時再進行第三次大腸鏡檢查；七十五歲以後，應視個人情況，決定是否進行大腸鏡檢查，例如是否有大腸息肉病史或有大腸癌家族史。

醫學上沒有任何簡單明確的事實，包含已出版的大腸鏡檢查指南或其他篩檢程序指南在內；當然，這些意見也並非恆常不變的道理。首先，關於以十年為間隔來做大腸鏡檢查，能否降低大腸癌死亡率這點，並未進行隨機臨床試驗來確認。你沒看錯，此項建議並非基於最正統的研究證據，以證明此做法有效。而這種「自作主張」的建議也擾亂了諸多成效卓著的醫療程序或意見。以現實情況而言，實在難以建立兩個五十歲至七十歲的大型研究族群，並隨機讓其中一半的病人不做大腸鏡檢查（然後看看誰會死於大腸癌），而另一半進行大腸鏡檢查。不過，目前正在進行的部分試驗，試圖比較大腸鏡檢查和其他大腸癌篩檢技術的成效（後續我會進一步介紹），最終結果也許數十年後才能得知；儘管如此，即便是初步結果也已表明，大腸鏡檢查比其他篩檢方式更有助於降低死亡率。[14]

身為醫師，意味著我和其他醫師會成為朋友。醫師不僅據傳是最糟糕的病人，還以高併發症風險著稱——至少我們自己是如此認為。我們在推著三歲病童進手術室時，整個手術團隊都齊聲竊竊私語著：「醫師的小孩。」這五個字含義之大，意味著我們千萬要格外當心，家長會注意任何細微之處；記得提供貴客般的待遇；在漫長的手術日中，須將病人排進較前面的時段；要帶上最好的手術團隊。

不過，真正最先映入我們腦海的是：較高的併發症風險！雖說此點完全是基於迷信，但若讓你去問任何醫師：「治療醫師或醫師的家人時，感覺如何？」全部的人肯定都會瑟縮。並非醫師要求更高或不愛遵守規矩，事實上，情況恰好相反。若非要說的話，醫師通常更能體諒時間安排的延誤、保險上的小差錯、甚至是併發症的發生。只是，有個常見（但錯誤）的觀念是：無論是多罕見的壞事，若發生在醫療情境底下，一定會發生在醫療領域工作者身上。因此，當我的醫師朋友進行大腸鏡檢查時，想當然耳，她會是那個年輕力壯卻發生罕見併發症的人；結果她果真出現併發症，而且治療併發症時又發生了其他併發症，總共兩次。這不禁令人心想：是否有其他大腸癌篩檢方法也許同樣精確，但風險更低？答案是當然有。

侵入性最小的糞便潛血檢查

我們在醫學院所學的侵入性最小的檢查是糞便潛血檢查，每一位出於任何原因接受例行體檢或入院治療的成人，都會進行這項好用的舊式直腸檢查。現在常用的方法有：免疫法糞便潛血檢查（fecal immunochemical test, FIT）、癒創木脂糞便潛血檢查（guaiac fecal occult blood test, gFOBT）、以及更精確的多目標糞便 DNA 檢查（multi-targeted stool DNA test, FIT-DNA）。如您所料，採樣的機制就是將戴著手套的手指伸入病人直腸，然後將樣本（即便只是透明液體，沒有糞便）抹在印有加號（＋）及減號（－）指示的卡片上，卡片會顯示當中是否存在潛血，意即您無法以其他方式看到的血液。

糞便潛血檢查對任何體檢都至關重要，每位醫學院學生也都十分熟稔此項檢查。實習醫師的工作之一就是替每位接受醫療、手術和創傷治療的病人，進行直腸檢查和糞便潛血檢查。「癒創木脂」一詞看來像是醫學術語，但其實是從癒創木（guaiacum）提取的棕色調味樹脂（而且還非常美味）。

若糞便檢驗結果有潛血，就必須進行更詳盡的鑑別診斷，包括：內痔、肛門附近裂縫、便祕史、肛門性交史、以及良性或惡性大腸病灶等。由於病因清單冗長，因此，若糞便潛血檢驗結果為陽性，就必須做軟式乙狀結腸鏡檢查（flexible sigmoidoscopy）或大腸鏡檢查，來進一步確認。另一項檢查工具是電腦斷層虛擬大腸鏡檢查（CT colonography），這雖可避免大腸鏡檢查的風險，但會增加輻射風險，不過這項檢查還可發現大腸以外的異常情況（或許是件好事，雖然可能導致不必要的進一步檢查），但欠缺多久該執行一次檢查的準則。此外，在電腦斷層虛擬大腸鏡檢查過程中若發現異常，仍必須進行大腸鏡檢查，並進行腫塊或息肉的切片。若是直接進行大腸鏡檢查，便可一併完成切片。

電腦斷層掃描的利弊

我們總是擔心會發現不想知道的事，例如，為了鼻竇感染接受的鼻竇電腦斷層掃描，可能會顯示出良性的大腦異常，導致進一步的檢驗，甚至會對不嚴重的病灶進行腦部切片。我們難以擺脫更多資訊的糾纏，而且深覺不得不採取行動。不過，有時候，這或許有利無害。其中最著名的就是美國最高法院大法官金斯堡（Ruth Bader Ginsburg）的例子。金斯堡大法官一直在接受大腸癌治療，在一次例行追蹤的腹部電腦斷層掃描中，發現了胰臟有個小腫塊——是惡性腫瘤，並於 2009 年成功清除。

絕大多數胰臟癌都是到了末期才出現症狀，這也是胰臟癌預後不良的原因之一。多數人發現胰臟癌時，通常為時已晚，無力回天。但是，金斯堡大法官的胰臟癌是偶然發現的，因此在發展為侵襲性疾病之前，就被切除了。倘若金斯堡沒有進行那次電腦斷層掃描（檢查大腸癌而非胰臟癌），她的胰臟癌肯定會繼續發展，那麼後果可就天差地別了。偉哉！電腦斷層掃描！

話雖如此，難道我們都該進行全身的電腦斷層掃描檢查嗎？還是該接受能提供精確癌變情況的正子電腦斷層掃描檢查（PET-CT scan）？上述兩者皆非。若單純為了篩檢而無其他原因，電腦斷層掃描弊大於利，甚至連美國放射學學會（ACR）也建議盡量避免，主要基於兩項令人三思的原因：不必要的輻射，以及發現惱人且導致非必要手術的偶見瘤。金斯堡的故事只是罕見的幸運個案。

即便是輻射量較低的檢測，也可能只是浪費。若無心臟病的症狀，美國預防醫學會（ACPM）不建議病人進行心電圖、壓力測試、或血液檢驗（以檢查心肌是否發炎）。但是另一方面，對於六十五歲以下的婦女，則相當推薦進行血壓檢查、膽固醇檢查和子宮頸抹片檢查。

攝護腺特異抗原（prostate-specific antigen, PSA）檢測，被視為攝護腺癌早期檢測的黃金標準指標。1992 年，美國泌尿科協會

（AUA）和美國癌症學會（ACS）都建議五十歲以上男性每年進行攝護腺特異抗原篩檢。由於此建議，早期攝護腺癌通報的發生率急遽攀升。結果並不令人意外，人人都進行檢測的話，自然會發現更多無症狀的疾病，正如大腸鏡檢查一樣。差別在於攝護腺特異抗原檢測是血液檢查，所以幾乎毫無手術風險，風險主要在於之後的切片、手術和放療。大腸鏡檢查則是不論有無進一步的切片，都存在手術風險，但早期治療的好處遠大於風險。

然而，攝護腺特異抗原檢測並非如此，所以，美國預防醫學工作組在 2008 年建議：七十五歲以上男性不要進行攝護腺特異抗原檢測；到了 2012 年則建議：所有男性不要進行攝護腺特異抗原檢測，即便是五十歲至七十歲之間的男性亦是。隨著建議的改變，攝護腺癌通報的發生率大幅降低，從 2011 年的二十一萬例，下降到 2012 年的十八萬例。

上述情況看似潛藏了三萬名男性未被診斷出攝護腺癌，但攝護腺癌相關死亡人數並未上升。[15] 正如我在醫學院的一名病理學教授曾說過，罹患攝護腺癌的男性，死於其他疾病的人比真正死於攝護腺癌的人還多。正如乳房 X 光攝影檢查最好依照個別情況決定進行與否，男性是否該定期進行攝護腺特異抗原檢測，我建議五十五歲至六十九歲之間的男性應徵詢醫師意見，彙整關於個人篩檢的風險利弊資訊後，再來決定。

有錢人不妨多做健康檢查？

有醫療保險和財務狀況良好的人，大有餘裕可進行各種健康檢查，來深入瞭解自己身體內部的健康情況。我指的並非是進行腦部磁振造影來檢查偏頭痛是否真的只是偏頭痛，或是為了檢查肺炎而進行胸部 X 光攝影；我說的是單純的篩檢。原因無他，只因為他們負擔得起，而且篩檢產品也唾手可得，加上行銷話術又無比吸引人：「防止過早死亡」、「偵測隱藏的疾病」、「非侵入性」、「低輻射」或「微輻射」等諸如此類的字眼，吸引了那些態度保留、有錢的顧客上門。這些健康檢查確實提供了最頂級的先進技術，例如：電腦斷層心臟冠狀動脈血管造影（CT coronary angiogram, CTCA）還可測量冠狀動脈中的鈣含量，為病人提供鈣評分，並顯示出動脈中斑塊是否默默累積，導致病人處於心臟病發作、中風、甚至過早死亡的危險。

您也可以奮力一搏，嘗試全身（含胸部、腹部和骨盆）電腦斷層掃描，看看能否找出那些隱而未顯、等著引爆的定時炸彈，以預防過早死亡。磁振造影血管攝影（MRA）結合了磁振造影和血管攝影檢查，可檢查頸部和腦部的動脈瘤和血管異常——這兩種情況可能是中風或動脈瘤破裂的前兆！您猜得沒錯，這可以預防過早死亡。「低劑量」的肺部電腦斷層掃描，可找出無症狀的肺癌，同理，可防止過早死亡。

上述所有檢查統統十分高階，但若僅出於篩檢的目的，可能會出問題。多數人聽到原本健康的人突然猝死的不幸事故，常會心想：「要是他當初做了某某篩檢的話，現在應該仍然在世。」不幸的是，從公共衛生甚至個人衛生的角度來看，這種想法都非常不切實際。沒錯，優良的預防醫學方案包含了篩檢，不過，其中諸如乳房 X 光攝影等檢查，依舊深具爭議。而且，要說篩檢可防止上述各種過早死亡，其實毫無根據。倘若為真，著實再好不過，但事實並不見得如此。

這又讓我們回到了親愛的席倫博士身上，依他之見，每項檢測都需要有健康拉警報的徵兆，而且只有當你準備好要對結果採取行動時，才應進行檢測。若我們不分青紅皂白就下醫囑，對住院病人進行儀器檢驗或術後血液檢查，席倫博士肯定大發雷霆。我們被禁止治療發燒（沒錯，甚至連泰諾止痛藥也不給），除非找到了病源。每項檢驗都必須有源由，而原因不該只是為了治療表面上的症狀。

健康檢查本身也有風險

我至今依舊印象深刻的是：相較於篩檢結果可能帶來的沉重影響，人們更常輕忽進行檢測本身的風險。許多人在抽血、在醫師將帶手套的手指經肛門放入直腸時、在尿液被蒐集、或被 X 光掃描時，從未設想過假設性的情況。患有亨丁頓舞蹈症、乳癌和卵巢癌或鐮刀型貧血（sickle-cell anemia）及其他血液疾病等遺傳疾病的家庭，都深知篩檢的意義，這便是許多人選擇不進行篩檢的原因，他們心知肚明，結果可能會在遠早於任何症狀浮現之前，先行改變了他們的生活。我同事的三個孩子，每人都有百分之五十的機率患上亨丁頓舞蹈症，但她不強迫孩子去做篩檢。此時此刻，知道這些資訊只會改變他們的認知，無法避免此種惡疾。

我另一位友人的母親罹患乳癌，儘管她母親接受治療且倖存下來，但她卻從未做過乳房 X 光攝影檢查。人在擔心結果時，想到檢查就變得異常恐懼。我另一位醫學院同學是專精於乳房攝影的放射科醫師，她也已經五十多歲，自己從未做過乳房 X 光攝影檢查。她並無乳癌的家族病史，也未曾出現乳房腫塊的徵兆，且她每天都親眼目睹檢查的異常結果，使得她對於自己做 X 光攝影檢查也心懷顧忌。

在醫學院眾所皆知，醫學生常會經歷我們戲稱的大二病。醫學院第一年主要在教導身體的運作方式，第二年則是學習疾病如何擊垮我們。唯有到了進入病房實習的第三年和第四年，我們才會學到治療方式。因此，醫學院大二時，我們時常感覺自己即將死於某種尋常但難解的疾病。我那膚色晒得黝黑的室友，就堅信她的皮膚之所以變成古銅色，是因為自己罹患了名為血鐵沉積症（hemochromatosis）的罕見肝病，並非單純只是晒黑而散發出琥珀似的褐色光采。胃部不適？肯定是胃癌。經期不規律？不可能是因為壓力，一定是巨大的卵巢畸胎瘤作祟。

儘管我們的擔憂多半是誤會一場，但是大多數人依然進行了例行檢查。雖然我們是醫學院學生，但同時也是一般年輕人，是時候該對自己負責了，不是嗎？

我永難忘懷自己在醫學院大二時，做了例行的子宮頸抹片檢查後那幾週。我沒有任何症狀，只是進行例行檢查。然而，無消無息的經過了一週、兩週，然後到了第三週時，我開始擔心為何醫師沒有來電通知我檢查結果，肯定是哪裡出了差錯，也許他正準備鼓起勇氣告知我這個壞消息，最好的情況是子宮頸癌，最糟就是卵巢癌了，而且可能無法動手術。

我謀劃著該如何通知家人這個壞消息。但是，後來我心想：只要不知道結果，也許癌症自己會奇蹟般消失。俗話說無知是幸福，不是嗎？第四週時，依然毫無音訊，我決定振作起來，去電詢問我的醫師。

醫師助理幫我轉接來電，我的醫師簡短詢問：「怎麼了？」

「我想知道子宮頸抹片檢查結果。」

「原來如此，結果正常。只有發現問題時，我才會致電。」

「好的，謝謝。」

進行任何一項身體檢查前，請確保自己經過了深思熟慮。檢查結果正常的話，醫師通常只會快速致電，或根本不會來電。但是，永遠別忘了詢問的結果是異常的後續處理方式。我們身處醫學界的人，對這些後續處理方式十分熟悉，家人被篩檢出疾病的人亦是；但是，多數健康的人不太可能清楚每次的血液檢查、X光檢查或其他檢測有何影響，所以，進行任何檢測之前，請務必先經過妥善的諮詢。

健康資訊小提醒

- 幾乎所有藥物都有潛在的利弊。例如，並非每個服用特定藥物的人都會產生副作用，也不是每個人都能從中獲益。
- 即便有高科技的診斷檢測技術存在，大多時候，傳統病史和身體診察（醫師親自提問和進行體檢）依舊更勝一籌。
- 研究指出，僅為了篩檢而無其他原因進行電腦斷層掃描，弊大於利。若是無心臟疾病症狀，不建議病人進行心電圖檢查、壓力測試、或檢查心肌炎的血液檢驗。但是，對於六十五歲以下的婦女，高度建議進行血壓檢查、膽固醇檢查和子宮頸抹片檢查，對她們大有幫助。
- 過世時患有攝護腺癌的男性，多於死於攝護腺癌的男性。正如乳房 X 光攝影檢查須依照個別情況來決定進行與否，關於是否該定期進行攝護腺特異抗原（PSA）檢測，五十五歲至六十九歲之間的男性，應徵詢醫師意見。

第 12 章

抗老祕訣

——不傷身又優雅的方法

駐顏有術？荷爾蒙回春？

我們有辦法逆轉生理時鐘嗎？

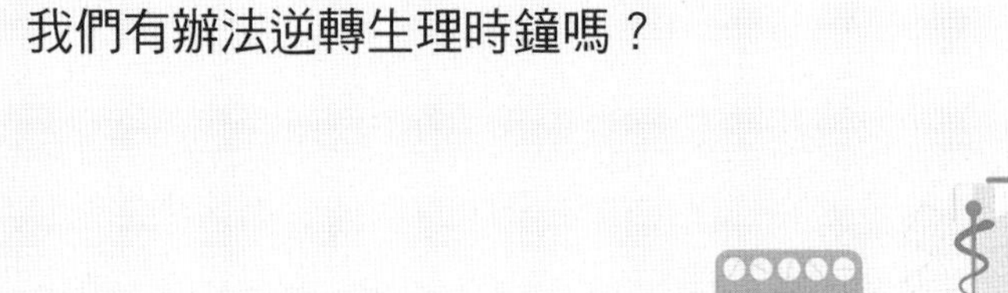

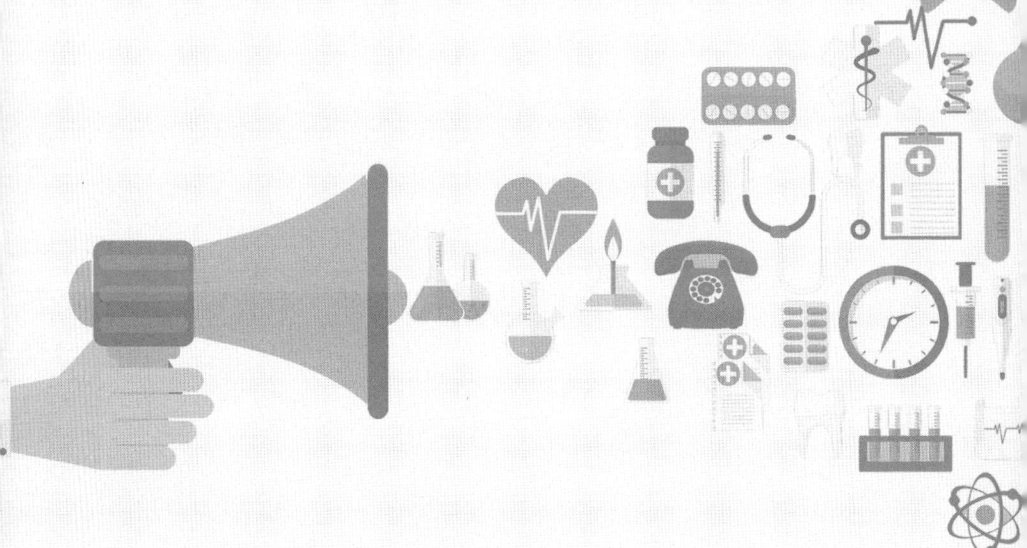

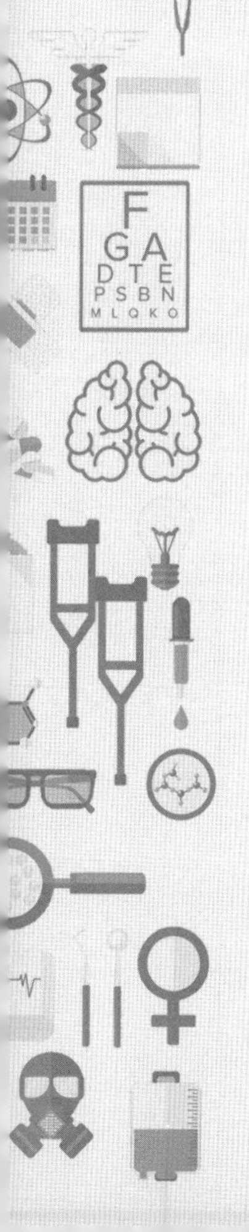

最佳的抗老祕訣為何？

為何防晒乳 SPF 100 比 SPF 30 糟糕？

為了生活品質，補充睪固酮究竟是冒險或值得一試？

停經後荷爾蒙補充療法很安全嗎？

人可能活到一百五十歲？

自遠古以來，即便效果短暫，甚至不計風險和代價，人類一直在尋找讓外表和感覺更年輕的方法。青春之泉最早記載於西元前五世紀，是飲用或沐浴後可使人恢復青春的天然泉水。中世紀時，女性使用鉛膏來漂白肌膚；文藝復興時期，法國王后梅迪絲為了獲得水嫩的膚質，在臉部敷上鴿糞；蘇格蘭女王瑪麗以紅酒泡澡，來讓自己的外表青春永駐。時至今日，有人願意挨刀或注射肉毒桿菌素來逆轉生理時鐘。2007 年以來，美國結合了醫療診所和傳統日常護膚中心的醫美中心，數量增長了四倍之多。

抗老產業擅長拐弄誆哄

抗老產業也許比任何產業都更善於拐弄誆哄，從我們的荷包賺走更多錢財。諸多產品宣稱可提供神奇的抗老療程和護理，但其中許多效果並不持久。緊膚霜、除紋霜、除皺產品、纖體塑身衣、果酸換膚、微整形注射、醫美植入物等，全是炒作！某些消費者夢寐以求的保溼霜，通常會隱藏「神祕」成分，然後每五十公克售價高達數百美元。

平心而論，某些產品確實有效，但所使用的操作話術（不論是字面意義或比喻）都只是暫時性的，有時甚至近乎夢幻。果酸換膚可剝除一層乾燥、充滿皺紋的死皮（或多層死皮細胞，取決於病人多不計代價），展現出新生、光采煥發的年輕肌膚。

當年身為較年輕的外科醫師時，我時常進行磨皮手術，使用一種介於牙鑽和電動修足刀之間的工具，來刮除疤痕、皺紋和老人斑，結果就是充滿光澤、原始猶如灼傷的臉孔，彷彿真正的燒燙傷病人；然而，經過短短數週，您瞧，美麗的肌膚再現了——

只不過是短暫的美麗肌膚，直到斑點、皺紋再度長回臉上。

青春期的痘疤可以永久消除，但皺紋不久後便會再度出現。沒有一款面霜可減少皺紋，充其量只能改善皺紋「表面」，然而光是如此，便已天差地別。

如今，醫學和大眾心理學對於抗老產業已進行了諸多研究，醫學研究的是抗老的真實功效，大眾心理學則是研究人認為產品有效的心理。接下來，讓我們來瞭解一些市面上最大的抗老陷阱與騙局；同時，我也會提供一些具科學證據支持的建議，來幫助大家外表和感覺更年輕。

新數據顯示，這個千禧年出生的許多嬰兒將可活至百歲，於是人們愈來愈渴望能逆轉生理時鐘，年輕個十歲，甚至感覺返老還童。倘若五十歲是新四十，而四十歲是新三十的話，我們老化的過程是否真的有別於前幾代人？

我的曾祖母活到一百零四歲高齡，她出生於十九世紀末，生活相當困苦。二十五歲以前，她從東歐移民至英國，然後再到美國。她靠裁縫維生，是美國首創工會之一的國際女裝服飾工會（ILGWU）第一批創始成員。她從未受過教育，成年後大半人生都在工廠工作，除了用球棒搗碎浴缸的生魚之外，沒有所謂的運動習慣；她攝取大量脂肪，但一生都相當矯健；她有三名有幸能長大成人的孩子，但也有好幾個孩子不幸夭折；她曾多次流產，她的大兒子也就是我的祖父，六十六歲過世——因肥胖、高血壓和胸主動脈瘤破裂而猝死。我的祖父逝世後，曾祖母又多活了二十多年，這段期間，她的小兒子也離世，女兒雖比她晚去世，但並未活至百歲，最後死於罕見癌症。

這位生於一個世紀之前的婦女，當時諸多現代先進的醫療技術都尚未存在，為何比她的幾個孩子都更長壽？有人或許會說是基因和良好潔淨的生活習慣，可是，當真如此嗎？我一名好友的丈夫，身材瘦削、熱愛運動，而且不菸不酒、飲食十分養生，卻在三十七歲死於胰臟癌，難道是因為生活習慣良好但基因不良？對此，我們可能永遠難有解答。即便身為醫師，我也無法預測誰能較為長壽，誰又會比較短命。我認識的某些病重的人，與病魔纏鬥好多年，但也有一些病人比預期還早離世，或許就像有人生活習慣雖差、卻能活到九十歲，有人生活習慣無懈可擊、卻過早死亡（雖說「過早」一詞也不過是猜測罷了）。

許多人如今意識到乳霜、乳液、補充飲品、雷射、甚至整形手術，都無法讓我們從體內長保青春。所以，現在講求的是「生活方式」——釋放壓力、關掉手機、補充睡眠、運動但不過量、食用穀類（但別過量）、早睡早起，上班但不要過勞。完美平衡是永遠的目標，但總是難以達成。究竟為何我那飲食高油的曾祖母能活到一百零四歲，但我朋友清瘦的另一半，卻在三十七歲辭世呢？

外表看來年輕十歲是一回事，生理上實際年輕十歲又是另一回事。我們無法得知自己的死法或是死期——這或許稱得上是好事，但我們依舊會竭盡所能的維持外表年輕或感覺年輕，這十分正常。我們也許無法更加長壽（可能永遠不會活到兩百歲），但是可以延遲疾病發作，在死於任何疾病（而且希望死得痛快些）之前，享受更多年的健康生活。當您閱讀這本書時，問世近六十年的第二型糖尿病治療藥物二甲雙胍（metformin），正於健康人身上進行測試，以瞭解此種藥物能否延長人類健康的時間。這並非誇大不實，而是真正大有可為之事。[1]

皮膚注定會持續老化

我從居住多年的美國東北部剛搬到洛杉磯時，一位在加州土生土長的朋友告訴我：「等你打開行李、安頓好之後，會感覺自己重了五公斤。」不久後，我便瞭解他的意思。南加州是充斥著極端之地：各種產品、注射劑、手術、「健康食品」店、運動和創新減重法、以及希望飲用青春之泉的渴望。人人看來都比全美其他城市的人更苗條年輕。此地夫婦的年齡差距，比我去過的其他地方都更戲劇化，我時常懷疑這些太太的年紀，有沒有比丈夫的攝護腺特定抗原（PSA）數值還高？她們都看來年輕貌美，但說不上哪裡奇怪。有何祕訣嗎？她們是當真只有二十五歲，還是年屆五十卻看來像二十五？若果真是保養得宜的話，如何才能維持如此緊緻的肌膚？需要乳液嗎？還是補充飲品或其他祕方？

在醫院實習和擔任住院醫師期間，我們流傳著一句話：「他們（即我們的指導教授和老師）永遠能傷你更重，但他們無法阻止時間。」換言之，時光將持續消逝，不論日班和夜班有多麼勞苦，我們終將能度過這些難熬的值班夜、辛苦輪班和被折磨的一整年。不論我們喜不喜歡，那句話的後半部也適用於青春芳華：你阻止不了時間！

說到肌膚時，更是如此。遺傳以及其他外部因素或許能稍稍改變生理時鐘的速度，但時鐘依舊滴答滴答往前走。例如，膚色較深看來較為健康；而營養不良和慢性系統性疾病可能有損皮膚完整性；而我又愛又恨、最危險的自我放縱——日晒，對任何年齡的肌膚皆傷害最大，會加快人體的生理時鐘。不論保溼、肌膚保養或遮瑕做得多好，肌膚依然注定會持續老化。

皮膚是人體最大的器官，共分為三大層：表皮、真皮和皮下組織。表皮是最外層的部分，由細胞、色素和蛋白質組成；位於表皮下方的真皮層，包含了血管、神經、毛囊和脂腺；最深層的皮下層則有脂肪、些許毛囊、汗腺和血管。年輕皮膚之所以能維持緊緻，主要來自所有皮層中內含的膠原蛋白、以及賦予肌膚彈性的彈性蛋白。隨著年歲漸長，表皮層會變得愈來愈薄，色素細胞逐漸消失，但最重要的、也是許多人試圖阻止或逆轉的，是結締組織逐漸流失，其中最主要的便是膠原蛋白。膠原蛋白是皮膚主要的結構蛋白質，能維持皮膚的完整性。

防止肌膚失去光澤，最簡單常見的方法就是防晒和不吸菸。這兩種做法是維持年輕肌膚的最萬無一失、且經濟實惠的簡單方法。吸菸者接受整形手術時（許多整形外科醫師不願為吸菸者動手術），癒合時間會加倍，皮膚潰瘍或傷口感染的風險皆大幅增加。造成所有皮層老化加速、皮膚受損的頭號公敵，就是紫外線接觸。養成塗抹防晒用品的習慣，即便是添加於日常保溼品中，也有所幫助，而且即使是陰天也別忘了防晒。簡言之，遠離日晒有益無害。

我的醫學院同學薩斯曼（Andrew Sussman）博士是美國知名的 CVS 藥局（CVS Health Corporation）的執行副總裁暨副醫學長。您若因為住家附近的 CVS 藥局買不到香菸、或買不到低於 SPF（sun protection factor）15 的防晒乳，而感覺沮喪，都是拜薩斯曼所賜。雖然他也承認不賣菸不見得就能讓許多人戒菸，但初步數據確實顯示了一線希望：慢性病會因吸菸而惡化，前去藥局領藥的人會因藥房未賣菸品而減少吸菸。[2] 另一項附帶好處就是肌膚變得更健康。

不過，我們最近的醫學院同學會上，可憐的薩斯曼被一名熱愛日晒的同學大肆抨擊，因為她在 CVS 藥局再也買不到 SPF 4 或 8 的防晒乳，這位注重健康、該死的副醫學長妨礙了她選購防晒用品。

真有辦法逆轉生理時鐘？

許多人熱愛護膚霜或保溼霜，其中大多是非處方產品，價格從十美元至數千美元不等。可是，如此大的價差，當真是一分錢一分貨嗎？品牌保溼霜會賦予你更精緻的肌膚嗎？其中部分成分標示聲稱的功效，猶如美國服飾品牌彼得曼（J. Peterman）型錄上褐色大衣外套的精心說明一般：「此獲獎技術……可有效將內含成分，輸送至肌膚最需要之處」、「有助於明顯撫平皺紋表面的科學配方」、「肌膚看來永保年輕」。

沒錯，您大可每次花七十五美元至一百五十美元，希冀擁有青春永駐的肌膚；還是只需花十分之一的價錢，就能獲得「明顯更平滑、年輕的膚質」？倘若兩種產品宣稱的功效皆屬實，那麼哪一種產品更好？這些產品真有辦法重設生理時鐘嗎？

隨著科學進步，現今出現愈來愈多方法，可避免膠原蛋白流失、刺激膠原蛋白再生、或強化膠原蛋白，讓病人能免於挨刀、甚至挨針。例如，部分含視黃醇（retinol）、胜肽（peptide）和生長因子等成分的藥劑，確實能穿透表皮，深入真皮，抵達皮膚張力強化和修復的真正作用之處，刺激膠原蛋白產生。維生素 C、B_3 和 E 等抗氧化劑可進入肌膚，並減少膠原蛋白流失。[3]

然而，大多數產品的廣告宣言其實都是幌子，尤其是缺乏監理機關管制標示和說明的非處方乳霜。畢竟食品藥物管理局監管的是這些物質的安全性，而非效用。[4]

抗氧化劑是護膚霜中常見的受歡迎成分，這些神奇物質據稱可抑制全身上下的邪惡自由基，像是視黃醇、維生素 C、菸鹼醯胺（niacinamide）、茶類精華和葡萄籽精華等。果酸可去角質，移除死皮細胞；胜肽和輔酶 Q（coenzyme Q）有助於傷口癒合和防護日曬損傷。部分含有這類成分的產品確實有效，能讓肌膚看起來更健康（簡言之：更年輕），不過使用時仍需注意。

下列是我的提醒：使用多種成分，不代表就有雙倍或三倍的益處；某些成分一旦擦到臉上，便會因空氣和光線（或是原本就包裝不良）而失去活性，變得毫無作用；許多產品需要不間斷的每日使用一次至二次，一旦停用，很快就會恢復至粗糙膚質；價格並不等於功效，部分產品可能會導致惱人的皮膚過敏反應；而且說句政治不正確的話，人雖生而平等，但膚質可不見得如此，朋友用了有用的產品，在你身上不見得就會見效。

美國傳奇藝術家歐基芙（Georgia O'Keeffe），活到九十九歲高齡，滿臉美麗而深刻的皺紋，彷彿她久居多年的沙漠地表裂紋。2014 年，當時六十八歲的美國女星黛安．基頓（Diane Keaton）不僅樂於使用美妝保養品牌萊雅（L'Oréal）的護膚霜，還為萊雅代言，並欣然接受打光美顏和照片修片，儘管如此，她對於永久改變自己無法阻擋的皺紋，全然不感興趣。再看看英國女星海倫．米蘭（Helen Mirren）、美國當代女詩人安潔羅（Maya Angelou）或前以色列總理梅爾（Golda Meir）的照片，這些知名女性都是優雅老去的楷模，滿懷自信的擁抱老化的皺紋和所有一切。

正如諸多衡量美麗的標準一般，老化也存有性別上的雙重標準，美國男星勞勃．瑞福（Robert Redford）和摩根．費里曼（Morgan Freeman）、以及英國影星史恩．康納萊（Sean Connery）等人，即便老了、臉部皮膚有些鬆弛，似乎反倒更有魅力（甚至更出名）。因此，不論護膚產品提供的益處是真是假，也僅止於「表面」，無法在淺層的肌膚表面下，真正阻止老化的生理時鐘。

防晒乳的防晒係數，愈高愈好？

撇開可恢復青春或長保青春的乳霜魔力不談，防護才是健康肌膚的關鍵。雖然人無法阻止老化，但可以大幅降低附帶傷害。

陽光曝晒不僅會損傷肌膚，還與美國每年至少一萬人的死因相關。黑色素瘤是最致命的皮膚癌，每小時就有一人因此死亡，而日常使用 SPF 30 以上的防晒乳，可降低此種風險高達百分之五十。[5] 如果 SPF 30 可降低百分之五十的風險，我們何不盡情使用 SPF 100 以上、甚或數值更高的產品？答案是，這毫無幫助。

SPF 代表的是防晒係數，但數字代表的是時間，而非強度。例如，若是擦 SPF 30 的防晒乳，表示比起完全不擦防晒乳，在陽光下三十倍長的時間才會晒傷。既然如此，為何不選擇 SPF 75 或 SPF 100 ？原因在於，太陽會發出兩種不同類型的射線損傷肌膚，分別是長波紫外線（UVA）和中波紫外線（UVB），而 UVB 是造成皮膚癌和晒傷的主因。正如皮膚科醫師常言，A 造成老化（aging），B 導致晒傷（burn）。多數防晒乳的防護是根據 UVB 來提供防晒係數。然而，UVA 也可能導致皮膚癌，但防晒乳並非總是能阻擋 UVA。SPF 50 以上的防晒乳可避免嚴重晒傷，但比起係數較低的防晒乳，會讓人以為有更長的時間受到保護，實際上卻讓你受到更多的UVA曝晒，而增加了罹癌風險。請記得：多數但並非全部的防晒乳，都含有UVA和UVB防護，這點比防晒係數的數字高低，更為重要。[6]

果酸換膚，當心深層燙傷

儘管我們盡己所能的防晒，但肌膚依然會隨著年紀而自然發生變化。比外用保養品更深入的護膚方式，就是果酸換膚。這類療程中，甘醇酸（glycolic acid）和三氯乙酸（TCA）等物質以液體形式塗抹至臉部，使用的強度和持續時間，取決於您希望的滲透深度。正如您猜測，果酸換膚會讓肌膚脫去一層或多層表皮，造成淺層晒傷或深度晒傷的效果，但這並非因為紫外線輻射的緣故，而新皮將在原處再生。

果酸換膚技術已使用多年，過去只在醫師診間使用，後來在美容中心使用，現在已可在個人家中使用。風險主要是更深層的燒燙傷、過敏反應和留下永久性的疤痕，而益處則是從毫無差別到膚色更為明亮，效果可持續數週至數月，但無法永久維持。不管是護膚霜或果酸換膚，無論技術多先進，效果不過如此而已。

優雅老去與否，皮膚都是韶光流逝率先顯現痕跡之處。無論是透過保養或療程，照顧個人肌膚對外表至關重要，也會影響內心自信。然而，外表更好看、還是更年輕，兩者其實有所差異。

肌膚回春絕對會讓膚質看來更細緻；撫平小瑕疵、填補或去除疤痕或消除黑色素沉澱區域，都有助於改善膚質。但是，重點還是在於明確的目標——你希望看來更健康、還是更年輕？最好兩者兼得，對吧？

到處都是面癱美人

年輕時有人告訴我，若未開封的湯罐頭變形隆起，絕對不要食用。年紀大了些之後，我學到了一歲以下的嬰兒不能吃蜂蜜。兩者之所以讓人怕得半死，都是基於相同理由——深怕肉毒桿菌中毒（botulism）。所以，當我十個月大的兒子抓起一把蜂蜜核果早餐脆片來吃時，我先生和我瞬間成了難以應付的醫師家長，在恐慌中，致電了我們的兒科醫師。

之所以如此，全因肉毒桿菌毒素。我說的可不是去除皺紋的那種肉毒桿菌素，而是真正的毒素。肉毒桿菌毒素是由肉毒桿菌（*Clostridium botulinum*）這種細菌產生的神經毒素蛋白質，是地球毒性最強的神經毒素之一，會阻斷神經肌肉交界的神經傳遞物質乙醯膽鹼（acetylcholine）的釋放，進而造成肌肉癱瘓。肉毒桿菌中毒感染，通常經由食物傳播或來自傷口感染，進而導致全身肌肉癱瘓、呼吸衰竭，甚至可能死亡。治療方式主要透過抗毒素和使用呼吸器。

雖然至今已少有肉毒桿菌感染病例，但蜂蜜內含微量的肉毒桿菌，年紀較大的幼兒即便食用，也能輕易對抗毒素，可是十二個月以下的嬰兒非常容易受到感染。[7] 我先生和我並不曉得蜂蜜核果脆片當中的蜂蜜含量根本微不足道，即便含量較高，經過工廠加工處理後，任何生物都無法倖存，肉毒桿菌亦是。

如此說來，我們對湯罐頭的恐懼呢？同理，目前已知肉毒桿菌會在過期的罐裝產品中生長，並釋出氣體，導致金屬罐膨脹。罐頭隆起可能表示內含具活性的肉毒桿菌，所以最好敬而遠之。

但是下一步呢？顯然就是將其注射至全身各處！

肉毒桿菌毒素（botulinum toxin）簡稱肉毒桿菌素（Botox），如今幾乎用於各醫療領域。[8] 肉毒桿菌素於 1990 年代開始廣受歡迎，當時用途在於阻擋皺紋，又稱「奇蹟毒藥」；隨後肉毒桿菌素大量用於英國品牌美妙博士（Dr. Feelgood）的產品。肉毒桿菌素也用於治療偏頭痛、慢性疼痛、肌肉痙攣、聲帶功能障礙、流涎過多、臉部抽搐和其他許多疾病，且用處仍持續擴展。但最著名的就是針對皺紋的效用。

肉毒桿菌素首先施用於兩眉眉間，以癱瘓肌肉來消除皺眉時的眉頭皺紋。接著用於去除額紋，然後是眼周的魚尾紋，再來用於鼻子和臉頰周圍的深紋，隨後是用於消除唇周的法令紋，然後是脖子的頸紋。注射肉毒桿菌素蔚為風行之後，大家開始食髓知味，認為等皺紋形成再進行注射，便為時已晚，因而出現了預防性肉毒桿菌素，用於防止皺紋生成——在皺紋形成前，先癱瘓肌肉。十多歲的年輕孩子（你沒看錯，正是那些青春少年）也趕上了這股肉毒風潮。保妥適（BOTOX）和儷緻（Dysport）及淨優明（Xeomin，俗稱天使肉毒）等肉毒桿菌素產品是熱門的注射首選，快速、相對無痛、且幾乎無需恢復時間；注射之後，通常得稍待幾天至幾週才能見效，但大多數人都覺得等待是值得的，而效果可持續三個月到六個月。

有時候，年輕使用者追求的不是撫平皺紋，而是希望肌膚更加飽滿。不論是乳霜、乳液、凝膠或煥膚劑，即便是最先進的外用護膚品，也無法讓肌膚達到令人滿意的飽滿豐盈。謝天謝地，還好可以透過注射的方式達成願望。膠原蛋白是主要的注射物，此種神奇物質經過多年迭代，有些用來豐唇、填補皮膚皺摺、撫平皺紋，有些則用於豐滿顴骨。不過，所有效果都是短暫的，同樣只能持續三個月到六個月。

對於尋求臉部更永久緊實的人，永遠都有動刀這個選擇。為了隱藏切口的疤痕，傳統拉皮手術會從耳周或沿著髮際線，切開臉部皮膚，然後拉提皮膚和肌肉、以及周邊各層組織，來重新繃緊下垂的部分，算是十分激烈的手術，唯有大師級的整形外科醫師才能達到自然的外觀，否則病人術後的臉就會繃得猶如駕駛迎風疾馳的保時捷敞篷車一般。然而，即便是拉皮手術，如今的侵入性也已經愈來愈小，要不使用小型內視鏡操作，要不就是透過埋線拉皮的方式，根本看不到切口。

可惜此種將皮膚繃緊、裁修和切除的方式，效果也只是暫時的，或許能讓人外表年輕好幾歲，但所有類型的拉皮終究難逃下垂鬆弛的命運。一名聰明的整形外科醫師曾對我說：專業整形手術可能反倒會使健康人生病，高齡的長者進行手術比年輕人更具風險。因為麻醉風險會隨年紀而增加，特別是全身麻醉。全身麻醉可能會對六十五歲以上長者的大腦，造成長期影響，尤其當手術歷時許久的話（通常是超過三小時，而諸多整形手術時間都長於三小時）。所以說，創造年輕容貌的手術，也許反而會導致實際的老化。

說來說去，老化畢竟不可逆，您認為呢？

睪固酮是男人的回春荷爾蒙？

既然從頭到腳，所有的整形手術效果僅止於表面，不妨再深入挖掘一些？世上有無以藥丸或凝膠形式補充的回春荷爾蒙，能讓老化休眠？答案是有，但也不算有。

男性隨著年齡漸長，最常見的性荷爾蒙睪固酮開始減少，進而導致性慾、體力、精力和肌肉量下降。血液檢查可輕易測出睪固酮含量，針對睪固酮低下的男性病人，睪固酮補充治療是最常見的療法。

從前，有部分數據顯示，睪固酮補充療法會增加心血管疾病和攝護腺癌的風險；然而最近的研究指出，並無顯著的負面影響，反而，睪固酮補充療法其實大有助益。據報告，睪固酮過低的男性接受補充治療後，精力、性慾和性功能及運動體能，皆有所提升，而治療的風險並未高於普通六十五歲以上男性的健康風險；此外，接受睪固酮補充治療與否，心臟疾病或攝護腺癌的發生機率也並未增加。[9]

話雖如此，有人若單純為了增加精力和體力，而服用「藥品仿單標示外使用」（off-label use）的睪固酮，由於這類產品安全性未受管制，而使用又無醫師監控，可能會陷入大麻煩。如同任何產品，不論是透過處方箋、網路或健康市場取得，量多不代表效果更好，睪固酮補充更是如此。睪固酮攝取過量，肯定會增加心臟併發症的風險，包括心臟病發作和中風在內。而且，超級劑量的睪固酮也不會讓你變成超人。某些情況下，甚至可能將原本可治療的癌症，變成大幅惡性轉移的病症，且難以治療。

尤其是當睪固酮碰上人稱仙丹靈藥或青春之泉的人類生長激素（human growth hormone, HGH）時，更是如此。雖然目前尚不清楚服用人類生長激素是否會引發癌症，但研究已發現：人類生長激素很可能會使癌前（precancerous）細胞變成癌細胞，並助長這些過去休眠的細胞迅速生長。[10]

雌激素可讓女人青春永駐？

那麼，想要青春永駐的女人呢？雌激素（estrogen）是主要的女性荷爾蒙，通常與年輕和性有所關聯。

荷爾蒙補充療法（HRT）並非科學新發現，但長久以來一直備受爭議，且具有風險疑慮。女性約莫從三十多歲接近四十歲開始，至四十多歲、五十歲左右，會進入更年期，體內雌激素和助孕酮（progesterone）逐漸減少，不僅影響性慾、生育力和月經，還會影響骨質密度、脂肪分布、心血管健康和膽固醇濃度。雌激素常被認為是防護性荷爾蒙，可幫助婦女防止心臟病、高膽固醇、骨質疏鬆和骨折。膽固醇有數種形式，高密度脂蛋白（high-density lipoprotein, HDL）是有益的膽固醇，可提供心血管保護。女性體內通常比男性擁有較高含量的高密度脂蛋白，這是因為女性體內自然分泌雌激素的緣故。雌激素量下降時，高密度脂蛋白量也會隨之下降。許多研究顯示，荷爾蒙補充療法確實有助於提升高密度脂蛋白量，同時讓低密度脂蛋白（LDL）量下降。[11]

但是，補充荷爾蒙並非如此簡單。[12] 儘管部分研究顯示，荷爾蒙補充療法不論含不含助孕酮在內，皆有助於降低心臟疾病、乳癌、大腸癌、骨質疏鬆和骨折的風險；然而，這些效益是短暫的，唯有在療程期間有效果，而且常是增加風險而非降低風險。例如，雖然某些數據顯示荷爾蒙療法可降低罹患乳癌的機率，但相同數據也指出，乳癌真的發生時，形式通常更為激進，大腸癌也是如此。

現今的醫師建議：荷爾蒙補充療法主要用於更年期症狀明顯時，且必須盡可能縮短荷爾蒙補充療法的使用期間，並在可容忍情況下，盡快停藥。[13] 伴隨種種合理疑慮而來的是生物同質性荷爾蒙補充療法（bioidentical hormone replacement therapy, BHRT）的出現和銷售，它聰明絕頂的行銷概念是：此類物質可完全仿造人體分泌的荷爾蒙，具有一模一樣的生物分子結構。

很抱歉，事實並非如此。目前並未有可信的證據可證明生物同質性荷爾蒙補充療法的效用，這種療法也並未受到任何外部機關監管，包括美國食品藥物管理局在內。有些宣傳聲稱，此種未受管制的物質可讓人更加苗條、預防失智，或比傳統荷爾蒙補充療法更安全可靠，但這其實毫無根據。[14] 我們已知，部分抗憂鬱藥物、甚或是加巴噴丁（gabapentin）等止痛藥，或可緩解更年期的早期症狀；但坊間所謂大豆、藥草或黑升麻內含的植物雌激素（phytoestrogen），並未受管制或經過測試，也無需開立處方箋就可使用，它們要不毫無作用，要不可能有害。

1991 年，美國國家衛生研究院旗下的國家生物技術資訊中心（NCBI）開始了一組臨床試驗，研究近二十萬名更年期後的婦女長達十五年以上的時間。[15] 這組臨床試驗主要是觀察性研究，其中一項重點在於觀察荷爾蒙補充療法究竟會提高、還是降低特定疾病的風險。長期研究看的主要是相關性，而非因果關係，意即哪一種特定療法可能與結果更有關聯。

有一批研究人員觀察比較了兩組受試婦女，其中一組採雌激素和助孕酮結合的補充療法，另一組則是服用安慰劑。研究人員發現，混合補充療法組的六十五歲以上婦女，罹患中風、血栓、心臟病、乳癌和失智的風險增加了；另外發現大腸直腸癌和骨折的風險降低了，至於認知問題則無整體關聯。

另有一批研究人員觀察比較了單獨服用雌激素的補充療法組

和安慰劑組，結果並未發現補充療法組的心臟病風險增加，但中風和血栓的風險上升了；此外，無法確定與乳癌風險的關聯，但可確定雌激素補充療法和大腸直腸癌發病並無關係，與失智或認知不足也無關係，倒是骨折風險降低了。[16]

總結來說，究竟該不該採用荷爾蒙補充療法，並無完備的定論。每位女性在做決定時，都必須考量本身原有的心血管疾病、乳癌、大腸直腸癌或骨折的風險。

身高可以預測嗎？

童年時期，我的朋友總愛叫我「小蝦米」。我的體型十分嬌小，八歲時看來像五歲，兒童足球比賽時總是最後一個被選上，課堂合照也總是坐在前排。其實我不太介意自己身高不高，許多人還會稱讚我可愛，反正我也從沒想過要當個亞馬遜女戰士。不過我後來還是長高了些，只是高中、大學、醫學院、住院醫師期間、甚至至今，我一直都還是團體中最嬌小的人。我女兒身材也很小巧，但她非常機靈，稱呼自己「妙趣迷你」。小學時，她曾被嘲笑過一陣子，但孩子們旋即遇上各種年齡身形各異的人，而人人皆各有所短，因此無人再戲弄她。

當今父母愈來愈關心孩子的身高差異，而且及早就被告知了自己小孩成年時可能的身高，甚至早在孩子能自行站立之前，就被告知數字了。除非數字不高，否則家長們會很自豪的堅信這個數字。

眾多報告顯示：成人身高較矮，與就業機會較少、潛在收入較低、婚姻選擇機會較少、以及生活整體的慘淡前景有關。以女孩來說，切分點大約為一百五十二公分，男生大約為一百六十二公分。身高低於此的話，人生成功的機率也隨之減少。

目前有比傳統「以父母身高評估孩童成年時的身高」更準確的預估方式：排除任何醫學問題後，可透過腕骨 X 光檢查，計算骨齡。若孩子的骨齡比實際年齡小了一歲至二歲，表示身體的生理年齡較為年輕；由此，不足的高度差異可能意味著小孩在生理發育上較晚熟；可是，假使骨齡與實際年齡相符，但孩子身高遠低於同齡的兒童，也許就會追加血液檢查，測量荷爾蒙水準，並建議採用荷爾蒙療法，來為最終的成年身高增加十二公分以上。

請注意，身高不夠高並不是錯事。接受荷爾蒙療法的孩子，通常會在八歲左右開始每天注射生長激素，直到青春期為止。

生長激素有引爆癌症的風險

我一名友人暨同事納德森（Cara Natterson）博士是兒科醫師，專為家中有急症或受傷孩童的家庭提供醫療諮詢，像是腦震盪、嚴重肺炎或充滿各種挑戰的慢性病，例如剛確診的第一型糖尿病或控制不良的氣喘等等。她協助家屬瞭解疾病背後的科學，幫助他們評估治療方案，為他們的提問提供答案，並給予進一步評估的建議。她最輕鬆的常見諮詢，是關於孩子是否該開始接受生長激素治療，主要是為了小孩的健康著想。

身材矮小或具有小胖威利症（Prader-Willi Syndrome）等罕見病症的兒童，通常會使用生長激素進行治療。每日注射生長激素的益處，短短數週至數月便明顯可見，但風險也是千真萬確。若孩子的問題並非單純因為晚熟，生長激素治療可以是萬靈丹；但在極少數情況下，如同利用生長激素追求青春的年長者，有些孩子的故事也可能以悲劇收場。

幾年前，我為一名七歲男童看診，他有鼾聲如雷、鼻塞和食慾不振的問題。他的身形一直相當瘦小，而且「生長曲線持續落後」，這也是發育遲緩的跡象。接受生長激素治療後，他開始發育。我見到他時，他雖瘦但健康，唯有鼻腔後端的腺樣體肥大，任何小孩都可能有此情況，但在服用生長激素的兒童中更為常見（生長激素不僅能使長骨生長，也能促進所有組織成長）。由於男童打鼾和鼻塞相當嚴重，而且腺樣體十分肥大，家長和我達成共識，進行腺樣體切除手術。男童術後的恢復情況良好，也順利康復。但是他父親表示，即便已經過數週，男童食慾依舊不佳，而且雖然過去一年接受生長激素治療，並沒有長高多少。男童開始抱怨胃痛，食慾日漸低落，他前去看了胃腸科醫師，進行了上消化道內視鏡檢查，看看是否有胃食道逆流、食道炎、胃潰瘍或乳糜瀉等問題。結果看來一切正常。

隨後，男童的醫療團隊進行了腹部電腦斷層掃描，結果顯示男童腹部充斥了腫瘤，他患有廣泛轉移性結締組織增生腫瘤，遍及腹部的腸道、肝臟和腹膜。他去了頂尖的大型癌症治療中心，該中心專門收治罹患最棘手癌症的病人，通常由其他癌症醫院轉診過來，接受各種較積極的侵入性手術和輔助療法。儘管歷經種種努力，男童在飽受病痛折磨兩年後，死於廣泛瀰漫性腫瘤。

孩子的死總是讓人悲痛欲絕，但這並不表示所有的生長激素治療都會引發這類惡性腫瘤，但確實存在著實際風險。因此，許多家長在讓孩子開始生長激素治療前，也必須將此納入考量。[17]

然而，愈來愈多成年人試圖服用生長激素來抑止老化。生長激素不會讓人長高，但被包裝行銷為可縮減老化特徵的良方。更年期由於荷爾蒙減少的緣故，會使女性身體老化，我們可以試想這是女性的生長激素自然下降，導致身體老化，有個團體稱此為生長激素分泌停滯（somatopause）。[18]

人類和所有哺乳動物的年紀漸長時，體內的生長激素會逐漸下降，進而引發某些不受歡迎的變化，如肌肉量減少、脂肪囤積增加、以及性慾和體力下降，不論男女皆是如此。1990 年《新英格蘭醫學期刊》發表了一項重大研究顯示：使用生長激素治療六十歲以上男性六個月，有助於肌肉量增加、肥胖或脂肪囤積減少、骨質密度增加、以及整體健康狀況改善。[19] 此項研究引發了各界對於利用生長激素療法來延長青春的興趣。進一步的研究，觀察了實驗室動物的生長激素治療結果，包括是否加速老化和壽命簡短等情況，結論可謂喜憂參半。稍後的研究也發現，雖然提供生長激素給年歲漸長的成年人，或許有助於減少部分惱人的老化特徵，但也可能促進癌細胞生長。因老化而下降的生長激素，實際上可能有助於預防惡性腫瘤。[20]

許多男性會混合補充生長激素與睪固酮，但是生長激素並未經過食品藥物管理局批准做為抗老藥物。儘管如此，大家仍繼續以注射、藥丸或噴霧的形式使用。部分產品的聲明宣稱生長激素可降低脂肪、增加肌肉量、恢復毛髮生長、強化免疫系統，甚至還能增強記憶，然而美國聯邦交易委員會和食品藥物管理局並未認可這些聲稱。我們應當擔憂，成年人採用生長激素療法，實際上具有引發糖尿病及癌症的風險，就像前述男童接受生長激素療法後，罹患可怕腫瘤的情況。[21]

換血逆齡可行嗎？

你可曾聽過，六十幾歲的長者說自己「擁有一顆二十多歲的心」？我一位親近好友的父親說過這句話，而且所言大致不假。他四十出頭歲時，第一次心臟病發作，之後又發作了幾次，心臟瓣膜疾病、慢性心臟衰竭也伴隨而來。好友父親四十五歲左右時面臨失能，但家中還有三名年輕女兒需要撫養。幸運的是，他排上心臟移植名單，有天晚上他接獲來電，一名十八歲年輕人因為一場不幸的機車事故而腦死，他是器官捐贈者，而且和我好友的父親是完美配對。那晚，好友父親接受了心臟移植，手術相當成功。他當時六十二歲，有了一顆十八歲的心臟。他接受了一顆無冠狀動脈疾病、毫無疤痕、擁有完美瓣膜和強壯心肌的心臟。好友的父親現年八十五歲，依然擁有這顆年輕完美的心。

器官移植持續發展，有時涉及多重器官移植，例如肺臟、心臟、肝臟、小腸、胰臟、手足趾、四肢、子宮、臉部等。許多成功案例登上了頭條新聞，但少有人知道背後的代價，不僅是經濟成本，還有病人的長期護理、藥物的密切監控，以抑制免疫系統及長期存在的器官排斥風險，維持器官正常運作。不過，接受年輕健康的器官，的確可逆轉生理時鐘，為個人生命添加多年珍貴的健康。若是如此，其他的身體物質呢？我們能否接收二十一歲青年的血液，然後逆轉時光？

位於加州北部的安博莎（Ambrosia）公司聲稱輸入健康年輕人的血漿，將可修復老化衰敗的血液，為此要價每次高達一萬美元。但截至本書撰寫時，仍未有任何數據證明這種方式確實有助於提供活力。另外，美國天堂生技公司（Elysium Health）聲稱他們生產的藥錠含有分子物質，可於細胞層次產生作用，使人精力充沛，並可延年益壽。雖然每月只要五十美元，但他們也並未提供相關的科學證據，而成分依然受專利保護，並不公開。至於，老化的大腦該怎麼辦呢？服用健腦產品諾羅布思（Nootrobox），據稱可增強記憶和精力，思路保持清晰。諾羅布思的成分類似許多含咖啡因的飲料和能量飲，所以或許具有些許（短暫）功效，但並無永久效果。[22]

幹細胞科技指日可待？

過去數十年來，幹細胞成為醫學界和外界眼中，最新且最偉大的科學進展。雖然幹細胞療法近期引發激烈爭議，特別是來自胚胎的細胞，但幹細胞研究其實已長達六十年之久。

幹細胞如同未成形的胎兒，可變成任何細胞，主要取決於遺傳或環境等各種因素。幹細胞可成為任何類型細胞的能力，使得相關研究得以朝各種方向進行。例如，源於骨髓的成人幹細胞可形成體內各類血液細胞，此資訊推動了幹細胞移植的發展，用以治療嚴重血液相關癌症（如白血病）的病人——幹細胞移植為受贈者提供了重新開始的機會，在身體擺脫癌細胞之後，重新建立全新、健康的血液細胞。

聽來很可行，對吧？事實上，幹細胞移植並不適用於身體虛弱的病人，因為進行移植前，病人必須接受極強效的化療，這會破壞整個免疫系統，剝奪骨髓形成各種血液細胞的能力。受贈者至少需隔離一個月，在此期間毫無免疫力；隨後再以靜脈注射輸入的方式，持續數週，為病人進行幹細胞移植；最後，只能祈求移植成功，受贈者的骨髓開始產生一組全新的健康血液細胞，這可能得耗費數月時間。漫長過程中的每一個環節，都有可能失敗收場。[23]

幹細胞可製造健康的新細胞，用來治療疾病，此發現也進一步用於製造新的人體組織，例如：軟骨幹細胞可產生新軟骨，用於治療耳廓畸形和關節損傷；心臟幹細胞可產生健康的心肌；骨骼肌幹細胞可用來修復肌肉損傷。

如同任何新進的創新技術，生活時尚產業也對幹細胞的運用深感興趣，希望藉此能讓老化的細胞恢復活力，像是利用皮膚細胞治療衰老的臉部，以軟骨細胞來整形，利用神經細胞治療神經功能障礙等。幹細胞中心如今遍布各大城市，[24] 而且，皮膚幹細胞目前已用於整形手術，幫助傷口癒合以及活膚。[25]

優雅擁抱老化

我們無法阻止或逆轉人體的生理時鐘，但我們可以減緩它。乳霜、乳液、醫美注射或植入手術、雷射護膚或光療護膚等美容療程，的確能賦予人年輕外貌，但卻無法動搖老化的核心，最終老化跡象仍會悄然無聲的浮現。儘管如此，偶爾的感覺良好，雖然效果難以衡量，但對我們卻大有助益，不應小覷。請記住，安慰劑效應千真萬確，漂亮的髮型與生活的小確幸、新服裝、甚或護膚療程，對個人的自我感覺、自信和福祉，都有意想不到的加分效果，這些正向感受可能一直持續到您下一次換新髮型、穿上新裝或接受美容新療程。

不過，外在改變也可能使人受到束縛，變成您定義自我或是感覺年輕和活力的唯一方法。荷爾蒙補充療法等藥物或許有所助益，許多藥品在專業醫師的密切監控下也安全無虞，但服用這些藥物儘管能獲得光滑肌膚，卻也有代價相循，可能會為身體帶來健康風險，造成難以彌補的傷害。

擁抱老化的重要性，經常受到忽視。我們應當體認到，優雅老去依然是讓您看起來充滿活力（和感覺年輕）的最高尚方法之一。正如諸多健康議題，想要青春永駐，訣竅總是不離一些基本常識：持續學習以保持大腦年輕，多吃蔬菜水果（原型食物而不是攪爛濾出的果汁），還有正向看待老化——沒有人希望受到年老的病痛折磨，但擁抱老化絕對遠比抗拒它來得好。

健康資訊小提醒

- 諸多外用產品可幫助製造外表更年輕的幻覺（直到您停止使用為止）。只不過，外表年輕十歲是一回事，但生理上實際年輕十歲又是另一件事。

- 某些抗老療法可能十分危險，例如睪固酮和生長激素補充。您或許會感覺更年輕，但患病風險也可能增加，如心臟病、中風和癌症。然而某些情況下，荷爾蒙療法也可能大有助益，其中一例就是具發育問題的兒童。

- 女性應該盡量縮短使用荷爾蒙補充療法的時間（主要用於更年期症狀）。使用荷爾蒙補充療法如同諸多醫療決策，應視個人情況而異。至於生物同質性荷爾蒙補充療法，目前並無可信的證據證明其效用，它們也未受任何衛生機關管制，包括食品藥物管理局在內。

- 延長壽命和減緩老化，在未來大有可為，目前處於發展初期的幹細胞療法就是一例。但是，以現在來說，想要更健康年輕，良好飲食和不吸菸這類老派方法，就已大有幫助。

第 13 章
適度運動

——怎樣運動更健康？

走路比跑步還有益？

運動健身並非多多益善？

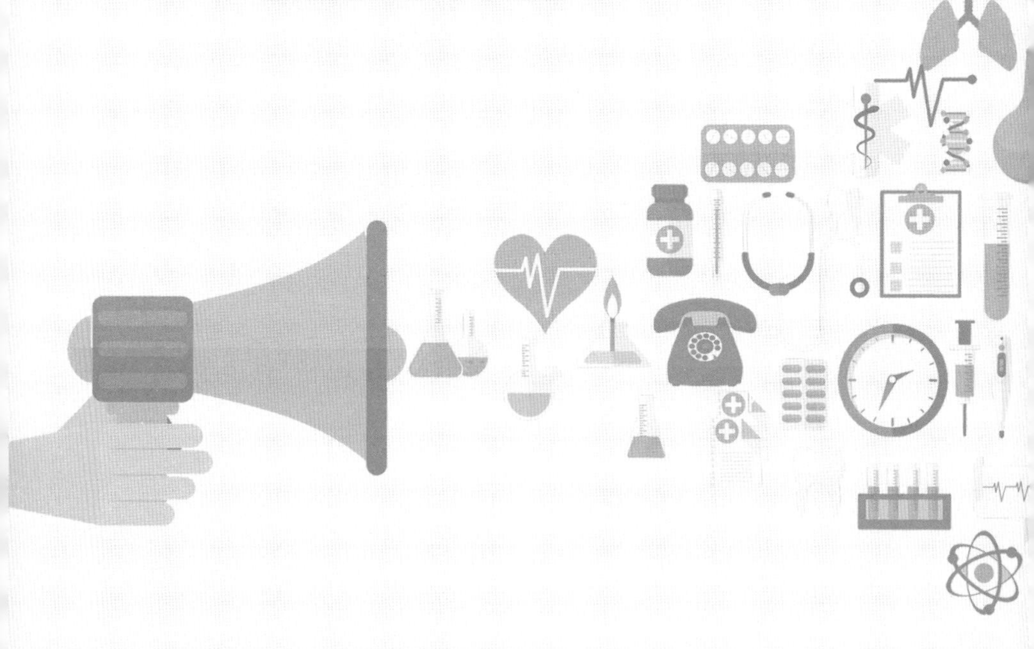

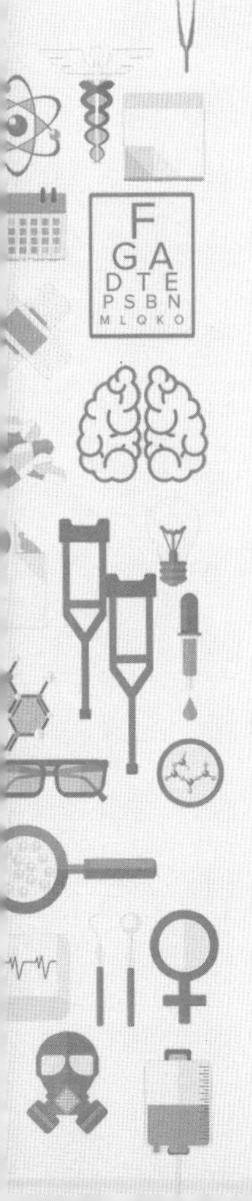

劇烈運動對身體有何影響？

某些運動的風險是否比久坐不動更糟糕？

為何久坐又被稱為「新吸菸」？

哪些運動是「最佳」運動？

每天走一萬步，真的對健康有助益嗎？

許多人熱愛極端。我們要麼鎮日攤在沙發上吃零食，要麼跑馬拉松和購買完全有機的食品。古有名訓，大家都深知凡事最好謹守中庸之道，但道理總是知易行難。

過去二十年來，超重和肥胖的人數日益攀升，同時卻也有愈來愈多人日常運動過於極端。從經典馬拉松和鐵人三項、到障礙賽和超級馬拉松，精心規劃的耐力運動競賽比以往更廣受歡迎。但是這些運動是否促進了危險的生活方式？運動何時過猶不及，和完全不動一樣糟糕？

過量致死的概念，幾乎適用於生活中萬事萬物，甚至是水。人體約百分之六十六的組成為水，飲水過量時，水會變得有毒，將會改變血液的化學成分。雖然聽來違反直覺，但運動也是相同道理。諷刺的是，運動員最常發生水中毒，因為他們常在賽後補充大量水分。2005 年《新英格蘭醫學期刊》發表的研究發現，近六分之一的馬拉松跑者會發生一定程度的水中毒情況，[1] 甚至可能有致命危險。

運動十分重要，短至每天十五分鐘就能帶來大量健康益處，每週運動五天到六天、且每次維持四十分鐘至四十五分鐘，最為理想，有助於降低百分之五十的過早死亡、糖尿病、心臟病、憂鬱症和阿茲海默症的風險。有規律運動習慣的人，失能的比率明顯較低、晚上睡得更安穩，也更易於建立其他的健康習慣，平均壽命比不運動的人長七年。

但是運動何時會造成負擔？接下來，讓我們探討一下此番疑問。您將大吃一驚，您會發現：想獲得運動的好處，身體活動的程度其實不比想像中來得多。而且，諸多時候，走路勝過跑步。

要養成健步習慣

阿米許（Amish）人口主要居住於美國賓州和俄亥俄州、以及加拿大安大略省部分地區，一直以來都是運動專家、營養師和遺傳學家深感興趣的族群。[2] 阿米許人於十八世紀初，移民美國東北部和加拿大，迄今依舊選擇遠離現代化的社會。他們的生活方式在許多方面都仿造一百五十多年前的典型農業社會，而且正因如此，他們近親聯姻的情況也較多。

已有許多團體針對阿米許人進行研究，評估他們獨有的生活方式對健康的影響。撇開他們因近親繁衍患有遺傳疾病機率較高不談，我之所以提及阿米許人，主要由於長久以來他們罹患癌症等困擾西方世界的疾病機率較低。每日走一萬步的概念，是阿米許人廣為人知的特色生活方式，遠早於日益精密的智慧手環問世之前。一項研究顯示，阿米許男性平均每天走一萬八千步，可不是在健身器材上或健身房裡，而是日常在田間工作時；而阿米許婦女平均每天走一萬四千步。他們自然不是什麼馬拉松選手，但是阿米許人超重或肥胖的機率遠低於一般人。阿米許人的飲食並非吃我們所謂的健康食品，而是以傳統肉類和馬鈴薯、奶油、大量麵包、雞蛋和牛奶維生；阿米許人偶爾會吃點蔬菜，但可不會大啖羽衣甘藍脆片或芹菜梗當零食。

早在近二十年前的阿米許人研究開始之前，1960 和 1970 年代的日本步行俱樂部，便開始推廣以低科技的計步器，記錄每天走一萬步的觀念[3] ——這是日本文化中的吉祥數字，但卻是隨意決定的數值，並非根據「兒童和成人健康活動量的研究」所設立的標準。以兒童真正需要的活動量來說，一萬步可能是低估，男孩應該要接近一萬三千步，而女孩則是一萬一千步。[4]

儘管穿戴式裝置技術日新月異，但兒童肥胖和久坐不動的情況也日益嚴重，美國有百分之十七的青少年有肥胖問題；西班牙裔美國人和非裔美國人等族群的占比，甚至高達百分之二十。

不需要配戴健身追蹤器

健康和健身追蹤器擁有近十億美元的市場。據2019年的估計，全球每年銷售近一百萬臺健康追蹤裝置。然而，穿戴健康追蹤器並不等於擁有健康的生活方式。事實上，研究發現，為了減重而配戴追蹤裝置，其實具有反效果。

最近一項研究觀察了約五百名成年人近十八個月的時間，所有研究對象都十分積極想要運動和減肥，結果發現：穿戴健身追蹤器的人減重的重量，大約是未穿戴的人的一半。研究也發現：依照每日身體活動程度衡量，穿戴追蹤器的人較不健康。[5]

另一項問題是，計步器未納入有氧活動程度。雖然您不見得需要從事高強度的跑坡訓練或劇烈衝刺，但快速活動對維持心血管健康至關重要，尤其對孩童而言。大家經常忽視的問題還有配戴者使用裝置的原因。倘若純粹是為了觀察數據的樂趣，部分研究也指出，樂趣會因查看數據而下降，連帶著活動量也下降。[6]此外，步數和心率等數據在準確度上誤差極大，降低了追蹤裝置的價值，部分裝置在步數計算上高估了百分之十五。[7]

話雖如此，對於鮮少從事運動或完全不動的人來說，追蹤裝置或許能起一點激勵作用。這類裝置也許還會為用戶提供某些令人訝異、但你可能不想知道的資訊。我有一位平時十分活躍的朋友，不在夜晚配戴健身追蹤器，因為她不想看到自己睡眠品質有多差、以及多缺乏休息。（沒錯，這類裝置也能追蹤睡眠情況，而睡眠是影響整體健康的因素之一。）

我本身沒有配戴健康追蹤器，但在某個繁忙的外科手術日，我決定試用看看。通常在手術日，我得進行許多手術，來回候診室至少八次到十次，整天在恢復室來來回回，爬上爬下六層樓，感覺整天都在移動。護理師還開玩笑提議，要送我一雙溜冰鞋。遺憾的是，根據追蹤裝置的記錄，這一天八小時裡，我只走了幾百步。算了，我實在敬謝不敏，對我而言，數據結果顯然毫無激勵效果。

有天，我兒子配戴了兒童版的健康追蹤器入睡。身為典型好動的九歲睡眠者，據記錄他居然走了大約三百步，而且他並沒有夢遊。我的超馬運動員朋友，根本用不著健身追蹤器（她需要的是減少一些里程數），光是她一下午的跑步訓練，可能就會耗盡追蹤器電池的電力。

如今保險公司也配合健康保險、壽險和長照保險，提供免費的健身追蹤器。它們提供了部分財務誘因，只要你願意配戴健身追蹤器，並將個人數據隨時上傳給保險公司，不僅包括每日的步數、睡眠和心率等數據，還包含您購買的雜貨、網路購物的內容以及旅行的去處等，保險公司就會提供保險的折扣或折價券——這些折價券顯然與你即時分享的購物習慣相關。[8] 我可不願讓陌生人和網路知道我喜歡買士力架（Snickers）巧克力棒和去沙漠旅行，即便這些個人資訊會讓我的保單更便宜。不過，這又是另一項議題了。

沙發馬鈴薯不分老少

成年人每週數天健走三十分鐘至四十分鐘，通常有益健康，但孩童要達到相同效果，活動強度必須更高。雖然並非要他們每天鎮日運動，但小孩一天當中至少需要活動個三十分鐘到六十分鐘。如今，愈來愈多學校減少下課時的戶外活動和體育課，回家作業也增加了，使得學童逐漸失去每天寶貴的運動時間，而後果不言自明：美國有超過兩千四百萬名孩童有肥胖或超重的問題，而且數字仍持續攀升，僅四分之一的孩童達到建議的日常運動量（即三十分鐘到六十分鐘的中高強度活動）。這些孩子的平均壽命，預期將比他們的父母還短。

此外，第二型糖尿病人確診年齡也愈來愈小，脂肪肝、運動不耐（exercise intolerance）和阻塞性睡眠呼吸中止症等肥胖相關的慢性病，也有相同情況。運動不耐是一種失能，由於病人健康狀態不良，完全無法從事任何運動，一旦稍微運動就會導致體力消耗和呼吸困難。簡言之，就是肺和心臟不夠健康，有時還會出現嚴重的運動後疼痛、疲勞、噁心和其他負面影響。如今，胃繞道手術病人的年紀甚至小至八歲的孩子，[9] 現今的兒科大型醫學中心也大多設有肥胖相關的手術部門。

但是，在兒童運動光譜的另一端，同樣的，有些年紀小至八歲的孩子為了從小表現出類拔萃，而承受巨大壓力，身體發生過度使用的運動傷害。[10] 現今兒童專精於特定專業運動的年紀逐漸下降，有時甚至四、五歲時便已開始培訓，每天光是練習單項運動的時間，就長達四小時之久。以某些運動而言，如高爾夫球、網球、花式滑冰和體操，這或許是成功的唯一途徑。看看高爾夫球傳奇人物老虎伍茲（Tiger Woods）的照片，他還穿著尿布時，就站上了果嶺；或是前網球名將阿格西（Andre Agassi），幼兒時期就在網球場上揮拍了。

此外，美式足球、籃球、棒球、游泳和曲棍球等職業運動的競爭也日益激烈，家長們竭盡所能，想為自己學齡前的孩子搶得先機，希望他們未來能獲得大學體育獎學金。隨著這種風氣的興盛，「大家一起玩」的日子已不復見，可是「人人想勝出」的日子依然存在。年輕運動員日益專注於單項運動，出現壓力性骨折、關節障礙、足底筋膜炎和肌肉損傷的情況也大幅上升，更遑論腦震盪發生率的增加和對大腦發展的長期影響。

我們應該鼓勵下一代從事多元運動，畢竟我們希望他們能一直活躍健康，不願他們十多歲不到，就得接受骨科或神經外科手術。我們也不希望月經來潮的青春期女性因為運動壓力，導致體脂過低或荷爾蒙低下，因此停經數月。

所以，兒童理想的日常活動量為何？數百萬孩童如今久坐不動的生活方式，也是前幾代人所未見的；然而，另外也有成千上萬的孩子在父母、教練和自己的逼迫之下，努力成為迷你超級運動員，結果因過度使用身體而受傷或發生嚴重創傷。

我們可將孩子久坐不動的生活，歸咎於科技裝置的使用——有些小孩每天使用電腦、平板或手機達八小時以上，有時甚至直到深夜。我們也可以責怪父母太輕易、也太早讓小孩使用這些科技裝置了。有段時間，美國兒科學會（AAP）提倡兩歲以下兒童完全不要有螢幕使用時間（包含電視在內）。在大家發現風行一時的《小小愛因斯坦》（*Baby Einstein*）影片無法創造出愛因斯坦寶寶後，此項建議就變得易於遵循許多。可是孩子一過了兩歲，便可以毫無節制的使用螢幕，依舊十分不利健康。

我們也不能怪罪食物，只是如今食物太過容易取得和方便攜帶了。其實，孩子剛完成一小時的運動訓練後，並不需要馬上吃零食；但是，正如帕夫洛夫（Ivan Pavlov）的古典制約理論，許多孩子會將團隊練習、比賽或從學校回家的車程，等同於零食時間，尤其現在吃零食變得大為容易，即使是需要餐具的食物，現在也可用袋裝吸食。

沙發馬鈴薯型的成人也為數不少，其中許多人和他們的孩子一樣，眼睛總是黏著螢幕不放——逛逛社群媒體網頁、瀏覽新聞網站或查看電子郵件，數小時常常一眨眼就過了。

運動健身並非多多益善

另一方面，超級迷戀塑身的健身狂人，也許會太過努力、上過多的健身課程或過度重訓，結果弊大於利。運動健身如同維生素和健康食品，並非多多益善，[11] 適時適度才是關鍵。

對於某些人來說，運動有如藥物。正如任何藥物成癮的人一樣，他們追求的不是運動的快感，而是為了避免沒有運動的情緒低落。我一位跑田徑的朋友告訴我：「這就像刷牙一樣，並不是因為做了感覺超棒，而是不做的話就會感覺很糟。」我另外一群朋友熱愛參加各式各樣的馬拉松競賽，是一群腎上腺素癮君子，他們經常參加各種比賽，但他們追求的不是勝利，而是經驗、群體感和臨場感，我完全能夠體會。有位友人總覺得我選擇在人群中跑步有點奇怪，朋友稱此為旅鼠效應（lemming effect）。

我嚴格遵循每週慢跑五個清晨的計畫，每週大約跑三十公里至四十公里。不過，某些日子在下班回家途中，我看到街上的跑者，便心想今天應該去跑個步，然後完全忘記自己早上才慢跑過，忘得一乾二淨。跑步確實就像刷牙，感覺並不特別好，但少做的話，我的確會感到不安（忘了刷牙，便躲不過去看牙醫吸笑氣的宿命）。所以，我們這些不跑步就焦慮的人會怎麼做呢？我們跑得更勤，早上多跑一點，下午便不會忘了早晨已跑過。思及此，習慣運動的人便會加碼，倘若慢跑五公里有益健康，十公里肯定更好，十五公里的好處應該更不在話下；可惜的是，並不見得。通常運動到了一定程度，報酬便會遞減，此道理不僅適用於骨骼肌和關節，也適用於另一種重要的肌肉——心臟。

不管愛不愛運動，大家多半都清楚適度運動的基本益處，運動對人體各系統幾乎都有正面影響，不僅有助於維持體重，還能促進新陳代謝、保持心臟健康、以及大腦思慮清晰。然而，長時間「超劇烈」運動會引發其他後果。光看馬拉松跑者便能明白報酬遞減定律的道理。

心臟受到壓力時，會釋出肌鈣蛋白（troponin），尤其在心臟病發作時最為明顯。心臟病發的病人被送至醫院時，我們會測量他們血液中的肌鈣蛋白數值，藉此判定病人心肌損傷的程度。近半數馬拉松跑者顯示出具有高肌鈣蛋白量，甚至相當於心臟病發的病人。即便沒有出現典型的胸痛症狀，他們的心臟也已承受諸多壓力。而且，如同心臟病發作會留下疤痕，高肌鈣蛋白造成的損傷也會在心臟留疤。

馬拉松、三鐵等高耐力運動也可能損害腎臟。極端運動或甚至急性肌肉傷害時，骨骼肌或許會開始分解，被酵素消化，然後發生橫紋肌溶解症（rhabdomyolysis），因此產生的蛋白質副產物會轉移至腎臟，導致排泄減少，然後出現血尿。幾乎所有馬拉松選手都會因橫紋肌溶解症，而有點血尿的狀況；甚至有人即便在賽前和賽內補充了足夠的水分，依然經常在賽後小便時，排出鮮紅色的血。

醫學文獻甚至出現了飛輪引發的橫紋肌溶解症。[12] 在 2017 年，媒體報導了紐約市布朗克斯區一名三十三歲的教師，激烈踩飛輪十五分鐘後，感覺噁心、幾近昏倒。沒錯，她是飛輪新手，但我們很難聯想到一名聰明健康的年輕女性，會確診這種可怕的橫紋肌溶解症。威斯切斯特醫學中心（WMC）腎臟專家布羅根（Maureen Brogan）博士負責治療這位女病人，在個案報告中詳述了此病例的情況。兩年內，布羅根和同事竟目睹了六名踩飛輪引發的橫紋肌溶解症案例。另一名女性病人也是三十三歲，出現了腎衰竭，並需要進行一個月的血液透析，直到腎臟恢復功能。這些病例十分罕見，但也確實顯現出即便是年輕又健康的人，過度激烈運動依然深具危險性。

做瑜伽常保健康

瑜伽練習可追溯至五千年前至一萬年前——早期許多練習和教學都是口授、或撰寫在易碎的葉片上，所以難以判定確切源起的時間點。瑜伽一開始是做為儀式的歌曲、經文或咒語，與下犬式或嬰兒式無關；出現數個世紀之後，瑜伽大師創立了密宗瑜伽，搭配淨心和淨身的技巧，探索靈肉之間的連結。接著，瑜伽開始西化，又稱哈達瑜伽。

今時今日，瑜伽中心無所不在，有些就位於星巴克或優格店樓上。如同諸多健康養生法一般，瑜伽也於1947年首度在美國出現，猜猜看在哪裡——沒錯，就是好萊塢。

瑜伽依舊是最平衡的運動形式之一，結合了平衡、耐力和柔軟度，同時也兼顧呼吸控制、放鬆和力量。[13] 我的孩子學齡前上過一些瑜伽課，我們也會在夜間全家一起練習，似乎相當有助於每個人睡前更為平靜，包括家長在內。瑜伽課需要專注、耐心和沉靜。自1991年以來，我因為醫院工作得隨時待命，所以從此未再嘗試。我欣羨那些瑜伽愛好者，只是這項運動不適合我。

熱瑜伽又是另一回事了。若瑜伽有益身心，熱瑜伽想必是好上加好，對嗎？瑜伽數千年來衍生出了各種流派，如今依舊持續演變。熱瑜伽是在平均溫度攝氏四十度左右的教室裡練習瑜伽，做完前幾個體式的短短數分鐘內，老師和學生便汗如雨下。熱瑜伽的概念是：比起在人性化的教室裡做相同的瑜伽體式，爆汗練習肯定成效更佳；此外，還有一種觀念是：室溫更高，有助於快速大量排汗，將可更有效排出體內所有髒汙毒素。但是很抱歉，上述兩者皆非。

排汗和排尿、排便及唾液分泌一樣，屬於排泄系統的精密功能。可是，流汗並不會燃燒卡路里，也無法排出血液裡的邪惡毒素。汗水主要由水及體內的多餘物質組成，如鹽分、糖分、尿素和氨，後兩者是蛋白質分解的副產物；但是汗水不含BPA（雙酚A）、殺蟲劑、石棉、汙染物、或其他我們希望沖出人體系統的毒素。流汗肯定有益，可是汗液挾帶的所有成分會不斷回補，水就是最明顯的例子，尤其是熱瑜伽課後，你肯定要補充大量水分。雖然人在天暖時燃燒的熱量比天寒時更多，但爆汗並不等於燃燒熱量（除非你運動時渾身打顫，如此便是在燃燒熱量）。

以課程而言，熱瑜伽燃燒的熱量不比普通瑜伽課多。所以，若您想獲得練瑜伽的好處，例如：提升肌力、柔軟度、自我覺察甚或是心血管健康，儘管去上課，但不需要額外付費來爆汗。

避免快速瘦身

俗話說，若一件事好得令人難以置信，我們也許不該信以為真。此話肯定適用於任何快速減肥或塑身等等玩意兒。對此，注重飲食、習慣良好和規律運動的健康人士，最是心知肚明。

保持健美體態需要時間、紀律和不間斷的努力。我一位朋友幾乎必須把自己鎖在家裡，才能避免運動（遠離她的自由重量訓練）。她很沮喪，彷彿休息幾天會讓她的身體變得鬆軟無力，但那幾天她可是罹患了支氣管炎，而且外面還下著雨。當然，她屬於比較極端的例子，話雖如此，保持運動習慣確實能達到最佳的體態。

塑身畢竟沒有捷徑，雖說大多數人都明白此點，但在美國，光是減肥產品的銷售量就超過三百億美元，包括飽受抨擊（而且當之無愧）的營養補給品，這些補品宣稱可促進新陳代謝、燃燒脂肪。此外，還有快速瘦身的產品，其中部分知名產品還受到海灘正妹桑瑪斯（Suzanne Somers）大力推銷。桑瑪斯在 1980 年代飾演美國熱門電視喜劇《三人行》裡的辣妹而走紅，誰不想要桑瑪斯的蜜臀和美腿呢？於是，市面上出現了美臀健身教學錄影帶和美腿神器（Thighmaster）等產品。可惜的是，這些產品並未附贈桑瑪斯的長腿或翹臀，而且無論多努力嘗試，這些產品都無法實現你的夢想，至少難以單靠它們達到理想中的美腿翹臀。

但是，這些產品至少會迫使使用者稍微活動一下；至於桑拿衣、振動瘦身儀、減肥藥、塑身衣褲或塑身鞋等產品，其實毫無作用，2000 年聲稱能改善體質而廣受兒童及成人歡迎的平衡手鐲亦是。其中有項產品甚至增加了餐具的重量，讓人在吃甜點時可以順便練練手臂[14]——想得美，才沒這等好事。

久坐增加疾病風險

穿戴式裝置、發汗衣或健身用具等產品的噱頭，也許無助於實現健身目標，但並不會造成傷害（除了對您的荷包之外）。實際有害健康的是根本不健身，換言之，就是久坐。即便您每天抽出時間做運動，整日久坐還是可能會嚴重危害健康。對於時常當沙發馬鈴薯的人，或身材類似卡通《辛普森家庭》的父親荷馬的人，久坐傷身聽來似乎毫無疑義；然而，即使是每天走一萬步、從事三十分鐘至四十五分鐘中強度運動或吃好睡好的人，長時間久坐也可能有害。

最近一項統合分析，回顧了過往四十七項研究，以評估成年人的久坐行為和死亡率及數種疾病的關聯性。[15] 分析發現：儘管受試者有規律的運動習慣，但是總死亡率、心血管疾病相關死亡率、癌症相關死亡率、心血管疾病罹患率、癌症確診率和糖尿病罹患率，皆隨著久坐行為增加而上升。長期久坐，每分鐘消耗的熱量減少，胰島素的功效下降，導致糖尿病風險增加，甚至連不良膽固醇的濃度都會上升，增加罹患心血管疾病的風險。

有鑑於此，如今許多健身追蹤器都設有鬧鐘，提醒坐太久的配戴者起身走動一下。雖說目前缺乏數據證明此種提醒功能是否有助於降低久坐相關的發病率和死亡率，但至少無傷大雅。根據世界衛生組織指出，體能活動不足是全球第四大死亡風險，被認為與每年近三百二十萬人的死亡有關。[16]

鎮日久坐顯然有害無益，有人甚至稱其為「新吸菸」，久坐帶來的風險似乎類似於長期吸菸者。不論是自我提醒或利用智慧手環提醒，若是偶爾起身走動的建議不管用，部分人士認為站著工作也許會有所助益，於是，站立工作桌便因此問世。這些高腳工作桌類似藝術家或建築師的工作桌（他們會連續數小時坐在高腳凳上，在桌邊工作），只是站立桌並不附椅子，人就是站著工作，這構想主要是藉此每分鐘燃燒更多卡路里、降低膽固醇，並促進葡萄糖新陳代謝。

從各方面而言，站立桌對於需要長時間在辦公桌工作的人來說，可能是不錯的解決方案。[17]我們外科醫師成天站立，有人或許會說我們整天都站在同一處工作，但您若把「工作桌」三字代換成「手術檯」的話，便是大家所謂的站立桌了，外科醫師站著工作早已行之有年。

雖然有些外科醫師是坐著進行手術，例如：透過顯微鏡或內視鏡完成的手術或眼部手術，除此之外，多數外科醫師都是站著動手術。外科醫師的站立桌——手術檯，已使用了幾世紀之久，早在站立桌蔚為流行前，便已存在。身為外科醫師，我們從未想過，站在手術檯邊工作有助於減肥。我們更為熟悉的是，站在手術檯邊工作對身體造成的負擔。大多數外科醫師深受背痛困擾，尤其是那些身形高瘦的醫師，主要是上背和下背痠痛。上背痠痛是由於解剖神經或血管時，必須長時間處於低頭的姿勢不動；而下背痠痛則是來自成天久站，對腰部施加的壓力。

我們之中許多人在手術室裡會穿著布希鞋。有些人的布希鞋造型比較時髦（我在春天會穿粉紅小花裝飾的布希鞋，冬天則穿雪花樣式，此外還有其他花樣可供替換），我們之所以選擇布希鞋，主要還是在於布希鞋是久站最舒適的鞋，可以緩解腰痛。每天站在手術檯邊工作數小時，讓我們面臨可惡的靜脈曲張風險，或是更糟糕的血栓危險。許多外科醫師每天早晨做的第一件事，就是穿上壓力襪，以盡量減少這種職業傷害。

如第 8 章〈問題不是該喝多少水〉所述，男性外科醫師發生腎結石的機率極高，尤其是手術時間較長的人，問題就來自於長時間久站、以及經常性脫水。隨著站立桌風行一時，這些風險問題開始浮上檯面，但這些都並非新鮮事。正如平常給外科醫師的建議一般，使用站立桌時，最好讓桌子處於舒服的高度，此外，一天當中最好找時間休息片刻，不論是稍微走動一下或坐著休息都好。

容我再度重申，適時適度才是關鍵。

有氧運動搭配肌力和柔軟度訓練

如此說來，想獲得健康又苗條的身材，最佳方法為何？世上沒有一體適用的健身方法，同理，誰也無法單憑一項運動，就達到目標。您必須找到適合自己的運動健身方式，做自己有興趣的運動，並且結合多種運動方式，像是部分有氧運動、搭配部分肌力訓練和部分的柔軟度練習。

正如世上沒有所謂的最佳飲食，同樣也沒有經證實的食譜或配方，可以讓人永久減重和完全健美。假使健身追蹤裝置不適合您，無需感到內疚，另尋其他能激勵您運動的方法。若流行趨勢與您的偏好不符，其實無妨，不用太過在意。

我寫這本書的目標之一，就是希望讓大家瞭解「個人抉擇」的影響力，即便是面對健康或醫療議題時，亦是同理。當病人詢問哪種外科技術最好時，我會推薦特定手術，但我的回答總是相同：「最好的技術就是您的外科醫師最擅長的技術，而且，科技無法取代技術。」

如此稀鬆平常的例子，幾乎可延伸至所有健康議題上。世上沒有所謂的最佳運動、最佳用具、最佳飲食、最佳補品、最佳診斷檢測、最佳飲料、最佳護膚霜或最佳醫療決策，也沒有完美無瑕的遺傳組成。您所做的每個關於健康的決定，都會通往更多岔路，我們在岔路上抉擇、做出決定、改變未來的方向，並希望能獲得好的結果。我們不斷學習，持續修正，決定哪些抉擇有益健康，而哪些沒有。例如人類腸道微生物群落的成效研究，勢必改變世人的健康觀點和作為；但是，現在請別問我您服用的益生菌裡，哪種益菌菌株最適合您的腸道微生物群落？目前科學界仍在尋找答案。

二十歲時的最佳健身方案，可能不適合六十歲的您。過去做為醫學標準的年度乳房 X 光攝影檢查，未來幾年或許不再是最佳檢查方式。個人化醫學和個人化健康照護，雖然才剛剛興起，但是，也許未來有一天，對於個人問題，我們將能隨時獲得最適合自己的解答。

說到健康，最令人興奮之事就是如今我們對人體的能力有更深入的瞭解，也日益理解身體難以承受的事物有哪些。現在提供的建議和指導方針，也許未來幾年就會被推翻。當我們意識到經常會有旋風般的變革，便不會總是亟欲追求任何最新、最重大的變化，尤其在健康方面，因為往往早在我們意料到之前，變化轉眼就成為歷史。

健康資訊小提醒

- 促進健康無需透過劇烈運動。對於許多人來說，稍加努力一些，在白天多走點路，其實就有益健康。
- 多運動不代表更有助益。過於極端時，長時間劇烈運動其實弊大於利。
- 孩子需要活動，而從事多元化運動至關重要，有助於他們學習新技能和預防受傷。
- 爆汗不見得就燃燒更多卡路里。熱瑜伽燃燒的熱量並不比一般瑜伽多。
- 試想想週末早晨的資訊型廣告，宣稱能讓人更苗條或快速塑身的健身追蹤裝置或產品，鮮少能達到所宣傳的功效，但也鮮少造成傷害。這些產品可以做為橋梁，引導您從事其他有益的運動。
- 試著減少久坐的時間，久坐的影響可能跟吸菸一樣有害。
- 正如世上沒有最佳飲食一樣，世上也沒有最佳運動。請您從事適合自己且有趣的運動。(句句屬實，絕無誇大。)

結語

別誤入不實資訊陷阱

——養成批判思考的能力

面臨龐大的資訊轟炸，

該如何分辨消息是真是假？

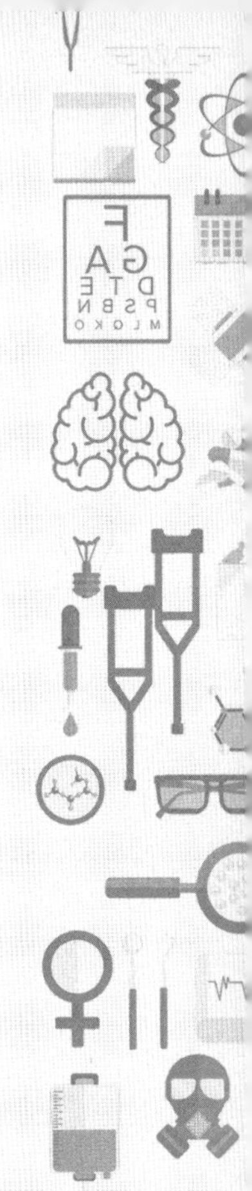

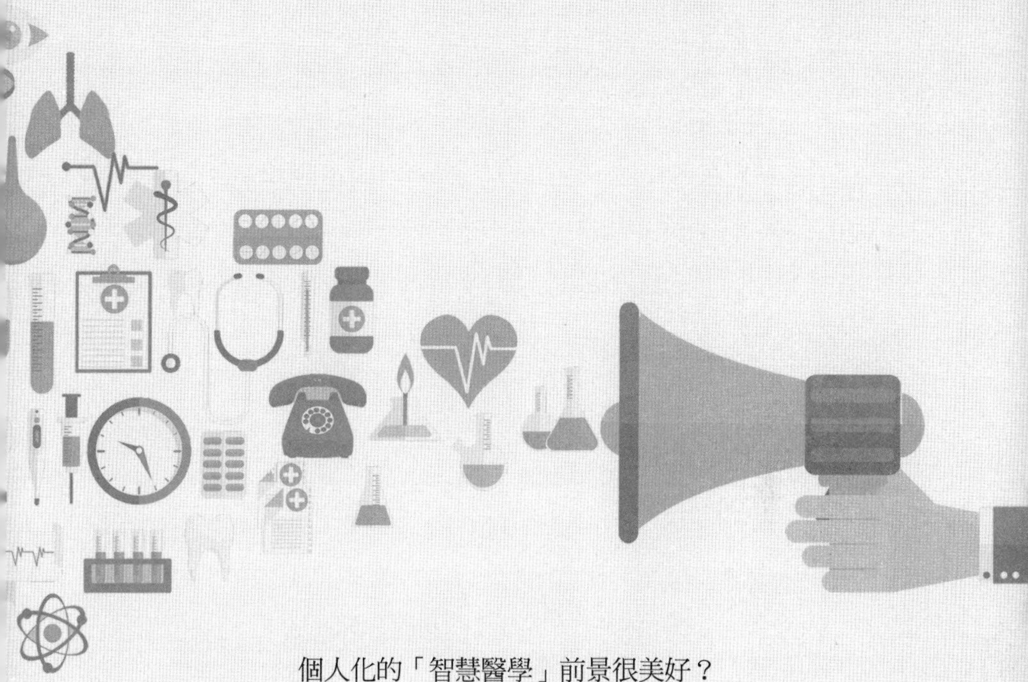

個人化的「智慧醫學」前景很美好？

健康「新資訊」來得快、消失也快？

隨著科學進展日新月異，
維持開放的心態十分重要！

2017 年，經營了一百四十六年的玲玲馬戲團（Ringling Bros. and Barnum & Bailey Circus）吹熄燈號。我們之中許多人、我們的孩子甚至孫子，都曾驚嘆於《世上最棒的表演》節目，對玲玲馬戲團都有暖心的童年回憶。然而由於諸多原因，其中之一是關於虐待動物和剝削員工的疑慮，擁有悠久歷史的經典馬戲團就這麼永久謝幕了。[1]

以馬戲團而言，虐待動物和人、以及保護動物權利的議題，都非新聞，馬戲團帳篷底下，從未少過極端、驚奇、精采刺激的另類表演。馬戲團始祖巴納姆（P. T. Barnum）是個惡名昭彰的詐騙大師，更別提他虐待的惡行；但是直到今天，馬戲團觀眾依舊渴望看到極端、驚奇、精采刺激的表演、花招，甚至說是騙局。早在知名的玲玲馬戲團成立之前，巴納姆就打著漂亮美人魚展覽的名號招搖撞騙，結果他所宣稱的美人魚，其實是將猴頭縫到魚的身上；他還謊稱美國第一任總統華盛頓年高一百六十一歲的護理師，將現身述說過世前總統的故事。[2]

我的老天爺，當時的人可真好騙。美人魚？一百六十一歲的女人？當今的騙局或許不像從前那麼低階或粗陋，但拜先進科技和社群媒體所賜，絕對更易於流傳，而且荒謬程度不相上下，還同樣涉及動物。

2014 年，美國脫口秀主持人金默和節目團隊設計了「索契冬奧狼」（Sochi Wolf）的惡作劇，上傳了一則野狼在俄羅斯的索契冬奧美國選手村走廊出沒的影片，但影片其實是在洛杉磯的攝影棚拍攝，片中的狼是在北美發現的、受到救援的動物，而非在俄羅斯。可是，近六百萬名的 YouTube 觀眾竟上當了。[3] 有隻狼在選手村？我的老天，大家可真容易受騙。

我們可能會因為誤信馬戲團花招或網路瘋傳的野生動物影片等騙局或惡作劇，而感到難為情，為自己輕信不可置信之事而覺得像個傻瓜、甚至自嘲；可是，若我們被騙的是與健康相關的議題，反應可不會如此心平氣和。

個人化的「智慧醫學」前景

我們如今每小時都面臨龐大的資訊轟炸，該如何分辨消息是真是假，還是介於兩者之間？現在有數百萬人配戴著個人健身追蹤裝置，不僅可提供身體活動的數據（步數、燃燒的熱量、活動時間長度和心率等），還能顯示體內的資訊（如熱量攝取、水分攝取、睡眠時數和品質）。我們手腕上的個人裝置只關乎自己，專屬於個人，不是健身雜誌、推特權威或醫師的建議，而是只與自己有關、獨一無二的資訊——我們渴望擁有這種獨特性，這可能是未來醫學的雛形。至於準確度？目前依然充滿了灰色地帶：我今天當真只走了八千九百五十七步嗎？我的心率只攀升到每分鐘一百零九次嗎？我的睡眠時間應該比六小時十四分鐘還長吧？

個人健康追蹤裝置技術目前仍處於初期發展階段，準確度尚未成為常態。但是，隨著個人健康科技或「智慧醫學」的發展超越智慧型手機，相信準確度將有所改善，個人健康監控和檢測的精密度也會隨之提升，未來也許不僅可追蹤心率，或許將手指放在感測器上，便能直接傳送類似傳統心電圖的個人心律資料給醫師，您的醫師或許就坐在螢幕前看診，有如您在檢查室裡一般。某些手機可能會搭載超音波探頭，當人感覺不適或疼痛時，便可將實際情況的超音波影像，發送給醫師。

個人感測器傳遞精確的血壓、體溫和呼吸速率等重要資訊給醫護人員，才只是未來醫學的開端而已；[4] 個人基因體圖譜繪製軟體目前已在研發中，這些技術所提供的都是獨一無二、專屬於個人的資訊——關於您的進康資訊。不過，重點是，資訊該保密還是公開？

避免洩漏隱私及受騙上當

一鍵即得的個人健康資訊，雖然方便實用，卻可能要付出其他代價：隨著網路個人資料漸趨豐富，竊取資料的誘因和資料外洩的機率也大為增加。已經發生的事實是：大型健康保險公司受到駭客入侵，盜取了成千上萬人的社會安全號碼；大型消費公司數十萬客戶的信用卡資料，也遭到網路駭客竊取。我們希望能輕鬆獲取自己的遺傳組成資訊，問題是，如此一來，駭客盜用資訊是否也毫不費力？

即使未配戴運動追蹤裝置或超音波探頭，如今搜尋健康資訊幾乎太過容易，而且使用 Google 進行好一陣搜尋之後，你可能甚至比之前更加困惑。我一位友人有間歇性腹痛，在去看自己的家庭醫師之前，她花了整整六天諮詢「Google 醫師」。有時（很遺憾的）Google 醫師也許比真實世界更直截了當。

如同任何專業，醫學也充滿了販賣恐懼和詐騙之人，他們利用人對疾病的恐懼、或單純為了追求健康的期望來牟利。多數醫師確實都關心病人，而且重視正確的做法，以避免造成傷害，但仍有某些醫師甚至可以騙過最精明的病人。許多具道德疑慮的醫師，擁有豪華診間、精心裝潢的候診室、精美的網站、和供人在看診時選購的頂級產品，雖然這些事物本身並不代表醫師操守一定有問題，但是，當醫療照護提供者的診間感覺太像美容護膚中心時，我會建議您最好要當心。

撰寫這本書的挑戰之一，在於說明快速獲取新資訊的危險。一則看似歷久不衰、與健康具有重要關聯的新聞，淹沒或消失於大量資訊的速度，或許超乎我們預料的迅速。維生素 E 在過去被視為必需的營養補給，可用於預防癌症，但後來發現可能是潛在致癌因素；低脂過去被視為終結節食者痛苦的解答，直到後來發現糖或許才是肥胖流行的根源，而非脂肪。

養成批判思考的能力

另一項挑戰就是：無論是美人魚、已故前總統的護理師、還是走廊上出現的野狼，人類總是渴望新奇、刺激的事物。涉及自身健康時，我們渴望得知正確的做法，希望能取得優勢，掌握先機，不僅要活得更長壽，還要活得更健康。

本書的其中一項目標就是為大家提供工具，讓您在閱讀、聽聞或查看健康新訊時，能具有批判思考的能力。今日的知識在未來，也許就成了愚人之思。身為醫師，我們經常比其他人更早接觸健康新知，大眾也期許醫師在獲知新資訊經證實為錯誤時，能率先駁斥。最近，美國心臟學會（AHA）對於椰子油的立場，出現了一百八十度的大轉變。備受尊敬的美國心臟學會，無疑相當關注心臟健康議題，過去數年一直推薦椰子油比他類脂肪更「有益心臟健康」。然而最新研究發現，事實並非如此。於是，美國心臟學會在建議上也突然轉換立場（又是因為新聞報導）。本書撰寫時，關於椰子油的使用依舊爭辯不休，但此事也凸顯了一項重點：即便是備受推崇的醫療專業學會，也會隨著新科學證據的出現而立場大變（未來也許又會再度改變）。因此，隨著科學進展日新月異，維持開放的心態十分重要。

醫師曾經不只會抽菸，還是特定香菸品牌的代言人，吹捧菸品清爽的薄荷味以及具有清涼、放鬆的效果，當時並無任何觀念認為香菸會是數百萬人過早死亡的原因。然而，現代醫師則是一致反對香菸。

至於酒精，醫學界對酒的看法稍微軟化一些，較搖擺不定。約莫一個世紀前，美國仍處於動盪的禁酒時期，當時的酒精不論形式、品牌或容量，只要沒有醫師處方，就視為非法。聲譽卓著且深具學術實力的美國政府機構——國家衛生研究院，素來支持各種醫學研究，目前也正贊助一項單盲、隨機的前瞻性研究，以確認每日飲用任何酒精飲料，究竟對健康有益或有害。[5] 更有趣的是，美國啤酒大廠安海斯－布希（Anheuser-Busch）等酒商也參與了該項研究計畫。

雖然聽來顯然大有「利益衝突」之憂，但是參與的公司十分清楚該項研究可能得出酒精有害健康的結論，他們選擇正面積極的態度去面對結果，若研究發現飲酒為負面影響，也將極力推廣安全飲酒。這意味著我們得戒酒嗎？他們願意冒著關門大吉的風險嗎？假使研究結果正向，認為飲酒有益健康，如此一來，是否會永遠存在著「利益衝突」的疑問？畢竟酒商贊助且參與了此項研究。

保持開放的心態，但要小心求證

不論大型或小型醫學研究，往往十分難以解讀。例如，根據我本身行醫的真實案例，我發現幼兒因食用堅果導致窒息（而需進行生死攸關的手術和留待兒童加護病房觀察）與未接種疫苗之間，具有百分之百的相關性。我有三位病童的案例，三位全部因為吃堅果發生窒息事件，而且全都沒有接種疫苗；三人的家長都是生活舒適、大學畢業的中上階層人士，所有人都有自己的家庭醫師，也都縱容了他們的健康飲食和「彈性」的疫苗接種時間。美國兒科學會建議：五歲以下兒童由於窒息風險，應避免食用整顆堅果，並強烈反對家長更動由該學會、美國疾病管制暨預防中心和美國家庭醫師學會（AAFP）推薦的疫苗接種時間表。

所以啦，我根據僅僅三份病例所做的分析報告，標題將是：〈延後疫苗接種，導致來自高教育富裕家庭的幼童發生食物窒息事件！〉

聽來顯然荒謬無理，但卻是千真萬確的病例報告，而且所有數據點的相關性為百分之百！所以，當您閱讀到看似難以置信的資料時，千萬要小心留意，或許它真的不可信。

誌謝

無論您如同許多人在開始閱讀第 1 章前，就先跳到誌謝的部分，還是閱讀完結語，才看到此處，本書若非克莉絲汀 · 羅伯格（Kristin Loberg）就無法寫成。克莉絲汀和我是康乃爾大學的校友（康乃爾萬歲！ Go Big Red!），但我們相差十歲。多虧了她的兒子 Colin 幾年前在洛杉磯引見，我倆才得以認識。我由衷感激克莉絲汀，謝謝她在本書還未成形時，聆聽我的構想，陪伴我直到本書撰寫完成，並提供她的見解和故事，以及為我潤稿等等，所有內容才得以成書。克莉絲汀幫助讓這本書更為出色，並恰如其分的呈現。我們都居住在不實資訊和草本健康補品充斥的好萊塢，克莉絲汀自始至終都為我提供諸多明智的建言與有力的支持；她不僅是我的合著者和跑步同好，也與我同樣忙碌於工作和家庭之間，而且，她還是我的摯友。

此外，我也非常感謝克莉絲汀的家人—— Lawrence、Colin 和 Teddy，在這本書百轉千迴之際，他們無疑聽了不少我關於書稿的絮絮叨叨。認識克莉絲汀之前幾年，我曾見過她令人稱羨的父親 Eric。他也是康乃爾校友，後來成為 UCLA 教授，在我初至西岸時，曾熱情歡迎我加入校友會的大家庭。我十分感佩 Eric 的善良、熱愛生命、以及賦予克莉絲汀如此多的朝氣與活力。可惜 Eric 太早離世，但他的精神與本書同在。

說 Amy Rennert 是我的作品經紀人似乎不太正確，別搞錯，她的確是我的經紀人，而且還是最優秀的經紀人。不僅如此，Amy 也是我畢生的好友；不，她算得上是家人了。我們數十年前便認識，我不想透露確切數字（好吧，應該是近五十年前）。她幾年前決定給我機會，在我這個新手作家身上冒個險，並用心輔導我完成這本書。她對誇大不實的議題十分敏銳，知道何時該糾正，何時該聆聽正反兩方的聲音。Amy 和 Louise Kollenbaum 一路以來，不斷與我討論內容及評估「炒作因素」，提供諸多寶貴建議，幫助我瞭解大眾需要知道的資訊、以及傳達方式。

St. Martin's 出版公司的 Daniela Rapp 從一開始就相信這項計畫會成功，並協助我實現構想。她應用本身優秀的工作能力，以優雅且充滿風格與智慧的方式，掌控這本書的方向、想傳達的訊息、以及分享內容的最佳方式。Daniela 的意見相當寶貴，她的耐心、鼓勵和對健康議題充滿建樹的看法，為這本書錦上添花不少。Daniela 恰好也是超有個性的人，而且騎自行車總是不忘戴安全帽。St. Martin's 出版公司的整個團隊幫助這項出版計畫走向終點線，感謝 Sarah Becks、Michelle Cashman、Laura Clark、Paul Hochman、Gabrielle Gantz、Rebecca Lang 和 Lauren Jablonski，謝謝他們的指教、支持，以及聰明和熱誠。

Megan Beatie 協助這本書的宣傳，我們也成為好友暨旅伴。她一眼就能辨別受炒作的議題，深知何時何地該揭露資訊，並以創意的角度設計傳達訊息的方式。我非常有幸能與 Megan 共事。

我要感謝的人多不勝數，其中許多人貢獻了想法、自己的故事、或他們病人的故事，並給了我繼續寫作的理由，明白自己必須破除氾濫成災的誇大不實觀念。真的有太多人必須道謝，其中包括：Amy Eldon、Jon Turteltaub、Sam Harris、Ellen Ferguson、Dave Price、Kathleen Lago、Bunny Ellerin、Kim Dower、Samantha Ettus、Jane Bendor、Bonnie Solow、Amy Sommer、Jana Gustman、Susanne Resnick、Joanna Moore、Brad Ramberg、Craig Underwood、Nicole Kennedy、Melinda Benton 和 Louise Kollenbaum，倘若遺漏了任何人，請多包涵。

醫師同僚對我的日常生活，至關重要。我們不見得總是意見一致，但總是彼此分享經驗，共同治療病人，耐心以對。William Silen 博士啟蒙我做為醫師的職志，他的一些實習醫師幫我開啟了在他的外科團隊中工作一年的記憶。Steve Teitelbaum 醫師、Jamie Watkins 醫師、Arthur Lauretano 醫師、Neil Bhattacharyya 醫師和 Mark Brown 醫師，當初都和我一起與 Silen 博士巡診，我們一起歷經了嚴格的訓練，如今才能分享書中的故事。我醫學院的室友 Corinne Sadoski 醫師和 Betsy Watson 醫師，當初和我一起度過了最早起、也最辛苦的日子。他們每天也都努力駁斥不實觀念。

UCLA 醫學中心是一個很特別的地方，過去二十多年來，我很榮幸能在此服務、教書和學習。UCLA 醫學中心及其近郊，有許多人對這本書的故事有特殊影響，其中包括：Judith Brill 醫師、Swati Patel 醫師、Ihab Ayad 醫師、Wendy Ren 醫師、Alisha West 醫師和 UCLA 頭頸部醫療團隊。感謝 Cara Natterson 醫師、

Jody Lappin 醫師、Lisa Stern 醫師和 Farah Hekmat 醫師，與我分享了一些獨特觀點。除了醫師之外，還有許多其他同仁也為病人照護和這本書的內容提供不少意見，感謝 Rachel Giacopuzzi-Brown、Nancy Villegas、Erik Phelps、Lara Ginnetti、Traci Kellum 和 Dierra Merritt，與我共度諸多難關。

家人是我的一切，為我提供了最強力的後盾。父親 Stanley Shapiro 和兄長 Adam Shapiro 是我最初最敬佩的醫師楷模，我從他們身上學習良多。我們從不停止討論時下議題，在感恩節晚宴的餐桌上，用醫學說笑拌嘴。我母親 Dee Shapiro 盡力不每天（或甚至每天兩次）詢問我關於書的進度，她的熱情奉獻，賦予我強大的愛、故事靈感和支持，還有她總是有如此精準的不實資訊偵錯雷達，這可不是安慰劑效應。

我丈夫 Elliot 知識淵博、飽覽群書，而且比世上任何人都更痛恨誇大不實的健康議題炒作。身為洛杉磯的癌症醫師，他聽聞也目睹過各種情況，他抨擊偽科學，但願意去理解、甚至鑑賞它們的出處；他為這項寫作出版計畫提供了諸多協助和支持，從最顯而易見的事實到最深奧的知識，為我帶來新的角度、參考資料和構想。

我的孩子 Alessandra 和 Charles 努力識破社群媒體或生活層面的各種與健康相關的謊言假象，他們和其他同齡的孩子是我們的未來，希望他們能透過閱讀這本非虛構的紀實書籍，學會察覺（並駁斥）未來的不實謊言。

參考資料

下列為各章裡的書籍、科學論文和網路引用文章的清單，或許有助於您進一步學習本書所述的觀點和概念。

關於更新的資訊和看法，請參見網站：www.drninashapiro.com。

第 1 章　網路醫學的瘋狂世界

1　Rick Nauert, "Why First Impressions Are Difficult to Change: Study," *Live Science,* January 19, 2011.

2　Chris Reid, "The Difference Between Search Engine Optimization and Search Engine Manipulation," *Constant Content,* November 9, 2016.

3　R. M. Merchant, K. G. Volpp, and D. A. Asch, "Learning by Listening－Improving Health Care in the Era of Yelp," *JAMA* 316, no. 23 (December 2016): 2483-84.

4　A. Milstein et al., "Improving the Safety of Health Care: The Leapfrog Initiative," *ResearchGate,* November 1999.

5　C. K. Christian et al., "The Leapfrog Volume Criteria May Fall Short in Identifying High-Quality Surgical Centers," *Annals of Surgery* 238, no. 4 (October 2003): 447-57.

6　www.healthwebnav.org.

第 2 章 健康風險管理

1 https://www.cdc.gov/media/pressrel/r2K0107.htm.

2 https://www.cdc.gov/motorvehiclesafety/teen_drivers/teendrivers_factsheet.html.

3 https://www.skincancer.org/skin-cancer-information/skin-cancer-facts.

4 R. K. Masters et al., "The Impact of Obesity on U.S. Mortality Levels: The Importance of Age and Cohort Factors in Population Estimates," *American Jounal of Public Health* 103, no. 10 (October 2013): 1895-1901.

5 http://who.int/csr/disease/ebola/en; 及 http://www.unaids.org/en/resources/fact-sheet.

6 https://www.cdc.gov/mmwr/preview/mmwrhtml/mm4909a1.htm.

7 http://www.cdc.gov/injury/wisqars/pdf/101cid_all_deaths_by_age_group5_2010-a.pdf.

8 http://www.cdc.gov/reproductivehealth/maternalinfanthealth/infantmortality.htm.

9 http://www.cdc.gov/nchs/fastats/child-health.htm.

10 出處同上。

11 T. Roseboom, S. de Rooij, and R. Painter, "The Dutch Famine and Its Long-Term Consequences for Adult Health," *Early Human Development* 82, no. 8 (August 2006): 485-491.

12 http://blog.oxforddictionaries.com/2014/11/oxford-dictionaries-word-year-vape/

13 http://blog.oup.com/2014/11/e-cigarette-vape-timeline/.

14 J. Brown, "Real-World Effectiveness of E-cigarettes When Used to Aid Smoking Cessation: A Cross-Sectional Study," *Addiction* 109, no. 9 (September 2014): 1531-40.

15 R. E. Bunnell et al., "Intentions to Smoke Cigarettes Among Never-Smoking U.S. Middle and High School Elective Cigarette Users: National Youth Tobacco Survey: 2011-2013," *Nicotine & Tobacco Research* 17, no. 2 (February 2015): 228-35.

16 E. O'Malley Olsen, R. A. Shults, and D. K. Eaton, "Texting While Driving and Other Risky Motor Vehicle Behaviors Among U.S. High School Students," *Pediatrics* 131, no. 6 (June 2013): e1708-e1715.

17 A. E. Carroll, "Alcohol or Marijuana? A Pediatrician Faces the Question," *New York Times,* March 16, 2015.

18 M. Cerda et al., "Medical Marijuana Laws in 50 States: Investigating the Relationship Between State Legalization of Medical Marijuana and Marijuana Use, Abuse, and Dependence," *Drug and Alcohol Dependence* 120, no. 1-3 (January 2012): 22-27.

19 G. Lopez and S. Frostensen, "How the Opioid Epidemic Became America's Worst Drug Crisis Ever, in 15 Maps and Charts," *Vox,* March 29, 2017.

20 J. M. Mullington et al., "Cardiovascular, Inflammatory and Metabolic Consequences of Sleep Deprivation," *Progress in Cardiovascular Diseases* 51, no. 4 (January-February 2009): 294-302.

21 https://www.cdc.gov/ncbddd/hearingloss/facts.html.

22 https://www.amazon.com/AncestryDNA-Genetic-Testing-DNA-Test/dp/B00TRLVKW0.

23 C. Seife, "23andMe Is Terrifying, but Not for the Reasons the FDA Thinks," *Scientific American,* November 27, 2013.

24 Harvard Women's Health Watch, "Direct-to-Consumer Genetic Testing Kits," Harvard Health Publishing, September 2010.

25 https://www.cdc.gov/vhf/ebola/outbreaks/history/chronology.html.

第 3 章　因果之爭

1 B. Hill, "The Environment and Disease: Association or Causation?," *Proceedings of the Royal Society of Medicine* 58 (January 14, 1965): 295-300.

2 V. V. Kumar, N. V. Kumar, and G. Isaac son, "Superstition and Post-Tonsillectomy Hemorrhage," *Laryngoscope* 114, no. 11 (November 2004): 2031-33; and R. F. Baugh etal., "Clinical Practice Guideline: Tonsillectomy in Children," *Otolaryngology – Head and Neck Surgery* 144, no. 1 (suppl) (January 2011): S1-S30.

3 C.A.M. Bondi et al., "Human and Environmental Toxicity of Sodium Lauryl Sulfate (SLS): Evidence for Safe Use in House hold Cleaning Products," *Environ Health Insights* 9 (2015): 27-32.

4 D. Wharton, "Are Synthetic Playing Surfaces Hazardous to Athletes' Health? The Debate over 'Crumb Rubber' and Cancer," *Los Angeles Times,* February 28, 2016.

5 E. Menichini et al., "Artificial-Turf Playing Fields: Contents of Metals, PAH's, PCB's, PCDD's, and PCDF's, Inhalation Exposure to PAH's and Related Preliminary Risk Assessment," *Science of the Total Environment* 409, no. 23 (November 2011): 4950-57.

6 "The Total Audience Report: Q1 2016," Nielsen, June 27, 2016.

7 M. Wyde et al., "Report of Partial Findings from the National Toxicology Program Carcinogenesis Studies of Cell Phone Radiofrequency Radiation in HSD: Sprague Dawley® SD Rats (Whole Body Exposures)," *bioRxiv,* June 23, 2016.

8 J. D. Boice and R. E. Tarone, "Cell Phones, Cancer, and Children," *Journal of the National Cancer Institute* 103, no. 16 (August 2011): 1211-13; V. G. Khurana et al., "Cell Phones and Brain Tumors: A Review Including the Long-Term Epidemiologic Data," *Surgical Neurology* 72, no. 3 (September 2009): 205-14; S. Lagorio and M. Roosli, "Mobile Phone Use and Risk of Intracranial Tumors: A Consistency Analysis," *Bioelectromagnetics* 35, no. 2 (February 2014): 79-90; and S. Szmigielski, "Cancer Risks Related to Low-Level RF/MW Exposures, Including Cell Phones," *Electromagnetic Biology and Medicine* 32, no. 3 (September 2013): 273-80.

9 R. Feltman, "Do Cellphones Cause Cancer? Don't Believe the Hype," *Washington Post,* May 27, 2016.

10 J. D. Meeker, S. Sathyanarayana, and S. H. Swan, "Phthalates and Other Additives in Plastics: Human Exposure and Associated Health Outcomes," *Philosophical Transactions of the Royal Society B* 364, no. 1526 (July 2009): 2097-2113.

11 J. Glausiusz, "Toxicology: The Plastics Puzzle," *Nature* 508 (April 2014): 306-8.

12 L. Konkel, "Thermal Reaction: The Spread of Bisphenol S via Paper Products," *Environmental Health Perspectives* 121, no. 3 (March 2013).

13 R. U. Halden, "Plastics and Health Risks," *Annual Review of Public Health* 31 (April 2010): 179-94.

14 Jessica Chia, "The Truth About 'Fragrance-Free' Products," *Prevention,* January 23, 2014.

15 Halden, "Plastics and Health Risks," 179-94.

16 F. R. deGruijil, "Photocarcinogenesis: UVA vs. UVB," *Methods in Enzymology* 319, no. 2000 (December 2003): 359-66.

17 D. Gozal, "Sleep-Disordered Breathing and School Performance in Children," *Pediatrics* 102, no. 3 (September 1998): 616-20.

18 L. M. O'Brien et al., "Neurobehavioral Correlates of Sleep-Disordered Breathing in Children," *Journal of Sleep Research* 13, no. 2 (June 2004): 165-72.

19 K. M. Madsen et al., "A Population-Based Study of Measles, Mumps, and Rubella," *New England Journal of Medicine* 347 (November 2002): 1477-82.

20 "Blueberry Concentrate Improves Brain Function in Older People," *MDLinx,* March 8, 2017.

第 4 章 詐騙充斥的偽科學世界

1 David Mazières and Eddie Kohler, "Get Me Off Your Fucking Mailing List," PDF, Stanford Secure Computer Systems Group, Stanford University, retrieved November 22, 2014.

2 John Bohannon, "Who's Afraid of Peer Review?," *Science* 342, no. 6154 (October 2013): 60-65.

3 Gina Kolata, "A Scholarly Sting Operation Shines a Light on 'Predatory Journals,' " *New York Times,* March 22, 2017.

4 "Beall's List," Beall's List of Predatory Journals, December 2016.

5 Megan Molteni, "The FTC is Cracking Down on Predatory Science Journals," *Wired,* September 19, 2016.

6 A. J. Wakefield et al., "RETRACTED: Ileal-Lymphoid-Nodular Hyperplasia, Non-specific Colitis, and Pervasive Developmental Disorder in Children," *Lancet* 351, no. 9103 (February 1998): 637-41.

7 P. Sumner et al., "The Association Between Exaggeration in Health-Related Science News and Academic Press Releases: Retrospective Observational Study," *BMJ* 349 (December 2014): 1-8.

8 M. S. Pearce et al., "Radiation Exposure from CT Scans in Childhood and Subsequent Risk of Leukaemia and Brain Tumours: A Retrospective Cohort Study," *Lancet* 380, no. 9840 (August 2012): 499-505.

9 Jane Brody, "Ear Infection? Think Twice Before Inserting a Tube," *New York Times,* August 15, 2006.

10 https://en.wikipedia.org/wiki/Jahi_McMath_case.

11 Clay McNight, "Clinically Proven Weight-Loss Supplements," *Livestrong.com,* July 18, 2007. 12.

12 T. Nagao, T. Itase, and I. Tokimitsu, "A Green Tea Extract High in Catechins Reduces Body Fat and Cardiovascular Risks in Humans," Obesity 15, no. 6 (June 2007): 1473-83.

13 Tom Gross, " 'Clinically Proven' Doesn't Mean Much," *marinij.com,* June 16, 2008.

第 5 章 均衡飲食

1 John LaRosa, "$65 Billion U.S. Weight Loss Market Is in Transition," *WebWire,* April 21, 2015.

2 D. L. Katz and S. Meller, "Can We Say What Diet Is Best for Health?," *Annual Review of Public Health* 35 (2014): 83-103.

3 "Statistics About Diabetes: Overall Numbers, Diabetes, and Prediabetes," www.diabetes.org, July 19, 2017.

4 Seth Schonwald, "Licorice Poisoning," *Medscape,* February 9, 2017.

5 University of Helsinki, "Pregnant Women Should Avoid Licorice," *Science News,* February 3, 2017.

6 G. Belakovic, "Mortality in Randomized Trials of Antioxidant Supplements for Primary and Secondary Prevention: Systematic Review and Meta-analysis," *JAMA* 297, no. 8 (February 2007): 842-57.

7 A. V. Klein and H. Kiat, "Detox Diets for Toxin Elimination and Weight Management: A Critical Review of the Evidence," *Journal of Human Nutrition Dietetics* 28, no. 6 (December 2015): 675-86.

8 https://en.wikipedia.org/wiki/Gluten.

9 Jacqueline Howard, "Gluten-Free Diets: Where Do We Stand?," CNN.com, March 10, 2017.

10 American Heart Association, "Low Gluten Diets Link to Higher Risk of Type 2 Diabetes," *Science News,* March 9, 2017.

11 https://en.wikipedia.org/wiki/FODMAP.

12 E. Lionetti et al., "Introduction of Gluten, HLA Status, and the Risk of Celiac Disease in Children," *New England Journal of Medicine* 371 (October 2014): 1295-1303.

13 Michael Specter, "Against the Grain: Should You Go Gluten-Free?," *New Yorker,* November 3, 2014.

14 R. H. M. Kwok, "Chinese Restaurant Syndrome," *New England Journal of Medicine* 278 (April 4, 1968): 796.

15 "The Simple Chemistry Behind Removing Wine Sulfites," *Wineoscope*, July 13, 2015.

16 S. Bunyavanich et al., "Peanut, Milk, and Wheat Intake During Pregnancy Is Associated with Reduced Allergy and Asthma in Children," *Journal of Allergy and Clinical Immunology* 133, no. 5 (May 2014): 1373-82.

17 G. D. Toit et al., "Randomized Trial of Peanut Consumption in Infants at Risk for Peanut Allergy," *New England Journal of Medicine* 372 (February 16, 2015): 803-13.

18 https://en.wikipedia.org/wiki/Genetically_modified_organism; A. Nicolia et al., "An Overview of the Last 10 Years of Genetically Engineered Crop Safety Research," *Critical Reviews in Biotechnology* 34, no. 1 (September 2013): 77-88; and National Academies of Sciences, Engineering, and Medicine, "Agronomic and Environmental Effects of Genetically Engineered Crops," in *Genetically Engineered Crops: Experiences and Prospects*, 2016, 97-170.

19 http://www.who.int/foodsafety/areas_work/food-technology/faq-genetically-modified-food/en/.

20 M. Nestle, "Corporate Funding of Food and Nutrition Research: Science or Marketing?," *JAMA Internal Medicine* 176, no. 1 (January 2016): 6667.

21 C. Snell et al., "Assessment of the Health Impact of GM Plant Diets in Long-Term and Multigenerational Animal Feeding Trials: A Literature Review,"

Food and Chemical Toxicology 50, no. 3-4 (March-April 2012): 1134-48; and Nirvana Abou-Gabal, "Understanding the Controversy and Science of GMOs," *HuffingtonPost.com,* July 28, 2015.

22 Laura Ferguson, "The Bottom Line on Genetically Engineered Foods," *Tufts-Now,* May 24, 2016.

第 6 章 讓我們來一場超市巡禮

1 C. M. Bulka et al., "The Unintended Consequences of a Gluten-Free Diet," *Epidemiology* 28, no. 3 (May 2017): e24-e25.

2 Allison Aubrey and Dan Charles, "Why Organic Food May Not Be Healthier for You," *Morning Edition,* NPR, September 4, 2012.

3 C. Smith-Spangler et al., "Are Organic Foods Safer or Healthier Than Conventional Alternatives? A Systematic Review," *Annals of Internal Medicine* 157, no. 5 (September 2012): 348-66.

4 Reynard Loki, "18 Fruits and Vegetables You Don't Need to Be Organic," *Salon,* June 23, 2015.

5 Alex Renton, "Why You Should Never Trust Labels on Food: 'Fresh' Food That Isn't Fresh, 'Natural' Colours That Are Chemicals, and 'Real' Fruit Juice That Is Only 5 Percent Fruit," *DailyMail.com*, September 1, 2010.

6 "Fish Faceoff: Wild Salmon vs. Farmed Salmon," Cleveland Clinic, https://health.clevelandclinic.org/2014/03/fish-faceoff-wild-salmon-vs-farmed-salmon/.

7 Tamar Hasnel, "Is Organic Better for Your Health? A Look at Milk, Meat, Eggs, Produce, and Fish," *Washington Post*, April 7, 2014.

8 Jennifer Welsh, "Genetically Engineered Salmon Is Perfectly Safe, FDA Says," *Business Insider*, December 28, 2012.

9 Alicia Mundy and Bill Tomson, "Eggs' 'Grade A' Stamp Isn't What It Seems," *Wall Street Journal*, September 2, 2010.

10 Anders Kelto, "Farm Fresh? Natural? Eggs Not Always What They're Cracked Up to Be," npr.org, December 23, 2014.

11 Tom Philpott, "How Factory Farms Play Chicken with Antibiotics," *Mother Jones,* May/June 2016.

12 J. Forman and J. Silverstein, "Organic Foods: Health and Environmental Advantages and Disadvantages," *Pediatrics* 130, no. 5 (November 2012): e1406-e1415.

13 J. Bradbury, "Docosahexaenoic Acid (DHA): An Ancient Nutrient for the Modern Brain," *Nutrients* 3, no. 5 (May 2011): 529-54.

14 P. Bozzatello et al., "Supplementation with Omega-3 Fatty Acids in Psychiatric Disorders: A Review of the Literature Data," *Journal of Clinical Medicine* 5, no. 8 (July 2016): 67.

15 出處同上。

16 Michelle Marinis, "Why Foods with Added DHA and ARA Should Scare You," *Mommynearest.com,* October 16, 2014.

17 Alexis Baden-Mayer, "GMO Ingredients in Organic Baby Food?," *Organic consumers.org,* November 30, 2011.

18 P. Guesnet and J. M. Alessandri, "Docosahexaenoic Acid (DHA) and the Developing Central Nervous System (CNS) — Implications for Dietary Recommendations," *Biochimie* 93, no. 1 (January 2011): 772.

19 Alice Callahan, "Do DHA Supplements Make Babies Smarter?," *New York Times,* March 30, 2017.

20 Caroline Helwick, "Organic Foods Offer No Meaningful Nutritional Benefits, AAP Says," *Medscape,* October 24, 2012; Kristin Kiesel and Sofia B. Villas-Bous, "Got Organic Milk? Consumer Valuations of Milk Labels After the Implementation of the USDA Organic Seal," *DeGruyter.com,* April 16, 2007; and Forman and Silverstein, "Organic Foods," e1406-e1415.

21 http://www.fda.gov/Food/GuidanceRegulation/GuidanceDocumentsRegulatory Information /Labeling/Nutrition/ucm064916.htm.

22 Jen Gunter, " Will I Get a Yeast Infection If I Eat Too Much Sugar?," posted on her blog site, December 26, 2011, https://drjengunter.wordpress.com/2011/12/26 /will-i-get-a-yeast-infection-if-i-eat-too-much-sugar/.

23 Carl Lavie, *The Obesity Paradox: When Thinner Means Sicker and Heavier Means Healthier* (New York: Hudson Street Press, 2014).

第 7 章　補充營養的真實代價

1 E. Guallar et al., "Enough Is Enough: Stop Wasting Money on Vitamin and Mineral Supplements," *Annals of Internal Medicine* 159, no. 2 (December 2013): 850-51. 此研究更多相關資訊，請見：www.hopkinsmedicine.org.

2 https://www.cancer.gov/about-cancer/causes-prevention/risk/diet/antioxidants-fact -sheet.

3 G. Drouin, J. R. Godin, and B. Page, "The Genetics of Vitamin C Loss in Vertebrates," *Current Genomics* 12, no. 5 (August 2011): 371-78.

4 Carl Zimmer, "Learning from the History of Vitamins," *New York Times,* December 12, 2013.

5 Carl Zimmer, "Vitamins' Old, Old Edge," *New York Times,* December 9, 2013.

6 Paul Offit, "The Vitamin Myth: Why We Think We Need Supplements," *Atlantic,* July 19, 2013.

7 出處同上。

8 *Linus Pauling in His Own Words: Se lections from His Writings, Speeches, and Interviews*, ed. Barbara Marinacci (New York: Simon & Schuster, 1995).

9 G. Lippi and M. Franchini, "Vitamin K in Neonates: Facts and Myths," *Blood Transfusion* 9, no. 1 (January 2011): 4-9.

10 Policy Statement, Committee on Fetus and Newborn, "Controversies Concerning Vitamin K and the Newborn," *Pediatrics* 112, no. 1 (July 2003): 191-92; and R. Schulte et al., "Rise in Late Onset Vitamin K Deficiency Bleeding in Young Infants Because of Omission or Refusal of Prophylaxis at Birth," *Pediatric Neurology* 50, no. 6 (June 2014): 564-68.

11 https://www.cdc.gov/ncbddd/vitamink/olive-story.html.

12 B. M. P. Tang et al., "Use of Calcium or Calcium in Combination with Vitamin D Supplementation to Prevent Fractures and Bone Loss in People Aged 50 Years and Older: A Meta-analysis," *Lancet* 370, no. 9588 (August 2007): 657-66.

13 https://uspreventiveservicestaskforce.org/Page/Document/RecommendationStatementFinal/vitamin-d-and-calcium-to-prevent-fractures-preventive-medication#consider.

14 J. Wactawski-Weode et al., "Calcium plus Vitamin D Supplementation and the Risk of Colorectal Cancer," *New England Journal of Medicine* 354 (February 2006): 684-96.

15 Richard Knox, "How a Vitamin D Test Misdiagnosed African Americans," *npr.org*, November 20, 2013.

16 https://www.cdc.gov/ncbddd/folicacid/recommendations.html; and https://www.acog.org/Patients/FAQs/Nutrition-During-Pregnancy#much.

17 http://www.fda.gov/Drugs/DevelopmentApprovalProcess/HowDrugsareDevelopedandApproved/default.htm.

18 "Should You Take Dietary Supplements?: A Look at Vitamins, Minerals, Botanicals, and More," *NIH News in Health,* August 2013.

第 8 章 問題不是該喝多少水

1 R. Wolf et al., "Nutrition and Water: Drinking Eight Glasses of Water a Day Ensures Proper Skin Hydration − Myth or Reality?," *Clinical Dermatology* 28, no. 4 (July-August 2010): 380-3.

2 Rachel C. Vreeman and Aaron E. Carroll, "Medical Myths," *BMJ* 335, no. 7633 (2007): 1288-89.

3 Tara Parker-Pope, "Medical Myths Even Doctors Believe," *New York Times,* December 26, 2007, https://well.blogs.nytimes.com/2007/12/26/medical-myths-even-doctors-believe/?hp&apage.2.

4 Johanna R. Rochester and Ashley L. Bolden, "Bisphenol S and F: A Systematic Review and Comparison of the Hormonal Activity of Bisphenol A Substitutes," *Environmental Health Perspectives* 123, no. 7 (July 2015): 643-50; and Jenna Bilbrey, "BPA-Free Plastic Containers May Be Just as Hazardous," *Scientific American, August 11, 2014, https://www.scientificamerican.com/article/bpafree-plastic-containers-may-be-just-as-hazardous/*

5 R. Rezg et al., "Bisphenol A and Human Chronic Diseases: Current Evidences, Possible Mechanisms, and Future Perspectives," *Environment International* 64 (March 2014): 83-90.

6 M. Eriksen et al., "Plastic Pollution in the World's Oceans: More Than 5 Trillion Plastic Pieces Weighing over 250,000 Tons Afloat at Sea," *PLoS ONE* 9, no. 12 (2014): e111913.

7 https://ofmpub.epa.gov/apex/safewater/f?p=136:102; and Sanaz Majd, Should You Drink Tap or Bottled Water?, *Scientific American,* October 21, 2015, https://www.scientificamerican.com/article/should-you-drink-tap-or-bottled-water/.

8 Patrick Allan, "Three Myths About Sparkling Water, Debunked," *Lifehacker.com,* February 16, 2016, http://lifehacker.com/three-myths-about-sparkling-water-debunked-1759280798.

9 E. Gonzalez de Mejia and M. V. Ramirez-Mares, "Impact of Caffeine and Coffee on Our Health," *Trends in Endocrinology & Metabolism* 25, no. 10 (October 2014): 489-92.

10 D. C. Mitchell et al., "Beverage Caffeine Intakes in the U.S.," *Food and Chemical Toxicology* 63 (January 2014): 136-42.

11 "The Buzz on Energy-Drink Caffeine," *Consumer Reports,* December 2012, http://www.consumerreports.org/cro/magazine/2012/12/the-buzz-on-energy-drink-caffeine/index.htm.

12 Rachel Bachman, "Caffeine: The Performance Enhancer in Your Kitchen," *Wall Street Journal,* July 25, 2016, http://www.wsj.com/articles/caffeine-the-performance-enhancer-in-your-kitchen-1469457168.

13 Christina J. Calamaro, Thornton B. A. Mason, and Sarah J. Ratcliffe, "Adolescents Living the 24/7 Lifestyle: Effects of Caffeine and Technology on Sleep Duration and Daytime Functioning," *Pediatrics* 123, no. 6 (June 2009).

14 Veronica Hackethal, "Liver Cancer Report: Obesity and Alcohol Up Risk," News & Perspectives, *Medscape,* March 26, 2015, http://www.medscape.com/viewarticle/842122.

15 https://en.wikipedia.org/wiki/Nurses'_Health_Study.

16 http://www.nurseshealthstudy.org/sites/default/files/pdfs/table%20v2.pdf.

17 Patrick J. Skerrett, "Resveratrol — the Hype Continues," *Harvard Health Blog,* Harvard Health Publications, February 3, 2012, http://www.health.harvard.edu/blog/resveratrol-the-hype-continues-201202034189.

18 S. J. Park et al., "Resveratrol Ameliorates Aging-Related Metabolic Phenotypes by Inhibiting cAMP Phosphodiesterases," *Cell* 148, no. 3 (February 2012): 421-33.

19 J. H. O'Keefe et al., "Alcohol and Cardiovascular Health: The Dose Makes the Poison ... or the Remedy," *Mayo Clinic Proceedings* 89, no. 3 (March 2014): 382-93.

第 9 章　輔助性另類療法

1 https://www.cancer.gov/about-cancer/treatment/cam; and https://nccih.nih.gov/health/cancer/complementary-integrative-research.

2 http://www.mayoclinic.org/healthy-lifestyle/consumer-health/in-depth/alternative-medicine/art-20045267.

3 http://www.newlifemedicalclinics.com/.

4 http://www.anoasisofhealing.com/.

5 http://www.burzynskiclinic.com/.

6 Peter Lipson, "FDA Documents Paint Disturbing Picture of Burzynski Cancer Clinic," *Forbes,* November 11, 2013, https://www.forbes.com/sites/peterlipson/2013/11/11/fda-documents-paint-disturbing-picture-of-burzynski-cancer-clinic/-633590a26087.

7 http://atavisticchemotherapy.com/.

8 http://atavisticchemotherapy.com/atavistic-chemotherapy/atavistic-chemotherapy-proof-of-concept-and-clinical-validation/.

9 Eula Biss, *On Immunity: An Inoculation* (Minneapolis: Graywolf Press, 2014).

10 「順勢療法催眠術」這一節的內容，多半參考自 S. H. Podolsky 和 A. S. Kesselheim的資料彙整而成, "Regulating Homeopathic Products－a Century of Dilute Interest," *New England Journal of Medicine* 374, no. 3 (January 2016): 201-3.

11 出處同上。

12 https://nccih.nih.gov/research/statistics/NHIS/2012/key-findings.

13 FDA, "Warnings on Three Zicam Intranasal Zinc Products," Consumer Updates, June 16, 2009, https://www.fda.gov/ForConsumers/ConsumerUpdates / ucm166931.htm.

14 Oliver Wendell Holmes, *Homeopathy and Its Kindred Delusions: Two Lectures Delivered Before the Boston Society for the Diffusion of Useful*

Knowledge (Boston: William D. Ticknor, 1842).

15 Richard Dawkins, *A Devil's Chaplain: Reflections on Hope, Lies, Science, and Love* (New York: Houghton Miffin Harcourt, 2003).

16 Federal Trade Commission, "FTC Issues Enforcement Policy Statement Regarding Marketing Claims for Over-the-Counter Homeopathic Drugs," press release, November 15, 2016, https://www.ftc.gov/news-events/press-releases/2016/11/ftc1-issues-enforcement-policy-statement-regarding-marketing.

17 Paul Glasziou, "Still No Evidence for Homeopathy," *BMJ,* February 16, 2016, http://blogs.bmj.com/bmj/2016/02/16/paul-glasziou-still-no-evidence-for-homeopathy/.

18 Maj-Britt Niemi, "Placebo Effect: A Cure in the Mind," *Scientific American,* February 2009, https://www.scientificamerican.com/article/placebo-effect-a-cure-in-the-mind/.

19 Mallika Marshall, "A Placebo Can Work Even When You Know It's a Placebo," *Harvard Health Blog,* Harvard Health Publications, July 7, 2016, http://www.health.harvard.edu/blog/placebo-can-work-even-know-placebo-201607health.harvard.edu/blog/placebo-can-work-even-know-placebo-201607079926.

20 Robin Holtedahl, Jens Ivar Brox, and Ole Tjomsland, "Placebo Effects in Trials Evaluating 12 Selected Minimally Invasive Interventions: A Systematic Review and Meta-analysis," *BMJ Open* 5, no. 1 (2015): e007331.

21 T. J. Kaptchuk and F. G. Miller, "Placebo Effects in Medicine," *New England Journal of Medicine* 373, no. 1 (July 2015): 8-9.

第 10 章　群體免疫

1 本章部分內容源自我為《好萊塢報導》(*The Hollywood Reporter*)雜誌客座專欄所寫的文章：Nina Shapiro, "Measles Hit Hollywood amid Vaccination Battle: Doctor Addresses 'Grave and Sad Situation,' " *Hollywood Reporter,* February 19, 2015, http://www.hollywoodreporter.com/news/measles-hit-hollywood-vaccination-battle-775270?.

2 https://www.cdc.gov/flu/asthma/.

3 Josef Neu and Jona Rushing, "Cesarean Versus Vaginal Delivery: Long-Term Infant Outcomes and the Hygiene Hypothesis," *Clinics in Perinatology* 38, no. 2 (2011): 321-31.

4 https://www.biomedcentral.com/about/press-centre/science-press-releases/17-nov -2014.

5 S. E. Gould, "The Bacteria in Breast Milk," *Scientific American,* December 8, 2013, https://blogs.scientificamerican.com/lab-rat/the-bacteria-in-breast-milk/.

6 X. Huang et al., "Mercury Poisoning: A Case of a Complex Neuropsychiatric Illness," *American Journal of Psychiatry* 171, no. 12 (December 2014): 1253-56.

7 J. G. Dorea, "Mercury and Lead During Breast-Feeding," *British Journal of Nutrition* 92, no. 1 (July 2004): 21-40.

8 Helen Petousis-Harris, "Myths Surrounding Vaccines," in *The Practical Compendium of Immunisations for International Travel,* ed. Marc Shaw and Claire Wong (New York: Adis, 2015), 175-79.

9 Ana Clara Monsalvo et al., "Severe Pandemic 2009 H1N1 Influenza Disease due to Pathogenic Immune Complexes," *Nature Medicine,* 2010. 另外請參見 Vanderbilt University Medical Center, "Over-Reactive Immune System Kills Young Adults During Pandemic Flu," *ScienceDaily,* accessed September 1, 2017, www.sciencedaily.com/releases/2010/12/101205202526.htm.

10 Ari Brown, "Clear Answers and Smart Advice About Your Baby's Shots," Immunization Action Coalition, Saint Paul, Minn., http://www.immunize.org/catg.d/p2068.pdf.

11 http://vaccine-safety-training.org/live-attenuated-vaccines.html.

12 https://www.cdc.gov/tetanus/about/symptoms-complications.html.

13 https://www.usnews.com/dbimages/master/8226/GR_PR_081203Vaccines.png',870,400.

14 Paul A. Offit and Charlotte A. Moser, "The Problem with Dr. Bob's Alternative Vaccine Schedule," *Pediatrics* 123, no. 1 (January 2009).

15 Bob Sears, "The Truth About Vaccines and Autism," *iVillage,* September 2009.

16 F. DeStefano, C. S. Price, and E. S. Weintraub, "Increasing Exposure to Antibody-Stimulating Proteins and Polysaccharides in Vaccines Is Not Associated with Risk of Autism," *Journal of Pediatrics* 163, no. 2 (August 2013): 561-67.

17 Bourree Lam, "Vaccines Are Profitable, So What?," *Atlantic,* February 10, 2015, https://www.theatlantic.com/business/archive/2015/02/vaccines-are-profitable-so-what/385214/.

18 https://www.cdc.gov/vaccinesafety/research/iomreports/index.html.

19 Brown, "Clear Answers and Smart Advice."

20 https://www.cancer.gov/about-cancer/understanding/statistics.

21 American Academy of Pediatrics, "HPV Vaccination Does Not Lead to Increased Sexual Activity," press release, October 15, 2012, https://www.aap.org/en-us/about-the-aap/aap-press-room/Pages/HPV-Vaccination-Does-Not-Lead-to-Increased-Sexual-Activity.aspx.

第 11 章 健康檢查的利弊

1 關於成人每天平均要做「三萬五千個」決定的報告被廣為引用，但難以找到原始資料來源。請見J. Sollisch, "The Cure for Decision Fatigue," *Wall Street Journal,* June 11-12, 2016.

2 Ananya Mandal, "Huntington's Disease History," *News-Medical.net,* last updated September 11, 2014, http://www.news-medical.net/health/Huntingtons-Disease-History.aspx.

3 Aaron E. Carroll and Austin Frakt, "How to Measure a Medical Treatment's Potential for Harm," *New York Times,* February 2, 2015, https://www.nytimes.com/2015/02/03/upshot/how-to-measure-a-medical-treatments-potential-for-harm.html?_r = 0.

4 P. M. Rothwell et al., "Effect of Daily Aspirin on Long-Term Risk of Death due to Cancer: Analysis of Individual Patient Data from Randomised Trials," *Lancet* 377, no. 9759 (January 2011): 31-41.

5 J. Cuzick et al., "Estimates of Benefits and Harms of Prophylactic Use of Aspirin in the General Population," *Annals of Oncology* 26, no. 1 (January 2015): 47-57.

6 https://www.cancer.org/healthy/find-cancer-early/cancer-screening-guidelines/american-cancer-society-guidelines-for-the-early-detection-of-cancer.html.

7 J. G. Elmore et al., "Diagnostic Concordance Among Pathologists Interpreting Breast Biopsy Specimens," *JAMA* 313, no. 11 (March 2015): 1122-32.

8 Tom Balfour, "Cope's Early Diagnosis of the Acute Abdomen," *Journal of the Royal Society of Medicine* 99, no. 1 (2006): 42.

9 C. A. Coursey et al., "Making the Diagnosis of Acute Appendicitis: Do More Preoperative CT Scans Mean Fewer Negative Appendectomies? A 10-Year Study," *Radiology* 254, no. 2 (February 2010): 460-68.

10 A. S. Raja et al., "Negative Appendectomy Rate in the Era of CT: An 18-Year Perspective," *Radiology* 256, no. 2 (August 2010): 460-65.

11 K. K. Varadhan, K. R. Neal, and D. N. Lobo, "Safety and Efficacy of Antibiotics Compared with Appendicectomy for Treatment of Uncomplicated Acute Appendicitis: Meta-analysis of Randomised Controlled Trials," *BMJ* 344 (April 2012): e2156.

12 U.S. Preventive Services Task Force, "Screening for Colorectal Cancer U.S. Preventive Services Task Force Recommendation Statement," *JAMA* 315, no. 23 (2016): 2564-75.

13 A. Chukmaitov, et al., "Patient Comorbidity and Serious Adverse Events after Outpatient Colonoscopy: Population-based Study From Three States, 2006 to 2009," *Dis Colon Rectum* 59, no. 7 (July 2016): 677-87.

14 J. M. Inadomi, "Colorectal Cancer Screening: Which Test Is Best?," *JAMA Oncology* 2, no. 8 (2016): 1001-3.

15 A. Jemal et al., "Prostate Cancer Incidence and PSA Testing Patterns in Relation to USPSTF Screening Recommendations," *JAMA* 314, no. 19 (2015): 2054-61.

第 12 章 抗老祕訣

1 Erika Check Hayden, "Anti-Ageing Pill Pushed as Bona Fide Drug," *Nature,* June 17, 2015, http://www.nature.com/news/anti-ageing-pill-pushed-as-bona-fide-drug-1.17769.

2 Andrew Sussman, "What Happens When a Retail Pharmacy Decides to Stop Selling Cigarettes?," *HealthAffairs Blog,* February 26, 2015, http://healthaffairs.org/blog/2015/02/26/what-happens-when-a-retail-pharmacy-decides-to-stop-selling-cigarettes/.

3 Ruta Ganceviciene et al., "Skin Anti-Aging Strategies," *Dermato-Endocrinology* 4, no. 3 (2012): 308-19.

4 http://www.mayoclinic.org/diseases-conditions/wrinkles/in-depth/wrinkle-creams/ art-20047463?pg=2.

5 http://www.skincancer.org/skin-cancer-information/skin-cancer-facts.

6 Steven Q. Wang, "Does a Higher SPF (Sun Protection Factor) Sunscreen Always Protect Your Skin Better?," Ask the Expert, Skin Cancer Foundation, http://www.skincancer.org/skin-cancer-information/ask-the-experts/does-a-higher-spf-sunscreen-always-protect-your-skin-better.

7 https://www.cdc.gov/botulism/testing-treatment.html.

8 P. K. Nigam and Anjana Nigam, "Botulinum Toxin," *Indian Journal of Dermatology* 55, no. 1 (January-March 2010): 8-14.

9 P. J. Snyder et al., "Effects of Testosterone Treatment in Older Men," *New England Journal of Medicine* 374, no. 7 (February 2016): 611-24.

10 P. J. Jenkins, A. Mukherjee, and S. M. Shalet, "Does Growth Hormone Cause Cancer?," *Clinical Endocrinology* (Oxf) 64, no. 2 (February 2006): 115-21.

11 Danny Eapen etal., "Raising HDL Cholesterol in Women," *International Journal of Women's Health* 1 (2009): 181-91; and S. Lamon-Fava et al., "Role of the Estrogen and Progestin in Hormonal Replacement Therapy on Apolipoprotein A-I Kinetics in Postmenopausal Women," *Arteriosclerosis, Thrombosis, and Vascular Biology* 26, no. 2 (February 2006): 385-91.

12 https://www.cancer.gov/about-cancer/causes-prevention/risk/hormones/mht-fact-sheet.

13 https://www.nih.gov/health-information/menopausal-hormone-therapy-information.

14 D. R. Pachman, J. M. Jones, and C. L. Loprinzi, "Management of Menopause-Associated Vasomotor Symptoms: Current Treatment Options, Challenges and Future Directions," *International Journal of Women's Health* 2 (August 2010): 123-35.

15 https://www.nhlbi.nih.gov/whi/index.html.

16 https://www.nhlbi.nih.gov/whi/whi_faq.htm.

17 H. W. Chae, D. H. Kim, and H. S. Kim, "Growth Hormone Treatment and Risk of Malignancy," *Korean Journal of Pediatrics* 58, no. 2 (February 2015): 41-46.

18 Andrzej Bartke, "Growth Hormone and Aging: A Challenging Controversy," *Clinical Interventions in Aging* 3, no. 4 (December 2008): 659-65.

19 D. Rudman et al., "Effects of Human Growth Hormone in Men over 60 Years Old," *New England Journal of Medicine* 323, no. 1 (July 1990): 1-6.

20 Bartke, "Growth Hormone and Aging," 659-65.

21 http://www.webmd.com/fitness-exercise/human-growth-hormone-hgh#2.

22 A. Sifferlin, "How Silicon Valley Is Trying to Hack Its Way to a Much (Much, Much) Longer Life," *Time,* February 27-March 6, 2017.

23 https://stemcells.nih.gov/info/basics/4.htm.

24 Zoe Corbyn, "Live Forever: Scientists Say They'll Soon Extend Life 'Well Beyond 120,'" *Guardian,* January 11, 2015, https://www.theguardian.com/science /2015/jan/11/-sp-live-forever-extend-life-calico-google-longevity.

25 https://www.ncbi.nlm.nih.gov/pubmed/26512657.

第 13 章 適度運動

1 C. S. Almond et al., "Hyponatremia Among Runners in the Boston Marathon," *New England Journal of Medicine* 352, no. 15 (April 2005): 1550-56.

2 D. R. Bassett, P. L. Schneider, and G. E. Huntington, "Physical Activity in an Old Order Amish Community," *Medicine & Science in Sports & Exercise* 36, no. 1 (January 2004): 79-85.

3 C. Tudor-Locke and D. R. Bassett Jr., "How Many Steps/Day Are Enough? Preliminary Pedometer Indices for Public Health," *Sports Medicine* 34, no. 1 (2004): 1-8.

4 Jesse Singal, "How Many Steps a Day Should You Really Walk?," *New York,* June 5, 2015, http://nymag.com/scienceofus/2015/06/how-many-steps-a-day-really-walk.html-jumpLink.

5 Aaron E. Carroll, "Wearable Fitness Devices Don't Seem to Make You Fitter," *New York Times,* February 20, 2017; and http://jamanetwork.com/journals/jama /fullarticle/2553448.

6 Robinson Meyer, "The Quantified Welp," *Atlantic,* February 25, 2016, https:// www.theatlantic.com/technology/archive/2016/02/the-quantified-welp /470874/?utm_source.atlfb.

7 F. El-Amrawy and M. I. Nounou, "Are Currently Available Wearable Devices for Activity Tracking and Heart Rate Monitoring Accurate, Precise, and Medically Beneficial?," *Healthcare Informatics Research* 21, no. 4 (October 2015): 315-20.

8 Tara Siegel Bernard, "Giving Out Private Data for Discount in Insurance," *New York Times,* April 8, 2015, https://www.nytimes.com/2015/04/08/your-money /giving-out-private-data-for-discount-in-insurance.html?_r.0.

9 Kristi King and Ann Swank, "Exercise Strategies for Children: A Public Health Approach for Obesity Prevention," *ACSM's Health and Fitness Journal* 19, no. 4 (2015): 39-41.

10 J. P. DiFiori et al., "Overuse Injuries and Burnout in Youth Sports: A Position Statement from the American Medical Society for Sports Medicine," *British Journal of Sports Medicine* 48 (2014): 287-88.

11 Alice Part, "Extreme Workouts: When Exercise Does More Harm Than Good," *Time,* June 4, 2012, http://healthland.time.com/2012/06/04/extreme-workouts-when-exercise-does-more-harm-than-good/.

12 M. Brogan et al., "Freebie Rhabdomyolysis: A Public Health Concern. Spin Class-Induced Rhabdomyolysis," *American Journal of Medicine* 130, no. 4 (April 2017): 484-87.

13 http://www.yogabasics.com/learn/history-of-yoga/.

14 Jordan Shakeshaft, "The 17 Biggest Fitness Fads That Flopped," Greatest.com, January 30, 2012, http://greatist.com/fitness/17-biggest-fitness-fads-flopped.

15 A. Biswas et al., "Sedentary Time and Its Association with Risk for Disease Incidence, Mortality, and Hospitalization in Adults: A Systematic Review and Meta-analysis," *Annals of Internal Medicine* 162 (2015): 123-32.

16 http://www.who.int/topics/physical_activity/en/.

17 Rachel Krantz, "Are Standing Desks Really Healthier? 8 Things You Should Know Before You Renounce Your Chair," Bustle.com, March 3, 2016, https://www.bustle.com/articles/144401-are-standing-desks-really-healthier-8-things-you-should-know-before-you-renounce-your-chair.

結語 別誤入不實資訊陷阱

1 Sarah Maslin Nir and Nate Schweber, "After 146 Years, Ringling Brothers Circus Takes Its Final Bow," *New York Times,* May 21, 2017, https://www.nytimes.com/2017/05/21/nyregion/ringling-brothers-circus-takes-final-bow.html.

2 http://hoaxes.org/archive/permalink/joice_heth; and http://hoaxes.org/archive/permalink/the_feejee_mermaid.

3 https://www.youtube.com/watch?v=3qZA-xOeQmE; and Nir and Schweber, "After 146 Years."

4 Eric Topol, "The Smart-Medicine Solution to the Health-Care Crisis," *Wall Street Journal,* July 7, 2017, https://www.wsj.com/articles/the-smart-medicine-solutionto-the-health-care-crisis-1499443449.

5 Roni Caryn Rabin, "Is Alcohol Good for You? An Industry-Backed Study Seeks Answers," *New York Times,* July 3, 2017, https://www.nytimes.com/2017/07/03/well/eat/alcohol-national-institutes-of-health-clinical-trial.html?emc=edit_th_20170704&nl.todaysheadlines&nlid.22330961.

健康生活 197

誇大不實的醫療迷思
醫師教您如何分辨虛與實

Hype: A Doctor's Guide to Medical Myths, Exaggerated Claims, and Bad Advice
—— How to Tell What's Real and What's Not

原著——妮娜·夏皮羅（Nina Shapiro, M.D.）、克莉絲汀·羅伯格（Kristin Loberg）
譯者——張嘉倫

總編輯——吳佩穎
編輯顧問暨責任編輯——林榮崧
封面設計暨美術排版——江儀玲

出版者——遠見天下文化出版股份有限公司
創辦人——高希均、王力行
遠見·天下文化 事業群董事長——高希均
事業群發行人／CEO——王力行
天下文化社長——林天來
天下文化總經理——林芳燕
國際事務開發部兼版權中心總監——潘欣
法律顧問——理律法律事務所陳長文律師
著作權顧問——魏啟翔律師
社址——台北市 104 松江路 93 巷 1 號 2 樓
讀者服務專線——02-2662-0012 ｜ 傳真——02-2662-0007, 02-2662-0009
電子郵件信箱——cwpc@cwgv.com.tw
直接郵撥帳號——1326703-6 號 遠見天下文化出版股份有限公司
製版廠——東豪印刷事業有限公司
印刷廠——柏皓彩色印刷有限公司
裝訂廠——聿成裝訂股份有限公司
登記證——局版台業字第 2517 號
總經銷——大和書報圖書股份有限公司 電話／ 02-8990-2588
出版日期——2022 年 3 月 31 日第一版第 1 次印行

國家圖書館出版品預行編目(CIP)資料

誇大不實的醫療迷思：醫師教您如何分辨虛與實/妮娜.夏皮羅（Nina Shapiro），克莉絲汀.羅伯格（Kristin Loberg）著；張嘉倫譯. -- 第一版. -- 臺北市：遠見天下文化出版股份有限公司, 2022.03
面； 公分. --（健康生活；197）
譯自：Hype : a doctor's guide to medical myths, exaggerated claims, and bad advice - how to tell what's real and what's not
ISBN 978-986-525-514-5（平裝）

1. 醫學　2. 保健常識　3. 健康法

411.1　　111002974

定價——NT500 元
書號——BGH197
ISBN——9789865255145 ｜ EISBN — 9789865255237（EPUB）；9789865255244（PDF）
天下文化書坊——http://www.bookzone.com.tw

天下文化
BELIEVE IN READING